JN093670

忙しいママ＆パパのお悩み解決！

# 子どもの食物アレルギー あんしんBOOK

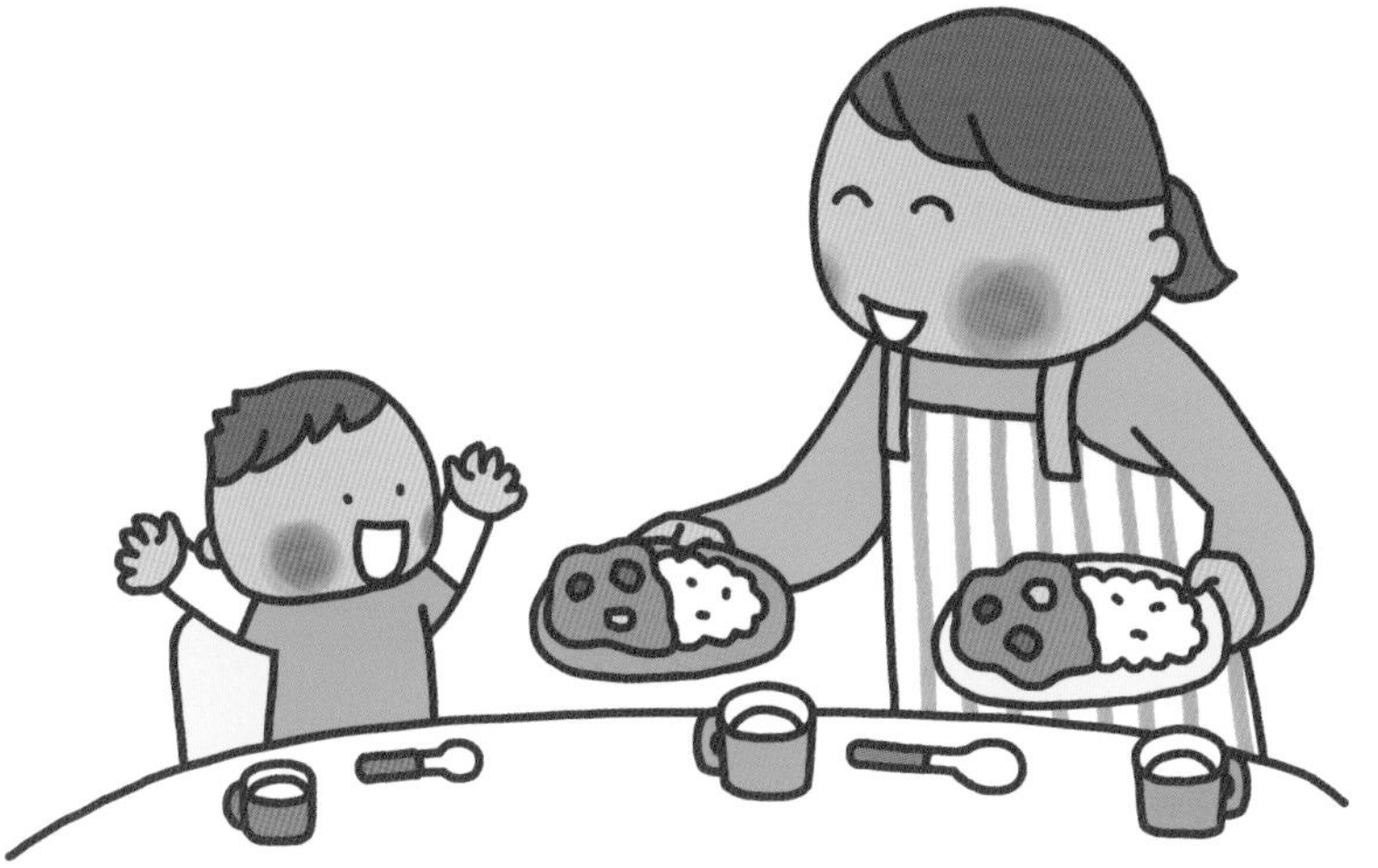

［監修］
今井孝成　昭和大学医学部小児科学講座教授
近藤康人　藤田医科大学ばんたね病院小児科教授
高松伸枝　別府大学食物栄養科学部教授

女子栄養大学出版部

はじめに

# 子どもの食物アレルギーについて<br>不安を感じているお母さん・お父さんへ

「これを食べても大丈夫かしら」
「除去食を作るのがたいへん」
「子どもを預けて復職するのが不安だわ」……

子どもに食物アレルギーがあるとわかった日から
心配のタネは次から次へと生まれます。
日々、不安や戸惑うことも多いと思います。

まずお伝えしたいのは、子どもの食物アレルギーは、
7〜8割が小学校入学前に治るということです。

そして、それまでの道のりを迷わず歩むためには、
2つのことがたいせつです。

「正しい知識を持つこと」
「ひとりで抱え込まないこと」

食物アレルギーの診療はめざましく進歩しているため、
昔の常識が１８０度変わっていることがあります。
たとえば、症状がないのに
「不安だから離乳食の卵を遅らせる」というのはまちがいです。
今は、食物除去はできるだけ必要最小限にするのが基本。

最新の考え方を理解し、信頼できる専門医を選ぶことで、
正しく治療を進めていくことができます。

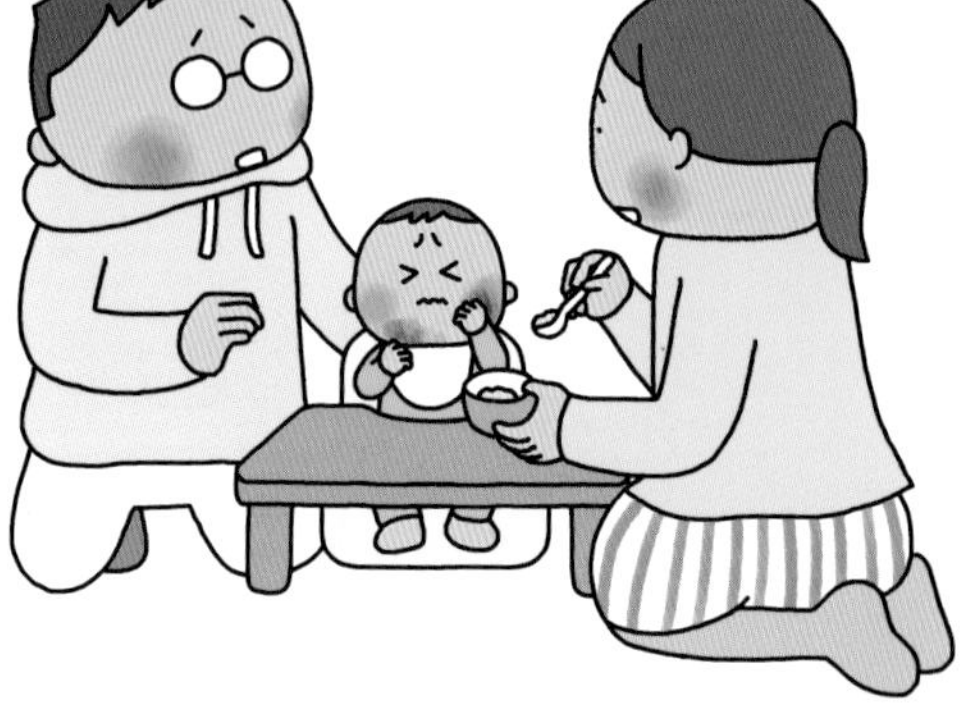

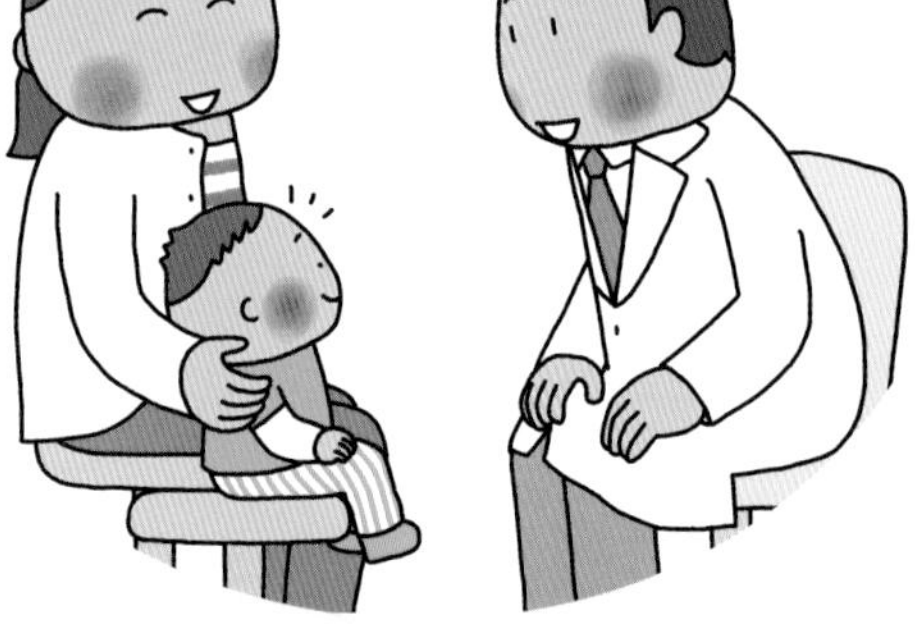

また、赤ちゃんから幼児になるにつれ、
子どもが手元から離れる時間が増えてきます。

不安になるかもしれませんが、今は、保育園や幼稚園には、
食物アレルギーの子どもを安全に受け入れるためのガイドラインがあります。
お子さんを預ける園は、
ガイドラインにのっとった保育をしている園でしょうか。
それが、いっしょに子どもの成長を見守る、
心強いパートナーを選ぶひとつの基準となります。

そして、家族や祖父母、ママ友さんなど、周りの人たちにも
うまく食物アレルギーのことを伝えていくことができれば、
同じ状況でもグッと気持ちは軽くなるはずです。

子どもも、親のそんな姿を見て、
アレルギーについて理解し、対応する力がついていきます。
ふと、そんな子どもの成長に気づき、涙ぐむ日もあるかもしれません。

**ママやパパの負担が少しでもラクになり、**
**子どもが毎日ごはんを楽しく食べられるように。**

その手助けをするために、
食物アレルギー専門の医師と管理栄養士とともに、
この本を作りました。

かけがえのない子育ての時間が、
ひとつでも多くの笑顔であふれますように。

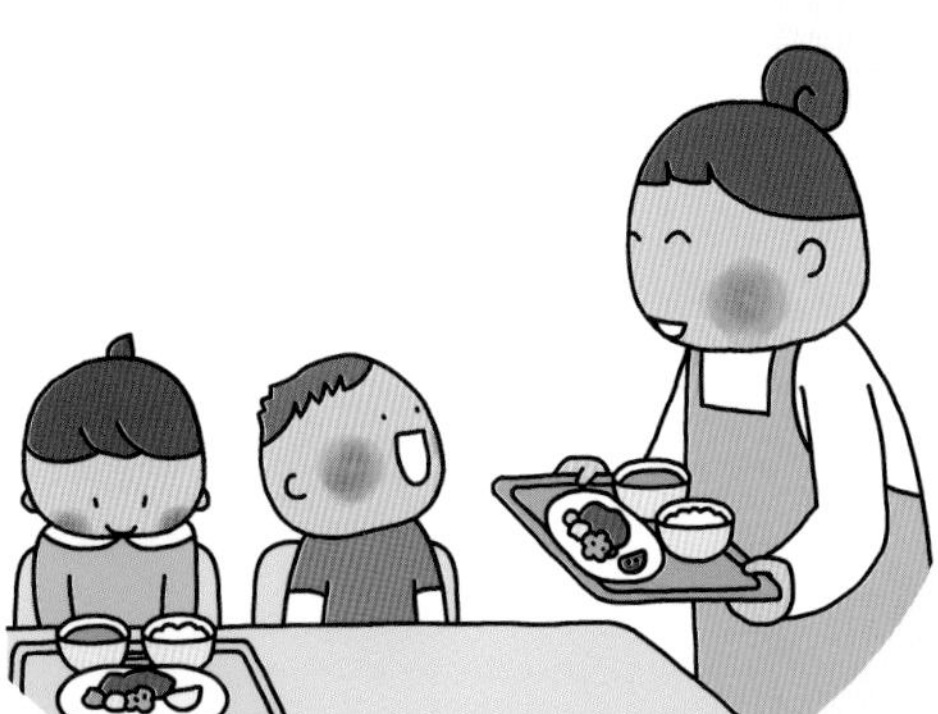

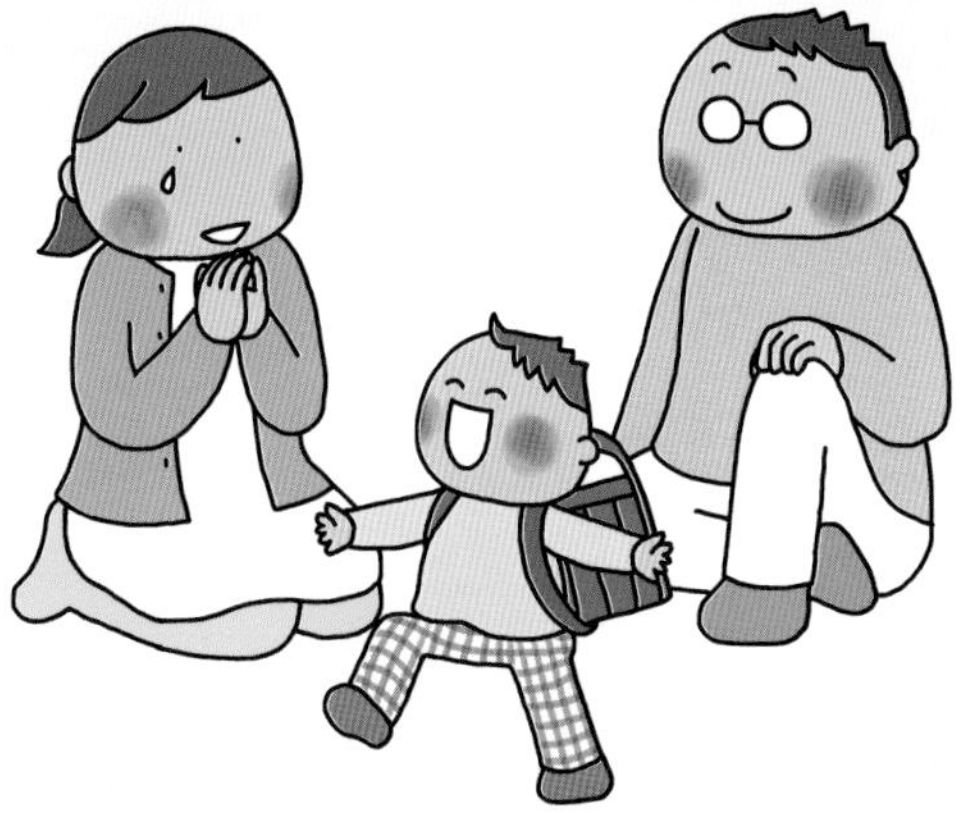

# もくじ



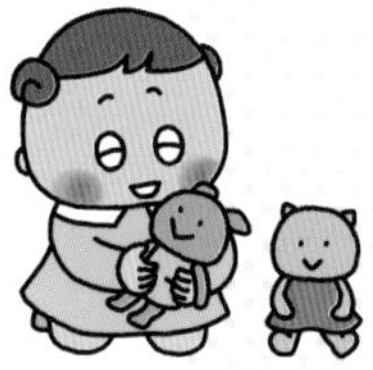

## この本の使い方

この本のレシピはすべて、
**卵・乳・小麦**を使用していません。

### レシピについて

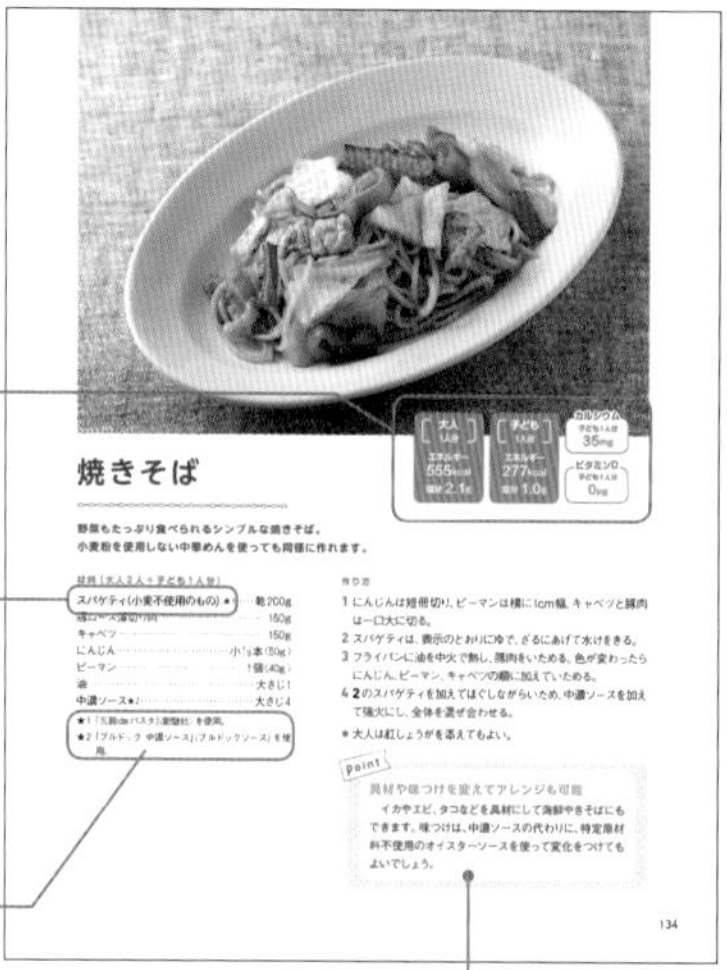


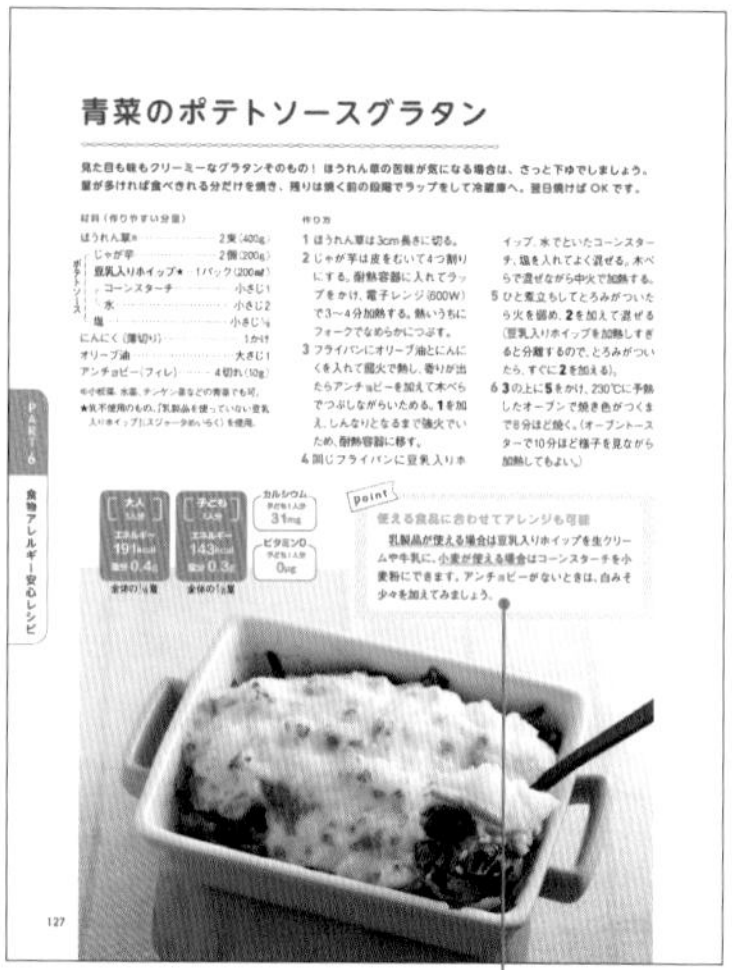


料理ごとの大人1人分、子ども1人分のエネルギーと塩分を表示。さらに、子ども1人分のカルシウムとビタミンDも表示しています。

アレルギー対応の市販品を使用している場合は、材料表の当該食品に黄色い下線を引いてあります。

原材料に注意が必要な調味料や加工食品については、材料表に★マークをつけ、本レシピで使用した商品を記載しています。

料理のポイントや作り方のコツ、アレルギーに応じた材料のおきかえ方などを紹介しています。

### 材料について

- 材料は、「大人２人＋子ども１人分」を基本に表示しています。子どもの量は３歳を基準に大人の1/2 量で設定しています。年齢や体格などにより、分量は変わりますので、調整してください。
- 材料を作りやすい分量で表示しているレシピもあります。栄養価を参考にして適量を召し上がってください。
- 食品（肉、魚介、野菜、くだものなど）の重量は、特に表記がない場合は、すべて正味重量です。正味重量とは、皮、骨、芯、種など食べない部分を除いた、実際に口に入る重量のことです。
- 材料の計量は、標準計量カップ・スプーンを使用しました。1カップ＝200mL、大さじ1＝15mL、小さじ1＝5mL です。
- おもな調味料の重量の目安

| | 小さじ1 | 大さじ1 |
|---|---|---|
| 塩（あら塩） | 5g | 15g |
| 砂糖 | 3g | 9g |
| しょうゆ・みそ・みりん | 6g | 18g |
| 酒・酢 | 5g | 15g |

2017年1月改定

### 調味料について

- 調味料には、特定原材料等を含むものがあります。食物アレルギーの重症度によって食べられる範囲が異なるので、17 ページ、73 ページを参考にしてください。また、表示をかならず確認してください。
- 塩は、小さじ1＝5g のものを使用しました。
- 酒は、清酒（純米酒）を使っています。食塩などが添加された料理酒は使用しません。
- だしはこんぶや削りガツオなどでとったものです。市販の顆粒だしをといて使う場合は、塩分が多めなので、加える調味料を控えめにしてください。また、市販の顆粒だしのなかには小麦や乳成分など特定原材料等を含むものがあるので、表示をよく確認しましょう。
- 加工食品には、特定原材料等を含むものがあります。表示を確認して、原因食物が含まれていないものを選んで使ってください。

### 塩分について

「塩分」として表記されている重量は、食塩相当量（g）です。これは、食品に含まれるナトリウム量（mg）を合算した値に 2.54 を掛けて 1000 で割ったものです。

PART
1

# 食物アレルギーの新常識 Q＆A

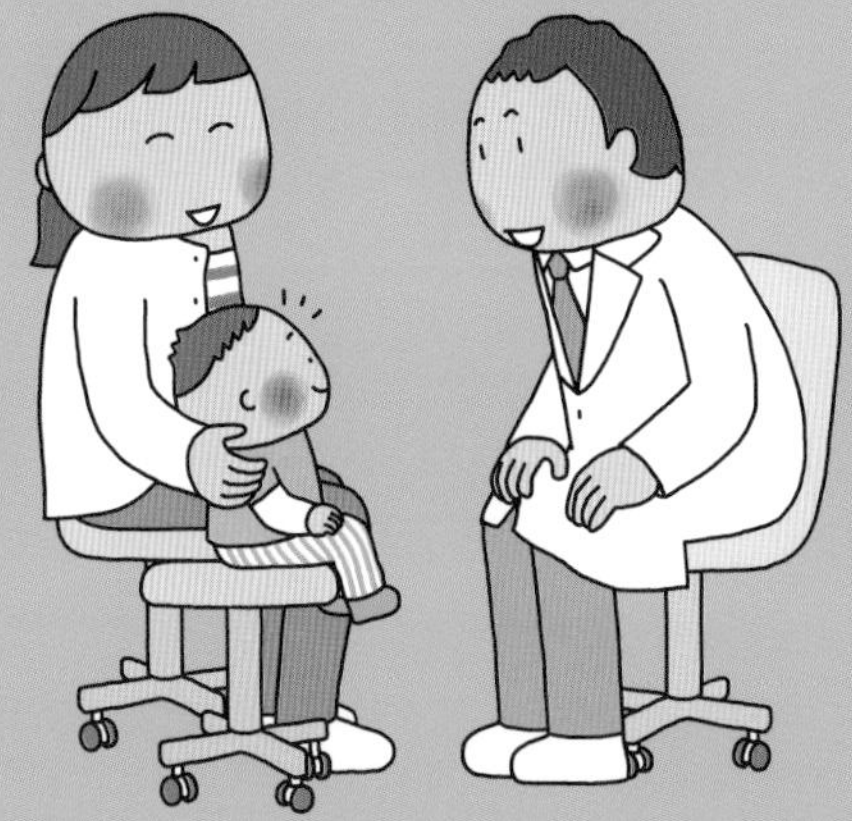

食物アレルギーの診療や管理はこの 20 年余りで大きく進歩しました。漠然とした不安を感じていたら、まずこの章から読んでください。大事なポイントを Q ＆ A でまとめました。

Question 1

# アレルギー予防のために離乳食の開始を遅らせたほうがいい？

Answer

## 遅らせる必要はありません

### 「離乳食の開始は遅いほうがいい」というのは、古い常識

食物アレルギーの発症を防ぐために離乳食のスタートを遅らせる人がいますが、これは古い常識です。

確かに以前は、「生後早い時期にアレルギーの原因になりやすい食物を食べさせると食物アレルギーの発症につながるので、早期に食べさせないほうがいい」と考えられていました。

けれどもその後、離乳食を遅らせても、食物アレルギーの予防効果はないことがわかってきました。世界各国の研究では、「遅らせるとかえってアレルギー発症のリスクが高くなる」という研究結果も出ています。

離乳食は、子どもの様子を見ながら、生後5～6か月ごろから始めることが望ましいでしょう。

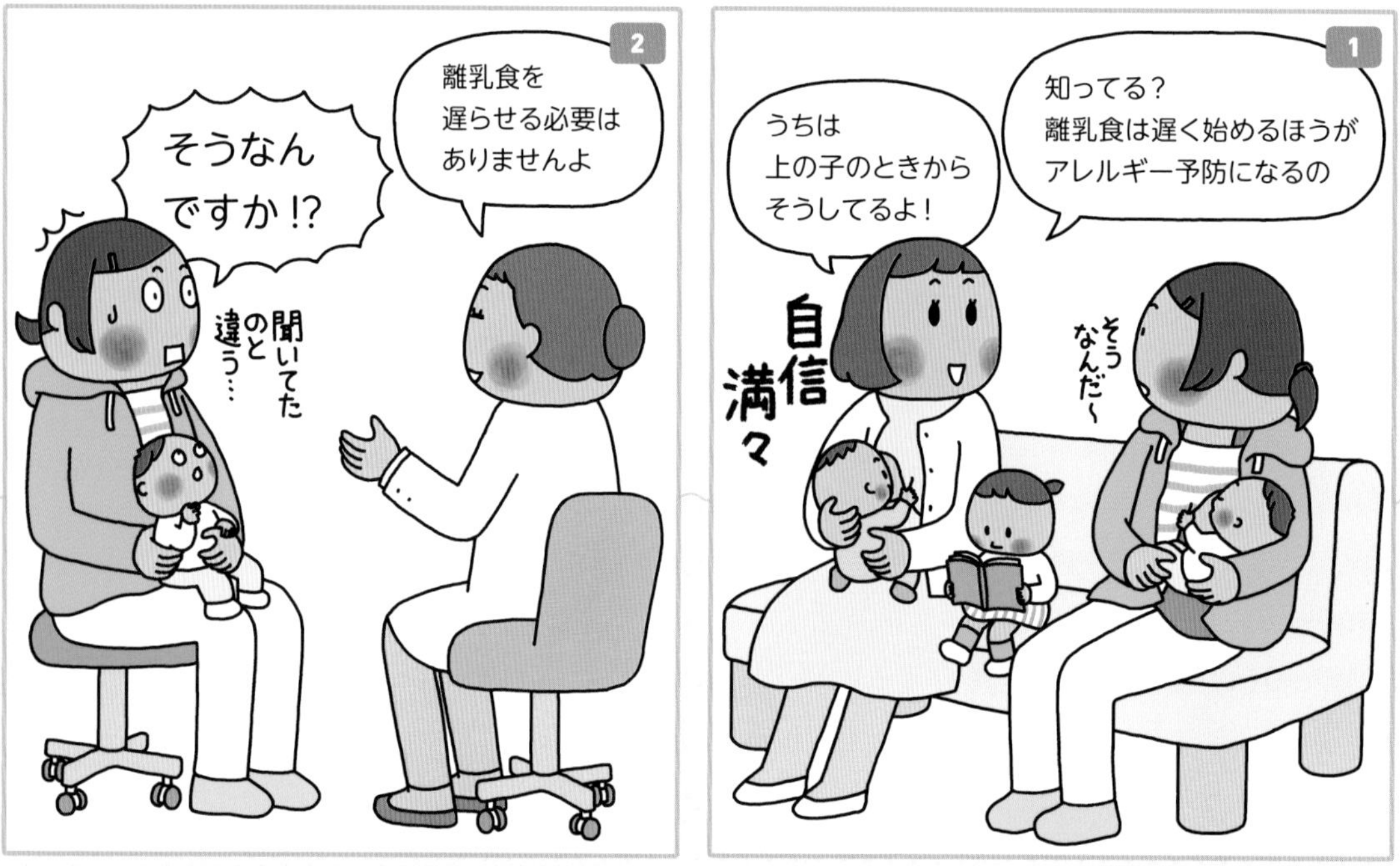
1
知ってる？
離乳食は遅く始めるほうがアレルギー予防になるの
そうなんだ～
うちは上の子のときからそうしてるよ！
自信満々
2
離乳食を遅らせる必要はありませんよ
そうなんですか!?
聞いてたのと違う…

## 離乳食の進め方のめやす（卵・牛乳・小麦の与え方）

### 離乳初期（生後5～6か月ごろ）

- おかゆ（米）を１日１回、ひとさじから離乳食をスタート。なめらかにすりつぶした状態のものを与える。
- おかゆに慣れてきたら、じゃがいもやにんじんなどのゆでた野菜、くだものを与える。
- さらに慣れてきたら、豆腐や小骨の少ない白身魚など種類を増やす。

**卵**　豆腐や白身魚を与え始めたら、固ゆでした卵黄をごく少量から与える。

卵・乳製品、小麦製品に限らず、初めて食べる食品は、離乳食用のスプーンで少量与え、子どもの様子を見ながら量を増やしていきましょう。

### 離乳中期（生後7～8か月ごろ）

- 舌でつぶせる固さのものを与える。
- １日２回食のリズムを定着させる。
- 緑黄色野菜、ほぐしやすい魚、脂肪の少ない肉類など、少しずつ食材の種類を増やしていく。

**卵**　固ゆでの卵黄に慣れたら、完全に火を通した全卵を少量から。

**牛乳**　飲み物としてではなく、料理用として加熱したものを少量から。プレーンのヨーグルトも少量から試す。

**小麦**　うどんをゆでて米粒大に刻んだものや、パンを小さくちぎって粉ミルクやスープなどでさっと煮たものを少量から。

### 離乳後期（生後9～11か月ごろ）

- 歯茎でつぶせる固さのものを、1日3回与える。
- 海藻や青皮魚、赤身肉などを使ってもOK。

### 離乳完了期（生後12～18か月ごろ）

- 歯茎でかめる固さのものを与える。

**牛乳**　塩分や脂肪分が少ないチーズを用いてもよい。
飲み物として牛乳を与えるのは、1歳を過ぎてからにする。

卵、乳製品、小麦製品の量を少しずつ増やしていきましょう。

※くわしくは56～57ページを参照

## 卵・牛乳・小麦の摂取を遅らせても予防効果はありません

アレルギーの原因として頻度の高い鶏卵、牛乳、小麦については特に、親や兄弟にアレルギーがあるからといった理由で、与えるのをためらう人がいるようです。けれども、これらの食物の摂取を遅らせたり、避けたりしても、食物アレルギーを予防できるという科学的根拠はありません。適切な時期に、少量ずつ与えることがたいせつです。

たとえば、鶏卵の場合は、離乳初期（生後5～6か月ごろ）から与え始めて問題ありません。はじめは固ゆでの卵黄のみをほんの少し（耳かきひとすくい分程度）与えて、徐々に量を増やしていきます。慣れてきたら、加熱した全卵を与えていきますが、そのときも最初はごく少量からにします。

ただし、もし、離乳食を始める時期に、かゆみのある湿疹（アトピー性皮膚炎）が見られる場合や、すでに食物アレルギーと診断されている場合は、医師の指導のもとで離乳食を進めます。まずはかかりつけ医に相談しましょう。

Question 2

# 母乳で育てたほうがアレルギーになりにくいって本当？

Answer

## 母乳に予防効果があるとはいえません

### 母乳にはメリットが多いが効果はまだ研究段階

母乳には赤ちゃんの成長に必要な栄養がバランスよく含まれていますが、アレルギーを予防する効果はありません。

母乳とアレルギーの関係については、母乳で育てたほうがアレルギーの発症率が低下したという研究報告がある一方、完全母乳栄養がアレルギーのリスクになるという報告もあります。母乳の効果はまだよくわかっていないため、現時点では「予防効果はない」という結論になっているのです。

食物アレルギーが心配だからと、完全母乳にこだわる必要はありません。母乳の分泌量や体調、生活環境など、お母さんと赤ちゃんの状態はそれぞれ違います。状況に応じて育児用ミルクもじょうずに利用しましょう。

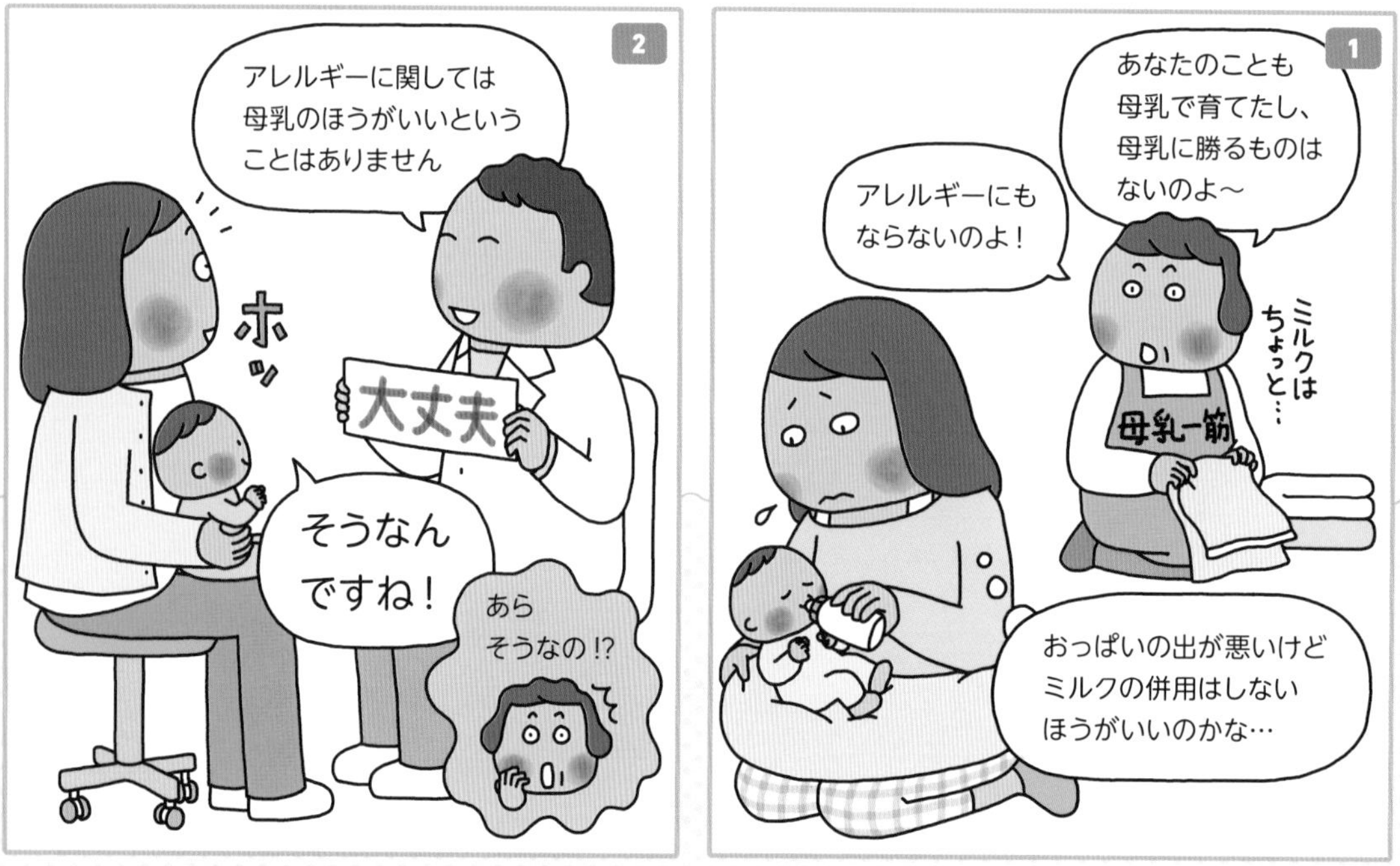
1
あなたのことも母乳で育てたし、母乳に勝るものはないのよ～
アレルギーにもならないのよ！
ミルクはちょっと…
母乳一筋
おっぱいの出が悪いけどミルクの併用はしないほうがいいのかな…
2
アレルギーに関しては母乳のほうがいいということはありません
大丈夫
ホッ
そうなんですね！
あらそうなの!?

## 母乳や授乳についてのよくあるまちがい

**✖ まちがい**

母乳だけで育てたほうが、食物アレルギーになりにくい

**✖ まちがい**

授乳中は、卵・牛乳・小麦などを控える必要がある

**✖ まちがい**

育児用ミルクなら、アレルギー用ミルクのほうが食物アレルギーになりにくい

母乳育児中の母親は、
通常よりも
1日あたり350kcal多く
エネルギーが必要です！

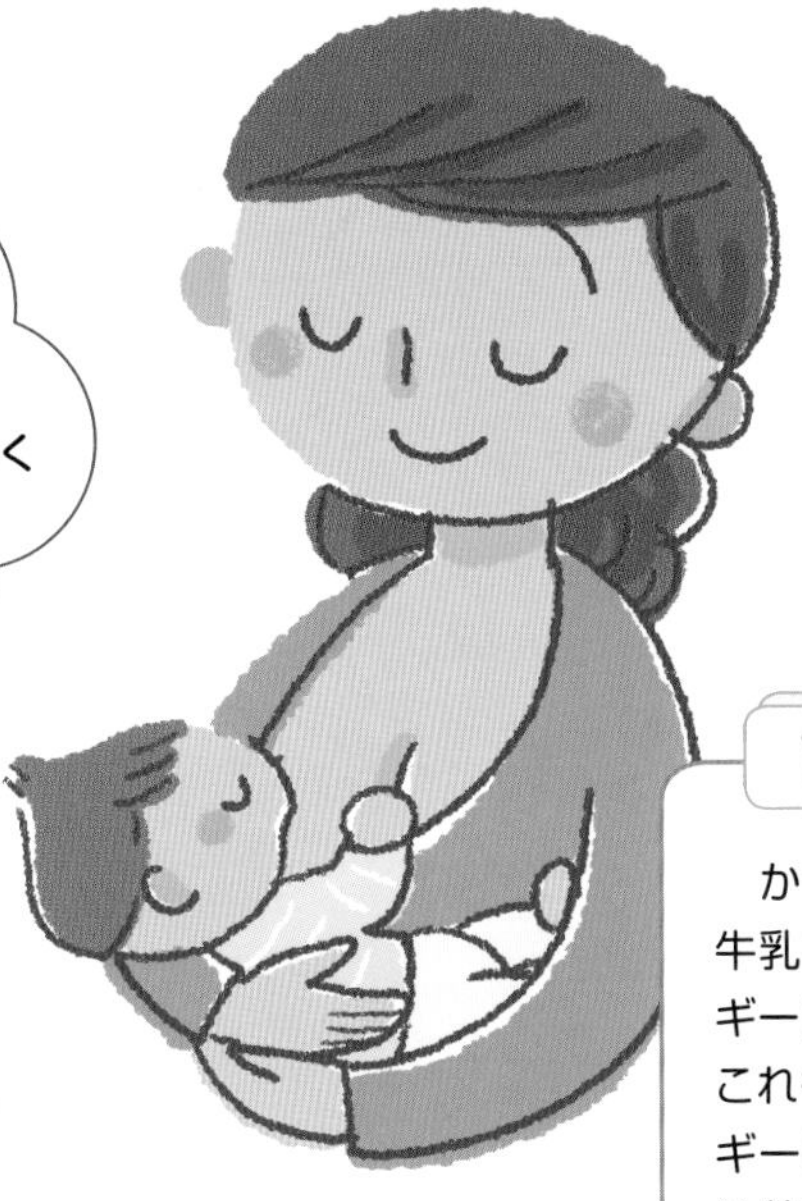

母乳にこだわらず、
状況に応じて
育児用ミルクを
選択しましょう

授乳中は
栄養バランスのよい
食事を心がけましょう

### 育児用ミルクについて

かつては、普通の育児用ミルクよりも牛乳アレルギー用ミルクのほうがアレルギーになりにくいといわれてきましたが、これもまちがい。最近では、「牛乳アレルギー用ミルクにアレルギー疾患を予防する効果がある」という説に科学的根拠はないと報告されています。

## 授乳中に卵や牛乳を控える必要なし栄養バランスのよい食事を

授乳中は、「自分が食べたものが母乳を通して子どもの体に入り、食物アレルギーの原因になってしまうかもしれない」と心配する人もいるでしょう。けれども、アレルギーの原因になりやすい鶏卵や牛乳を控えても、子どもの食物アレルギーの予防にはならないことがわかっています。

母親自身の健康のためにも、充分な母乳を作り出すためにも、授乳中は自己判断での食事制限は危険。栄養バランスのよい食事を心がけましょう。

### アレルギー予防に効果のある食品はない

世の中には「アレルギーに効く」とうたった食品が数多くありますが、実際に研究で、その効果が証明されたものはまだありません。特定の食品やサプリメントを過剰に摂取することは、かえって体に悪影響を及ぼします。まちがった情報に惑わされないようにしましょう。

Question 3

# 乳児の食物アレルギー、授乳中の母親も食物除去が必要？

Answer

## 医師からの指示がなければ必要ありません

### ほとんどの場合母親の食物除去は必要なし

子どもが食物アレルギーと診断されたら、まずは原因となる食物を除去する（食べないようにする）必要があります。でも、子どもが食物アレルギーの場合に、母乳育児中の母親にも同じように食物除去が必要なのかというと、かならずしもそうではありません。

たしかに、母乳には母親が食べたものの成分が含まれる可能性があります。しかし、その量はきわめて微量ですし、母乳に含まれるIgA抗体にブロックされます。そのため、食物アレルギーをもつ子どもが母乳を飲んでも、症状を起こすことはまずありません。また、万が一、症状が出たとしても、だいたい軽症で済みます。そのため、母親の食物除去は必要のない場合がほとんどなのです。

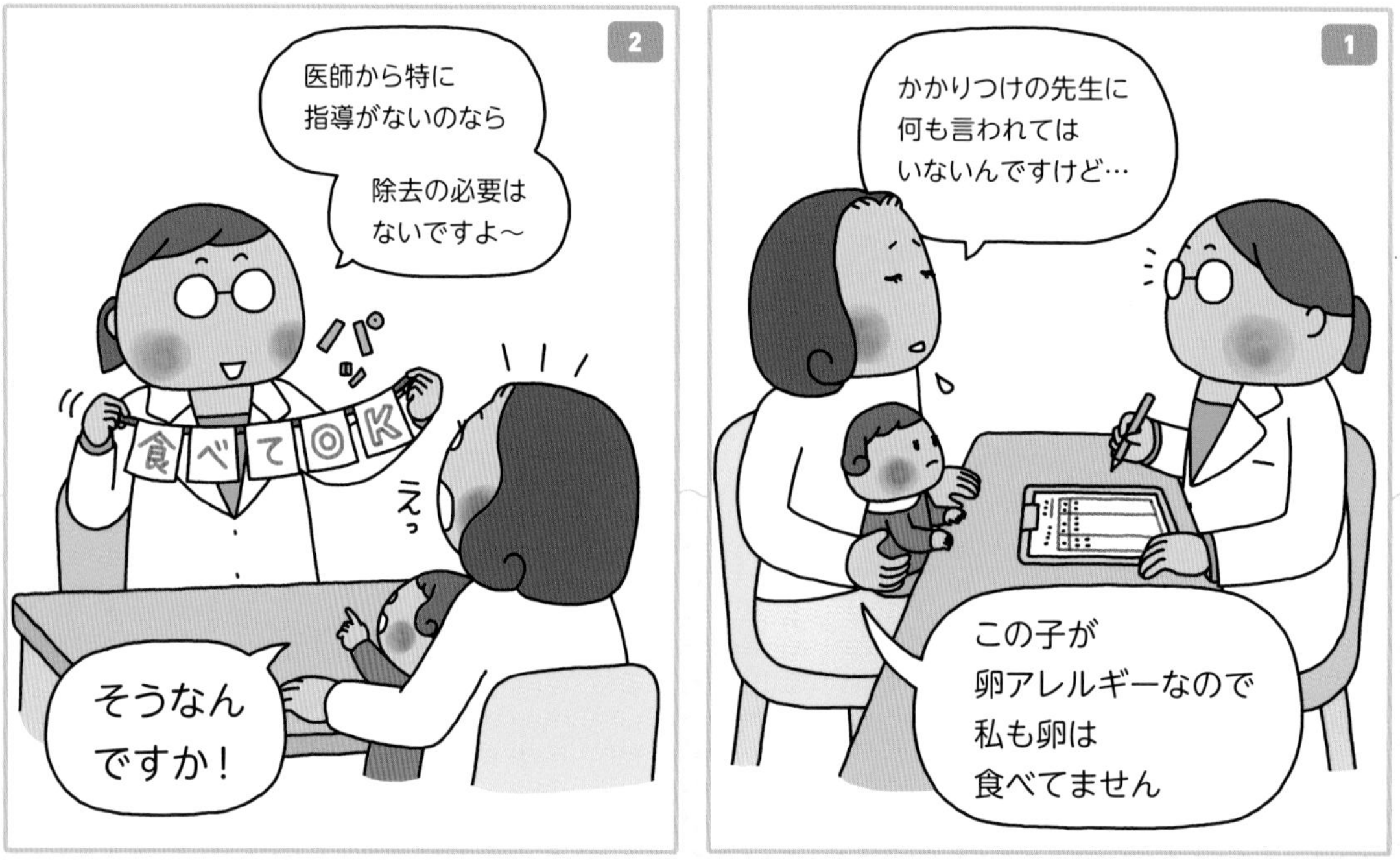
1
かかりつけの先生に何も言われてはいないんですけど…
この子が卵アレルギーなので私も卵は食べてません
2
医師から特に指導がないのなら
除去の必要はないですよ〜
パ
食べてOK
えっ
そうなんですか！

## 母親の食物除去が必要ない理由

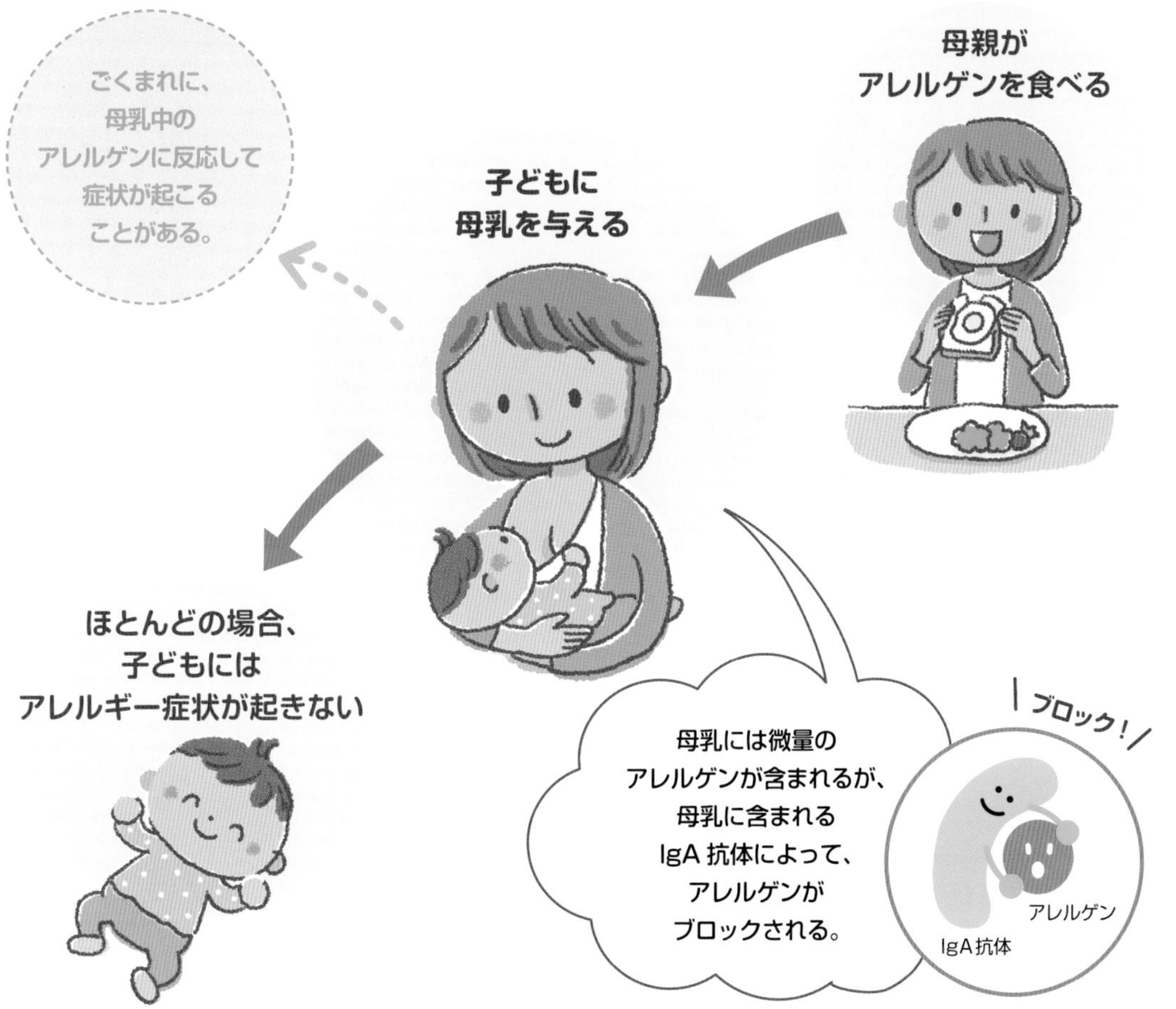
母親が
アレルゲンを食べる
子どもに
母乳を与える
ほとんどの場合、
子どもには
アレルギー症状が起きない
ごくまれに、
母乳中の
アレルゲンに反応して
症状が起こる
ことがある。
母乳には微量の
アレルゲンが含まれるが、
母乳に含まれる
IgA 抗体によって、
アレルゲンが
ブロックされる。
ブロック！
アレルゲン
IgA抗体

## 除去が必要な場合も、期間や範囲は医師の指導に従って

ごくまれですが、授乳中の母親の食事内容が子どもの食物アレルギーに関係している場合に、母親の食物除去が必要になることがあります。ただし、その場合も、除去は短期間で済むことが多く、離乳食を開始するころには解除できることがほとんどです。また、除去の範囲は人それぞれで、加工品は食べてよいというケースも多く見られます。たとえば、鶏卵を除去する場合でも、パンやお菓子などの加工品は食べてよいといったケースです。

子どもの食物アレルギーに母乳が関係しているかどうかは、母乳を中止したときに子どもの症状が消えたり、再開したときに再発したりするかを確認して調べます。そのうえで、除去の期間や範囲は医師が判断しますので、その指導に従いましょう。自己判断で過剰な制限をすると、栄養が不足して母乳の分泌量や質に悪影響を与え、かえって子どもの健康や成長をそこなうリスクもあります。

Question 4

# 卵アレルギーなら鶏肉も食べたらダメ？

Answer

## 食べても大丈夫です

**卵アレルギーの人が鶏肉を食べても症状は出ません**

以前は「卵（鶏卵）アレルギーなら、鶏肉やほかの肉類も食べてはいけない」という指導が行なわれることもありましたが、これは根拠のない誤った考えです。心配だからといって、不必要な食物除去を行なわないようにしましょう。

食物アレルギーは一般的に、食物に含まれるたんぱく質が原因で起こります（37ページ参照）。その点、鶏卵に含まれるたんぱく質と、鶏肉に含まれるたんぱく質は、種類が違います。ですから、鶏卵アレルギーの人が鶏肉や他の肉類を食べても、アレルギー症状は起こらないのです。

また同様に、牛乳と牛肉も含まれるたんぱく質が違います。牛乳アレルギーの人が牛肉を食べても問題ありません。

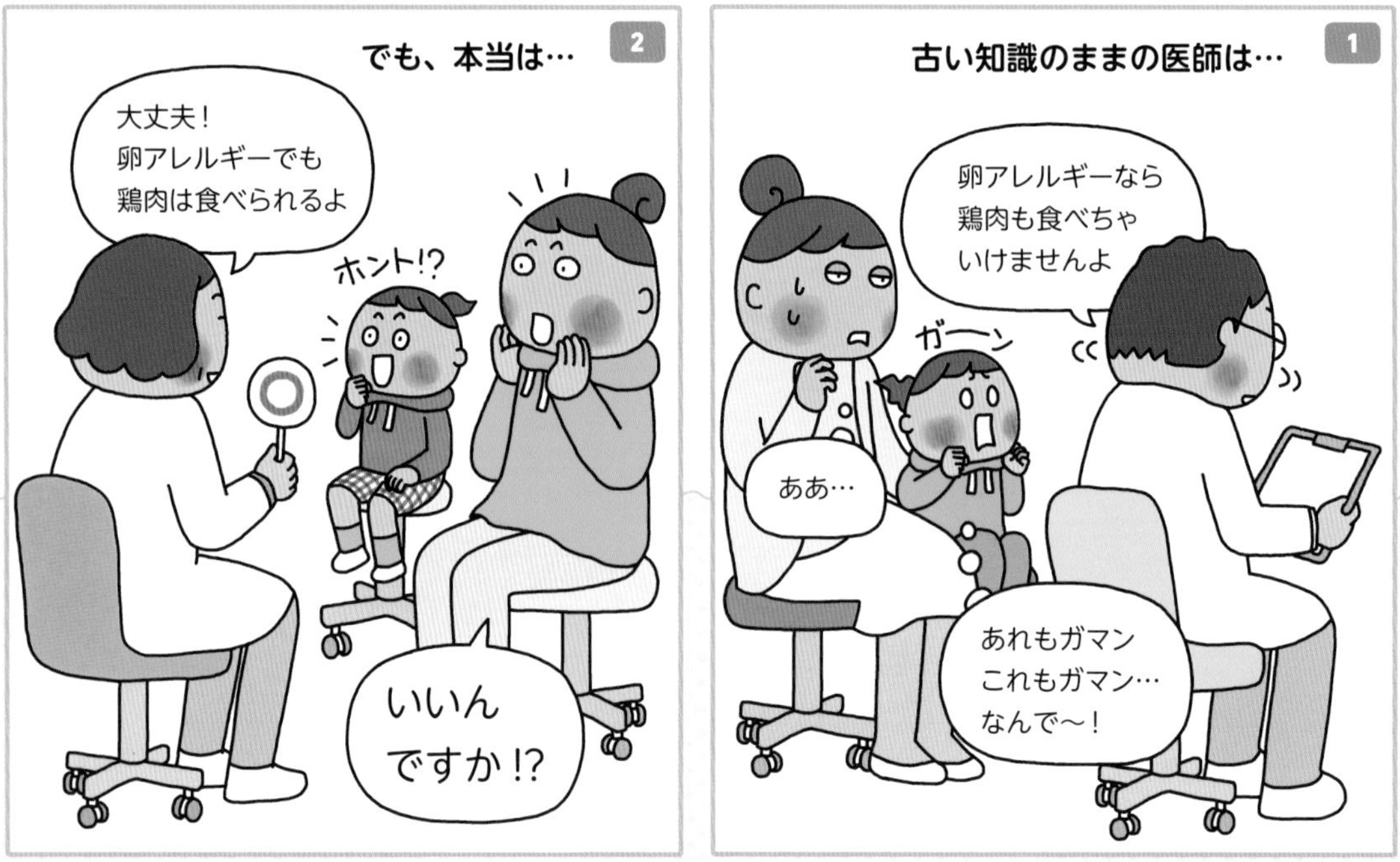
1
古い知識のままの医師は…
卵アレルギーなら鶏肉も食べちゃいけませんよ
ガーン
ああ…
あれもガマン これもガマン… なんで～！
2
でも、本当は…
大丈夫！ 卵アレルギーでも 鶏肉は食べられるよ
ホント!?
いいんですか!?

## 誤解されやすい！　除去が必要ない食品

下記の食品は、多くの場合食べても大丈夫です。
ただし、⚠マークの食品は、重症者には注意が必要な場合があるため、医師に相談しましょう。

### 卵アレルギーの場合

- 鶏肉
- 魚卵
- 卵殻カルシウム

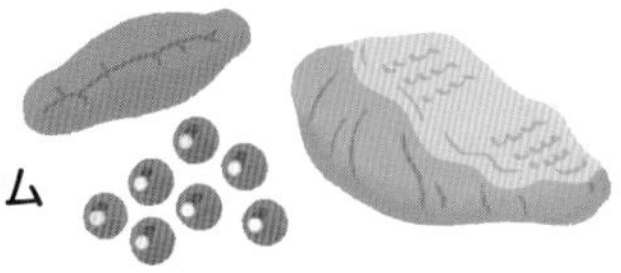

卵殻カルシウムは、食感を調整するためにお菓子などに使われる。鶏卵の殻を原料としていて、鶏卵アレルギーでも食べられる。

### 牛乳アレルギーの場合

- 牛肉
- 乳酸菌
- 乳酸ナトリウム
- アーモンドミルク
- 乳糖 ⚠
- 乳酸カルシウム
- ココナッツミルク
- カカオバター

乳糖は、食品の甘味や食感の調整などに使われる糖類の一種。牛乳たんぱく質が混入しているが、使用量が少なければ食べられることが多い。

### 小麦アレルギーの場合

- しょうゆ
- みそ ⚠
- 穀物酢 ⚠
- 麦茶

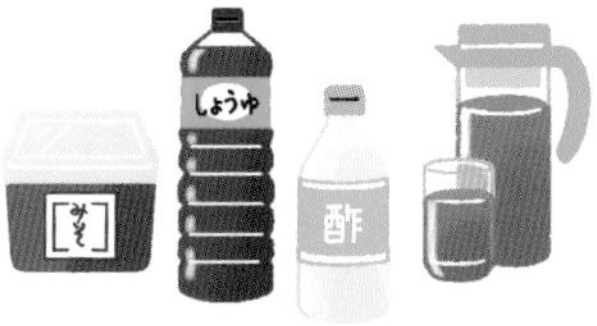


しょうゆは使用可能。みそ・酢のうち、原料に小麦を使用しているものも、小麦たんぱく質が微量もしくは分解されているので食べられることが多い。麦茶の原料は大麦なので飲める。

### 大豆アレルギーの場合

- しょうゆ ⚠
- みそ ⚠
- 大豆油
- 緑豆もやし
- 黒豆（ブラックマッペ）もやし

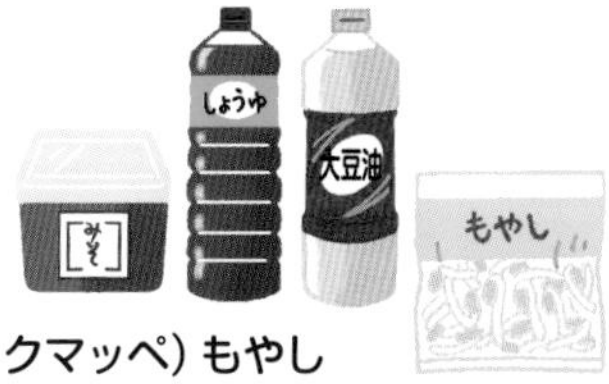


しょうゆやみそは、醸造過程で大部分の大豆たんぱく質が分解される。大豆もやしはNGだが、材料が異なる緑豆もやしなどは食べられる。

※くわしくは73ページ「食べてもよいか迷う表示の例」も参照

## 小麦や大豆アレルギーでも しょうゆやみそは 食べられることが多い

アレルギーの原因食物を原料としていても、除去が必要ない食品もあります。正しく知っておきましょう。

たとえば、しょうゆや穀物酢、みその一部には、原料として小麦が使われていますが、多くの場合、小麦アレルギーの人でもこれらの食品は食べられます。これは、製造過程でたんぱく質の大部分が分解され、性質が変わるためです。同様の理由で、大豆アレルギーの人でも、しょうゆやみそは摂取できることがほとんどです。また、大豆油もほぼ油だけを抽出したものなので、使用可能です。

ほかに、加工食品の材料として使われる卵殻カルシウムは鶏卵の殻から、乳糖は牛乳から作られますが、どちらもたんぱく質をほとんど含まないので、鶏卵や牛乳のアレルギーがあっても、たいてい除去の必要はありません。

ただし、重症者の場合など、一部には例外もあります。食べてよいかどうかは医師に確認してください。

## Question 5

# アレルギーといっても症状はじんましん程度？

## Answer

# 症状はさまざま。重い症状が出ることも！

### いつでも同じような症状が起こるとは限りません

食物アレルギーの症状でもっとも多いのは、じんましんや皮膚のかゆみなどの皮膚の症状です。けれども、症状はそれだけではありません。せきやぜん鳴（呼吸時の「ゼーゼー」「ヒューヒュー」という音）など、ぜんそくのような症状が現れたり、腹痛や下痢が起こったりと、人によってさまざまな症状が起こります。

また、いつでも同じような症状が出るとも限らないので、油断は禁物です。原因となる食物の摂取量、食べたときの体調などによって、現れる症状や症状の程度は変わります。突然、症状が悪化して、全身におよぶ複数の症状が現れることも……。ひどいときには、意識を失うなど、命にかかわる危険もあります。

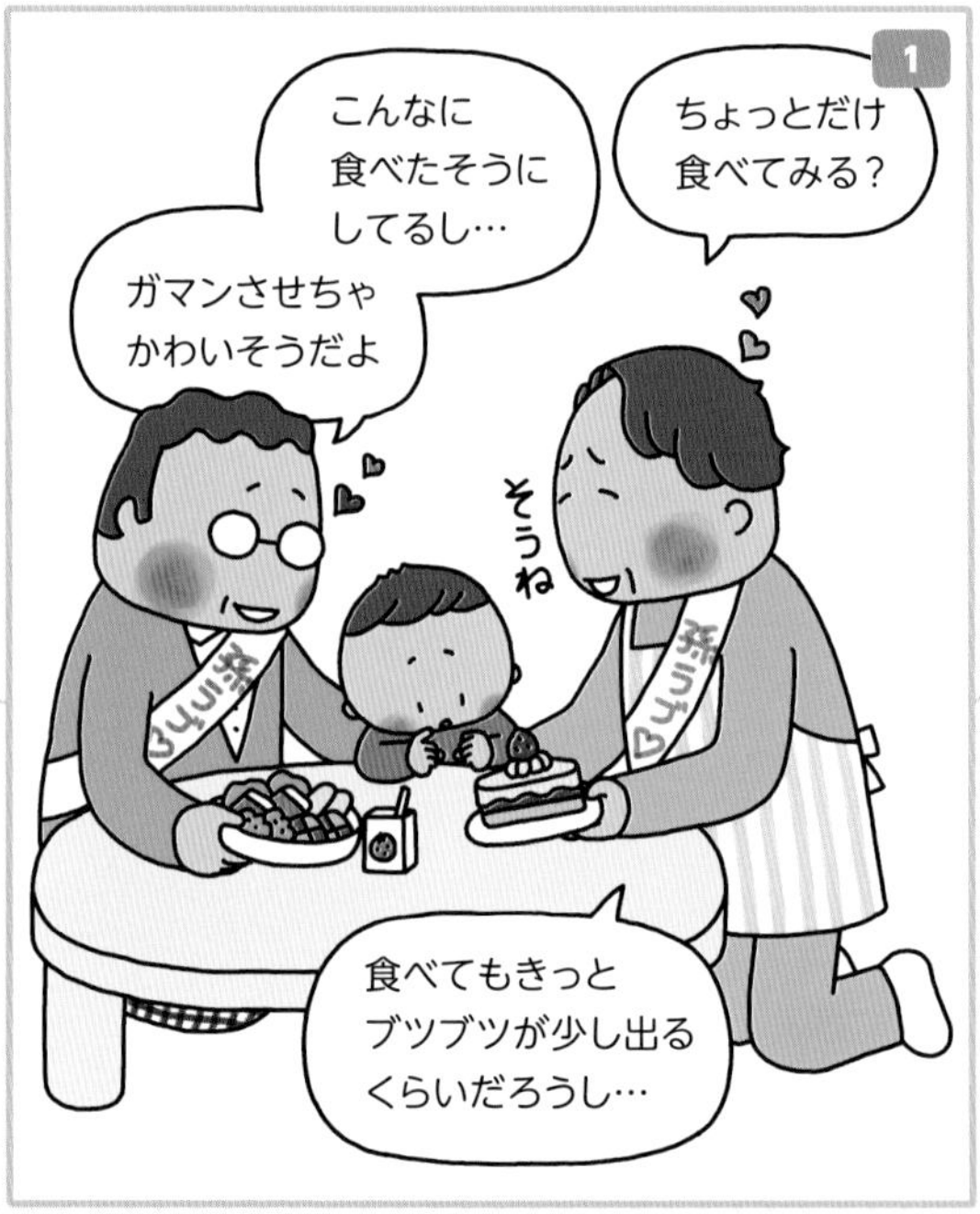
1
ちょっとだけ食べてみる？
こんなに食べたそうにしてるし…
ガマンさせちゃかわいそうだよ
そうね
食べてもきっとブツブツが少し出るくらいだろうし…

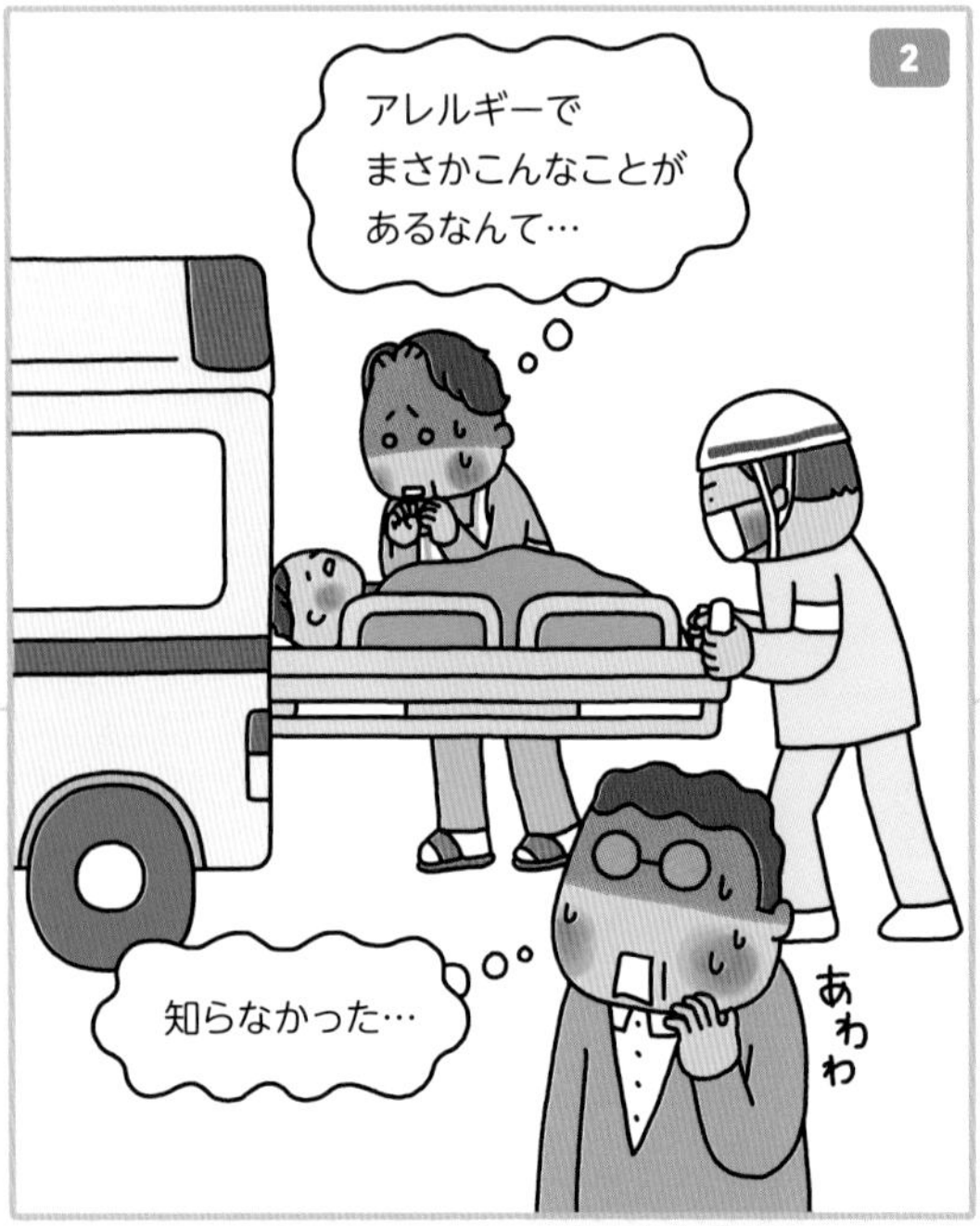
2
アレルギーでまさかこんなことがあるなんて…
知らなかった…
あわわ

## 食物アレルギーによるさまざまな症状

### 食物アレルギーで現れる症状の割合

※即時型食物アレルギー（22ページ参照）の場合

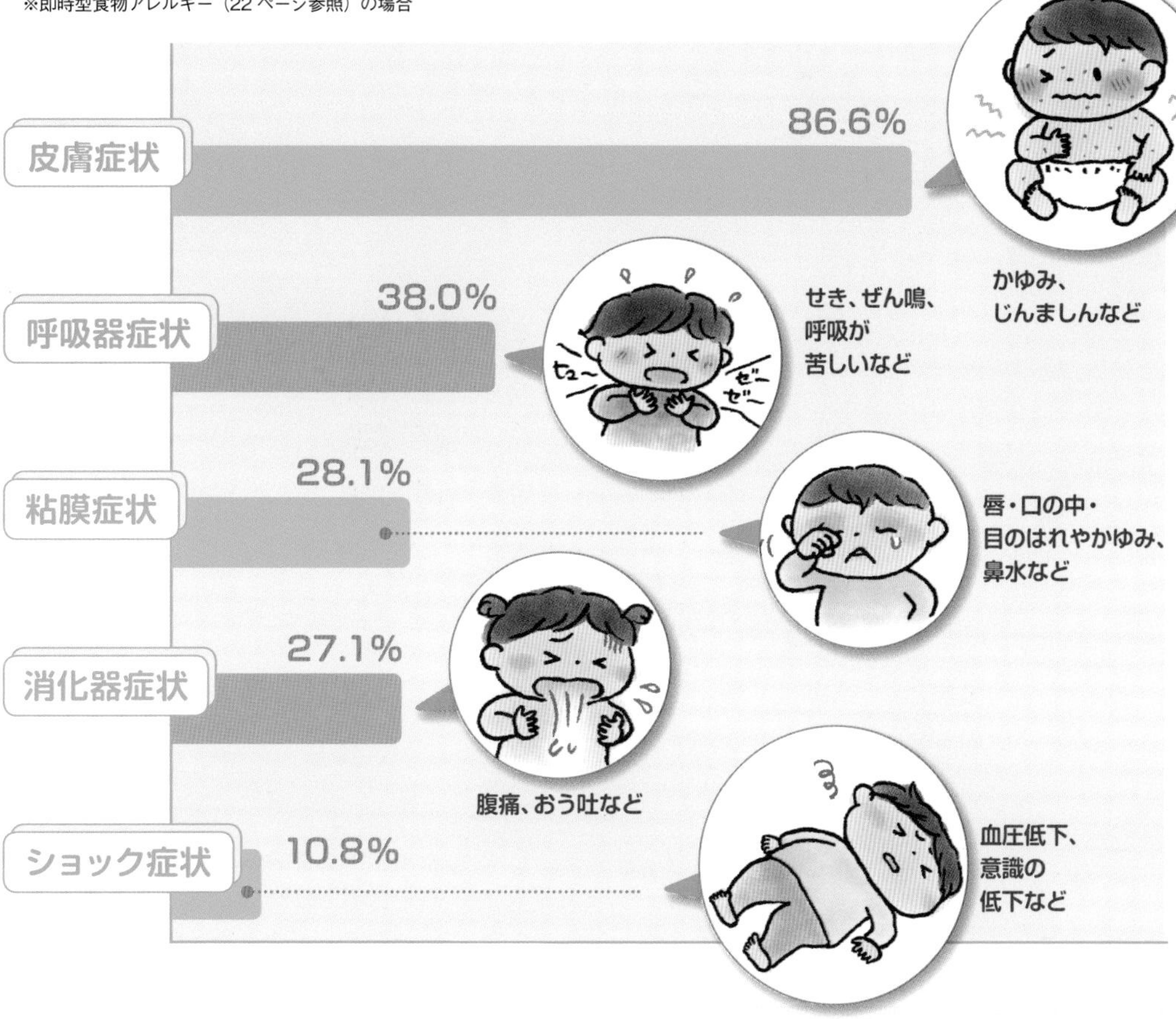
皮膚症状
86.6%
かゆみ、
じんましんなど
呼吸器症状
38.0%
せき、ぜん鳴、
呼吸が
苦しいなど
粘膜症状
28.1%
唇・口の中・
目のはれやかゆみ、
鼻水など
消化器症状
27.1%
腹痛、おう吐など
ショック症状
10.8%
血圧低下、
意識の
低下など

出典：今井孝成ほか．アレルギー．2020，69，701-705.

## 病気のリスクを知り、周囲の人たちにも理解してもらうくふうを

食物アレルギーでよく見られる症状は、大きく分けて5つあります。

- **皮膚の症状**（じんましん、かゆみ、はれ、赤みなど）
- **呼吸器の症状**（せき、ぜん鳴、呼吸困難、声がれ、のどの違和感など）
- **粘膜の症状**（目の充血・かゆみ、まぶたのはれ、くしゃみ、鼻水、唇・口の中のはれなど）
- **消化器の症状**（吐き気、おう吐、腹痛、下痢など）
- **ショック症状**（血圧や意識の低下など）

このうち、もっとも重症なショック症状も、全体の約10％の患者に見られることがわかっています。リスクを充分に理解しておいてください。特に祖父母などが「少しだけなら大丈夫だろう」と除去すべき食物を与えてしまい、危険な状態を招くケースが多く見られます。周囲の人にも、食物アレルギーへの理解を深めてもらいましょう（周囲の人への伝え方はPART5を参照）。

Question 6

# 食物アレルギーは血液検査だけで診断できる？

Answer

## 血液検査だけでは診断できません

### 血液検査でわかるのは食物アレルギーの可能性の有無

血液検査では一般的に、血中の「特異的ＩｇＥ抗体」の量を調べます。特異的ＩｇＥ抗体とは、特定の食物に反応してアレルギー症状を引き起こす物質です。

食物アレルギーは、本来は体には無害な物質（食物）に対して、免疫が過敏に反応し、排除しようとすることで起こります（34ページ参照）。そのさいに作られるのが、特異的ＩｇＥ抗体です。

血液検査で、鶏卵に反応するＩｇＥ抗体が確認されれば、鶏卵アレルギーの可能性があると判断できます。ただし、血液検査でわかるのは「可能性の有無」であり、食物アレルギーであるとの診断はできません。血中にＩｇＥ抗体があっても、食物アレルギーの症状が出ない場合もあるからです。

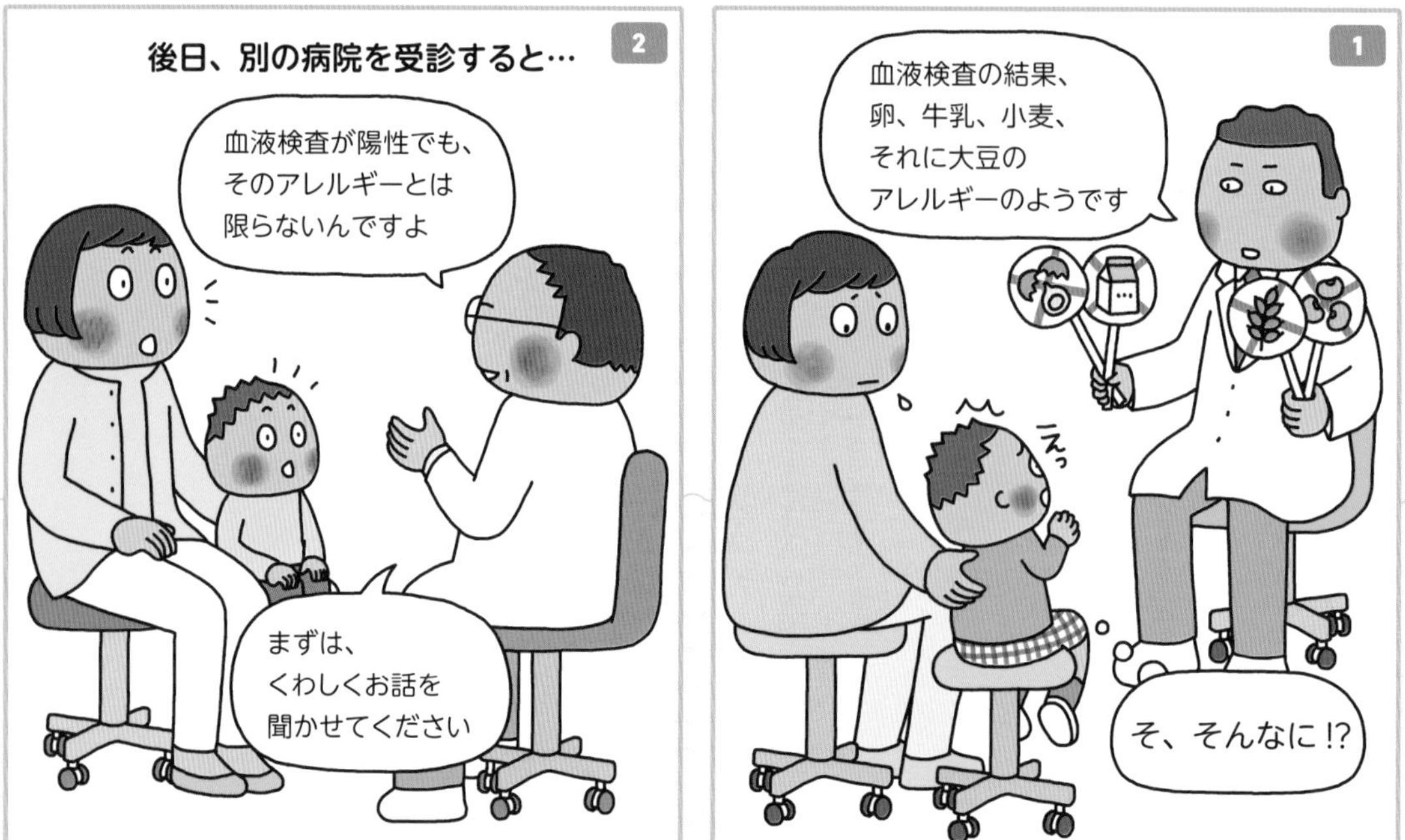
1
血液検査の結果、
卵、牛乳、小麦、
それに大豆の
アレルギーのようです
えっ
そ、そんなに!?
2
後日、別の病院を受診すると…
血液検査が陽性でも、
そのアレルギーとは
限らないんですよ
まずは、
くわしくお話を
聞かせてください

## 食物アレルギーの診断のために行なわれる検査

### 食物経口負荷試験

食物アレルギーの原因になっている可能性が高い食品を食べて、アレルギー症状が現れるかどうかを確認する。

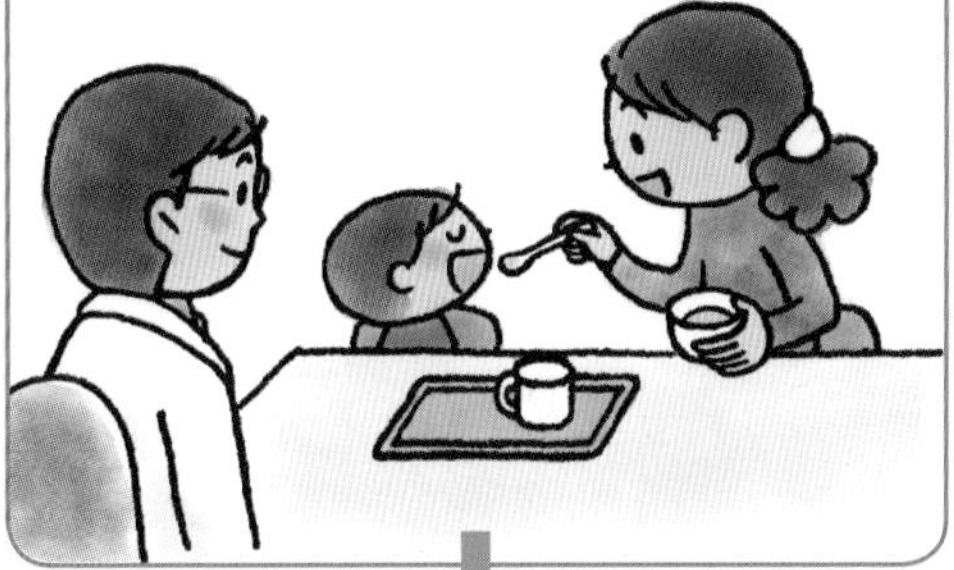

### 血液検査

血中に、鶏卵や牛乳など、特定の食物に反応する IgE 抗体（アレルギー症状を引き起こす物質）があるか、その量を確認する。

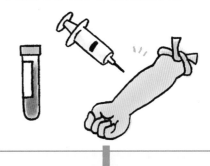

特定の食物を食べて
アレルギー症状が出る

＋

特定の食物に反応する
IgE 抗体がある

問診で判断できれば、
食物経口負荷試験を
しないこともあります

血液検査のほかに
皮膚テストを行なう
こともあります

**食物アレルギーと診断**

食物経口負荷試験の結果をもとに、食物制限のレベルも決定する。

## 実際に原因食物を食べて、症状が出るかどうか確かめる検査が必要

食物アレルギーの診断をするためには、特異的ＩｇＥ抗体があることに加えて、症状が特定の食物によるものであることを確認する必要があります（診断の流れについては42ページ参照）。

くわしい問診によって判断がつくこともありますが、判断が難しい場合は、実際に原因食物を食べて症状が出るかどうかを確認する検査を行ないます。この検査が「食物経口負荷試験」です。血液検査で特異的ＩｇＥ抗体が確認された食品を少量食べて、体の変化を調べます。そこで何らかのアレルギー症状（19ページ参照）が確認されると、食物アレルギーと診断されます。

原因として疑わしい食物を食べさせることは、たとえ少量であっても症状誘発の可能性があり、ときに強く現れるかもしれません。このため、「家庭で食べさせてみる」ことは避けなければなりません。医療機関で医師に見守ってもらいながら、慎重に食べて診断を確定しましょう。

Question 7

# 子どもの食物アレルギーは治ることが多い？

Answer

## 多くの子どもが小学校入学ごろまでに治ります

### 卵、牛乳、小麦などの食物アレルギーは治ることが多い

食物アレルギーにはいくつかのタイプがありますが、圧倒的に多いのは「即時型食物アレルギー」です。特定の食物を食べたあと、2時間以内に症状が現れるタイプで、一般的に食物アレルギーというと、このタイプを指します。

即時型食物アレルギーは、乳児の約10%に見られます。原因となる食物として多いのは、鶏卵、牛乳、小麦ですが、これらが原因の即時型食物アレルギーの場合は、3歳までに約5割、小学校入学までに約7～8割の子どもが、原因食物を食べられるようになるといわれています。

一方で、そのほかの食物（ピーナッツ、ナッツ類、くだもの、甲殻類など）が原因の場合は、治りにくい傾向があります。

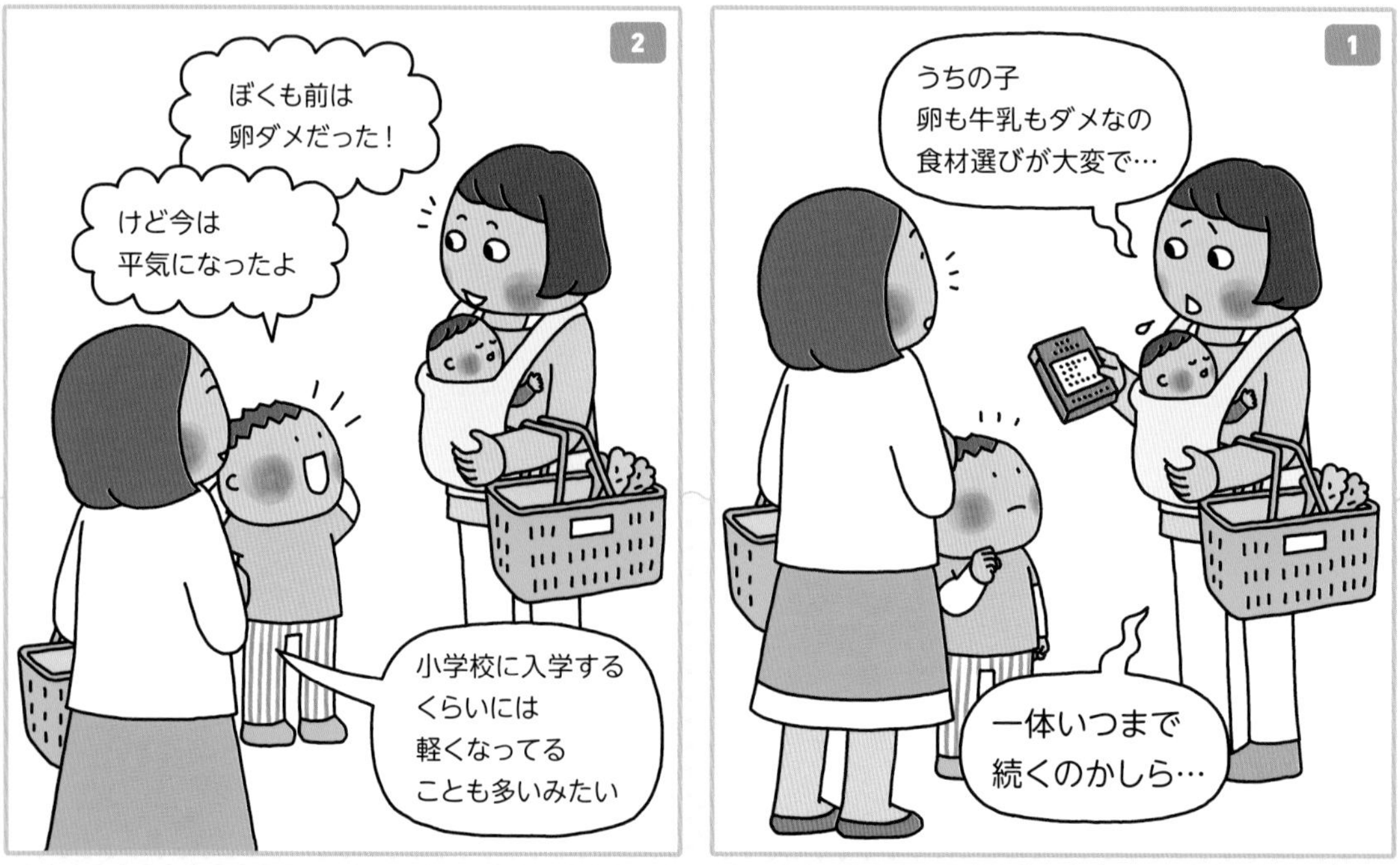
1
うちの子
卵も牛乳もダメなの
食材選びが大変で…
一体いつまで
続くのかしら…
2
ぼくも前は
卵ダメだった！
けど今は
平気になったよ
小学校に入学する
くらいには
軽くなってる
ことも多いみたい

## 食物アレルギーのタイプと発症年齢

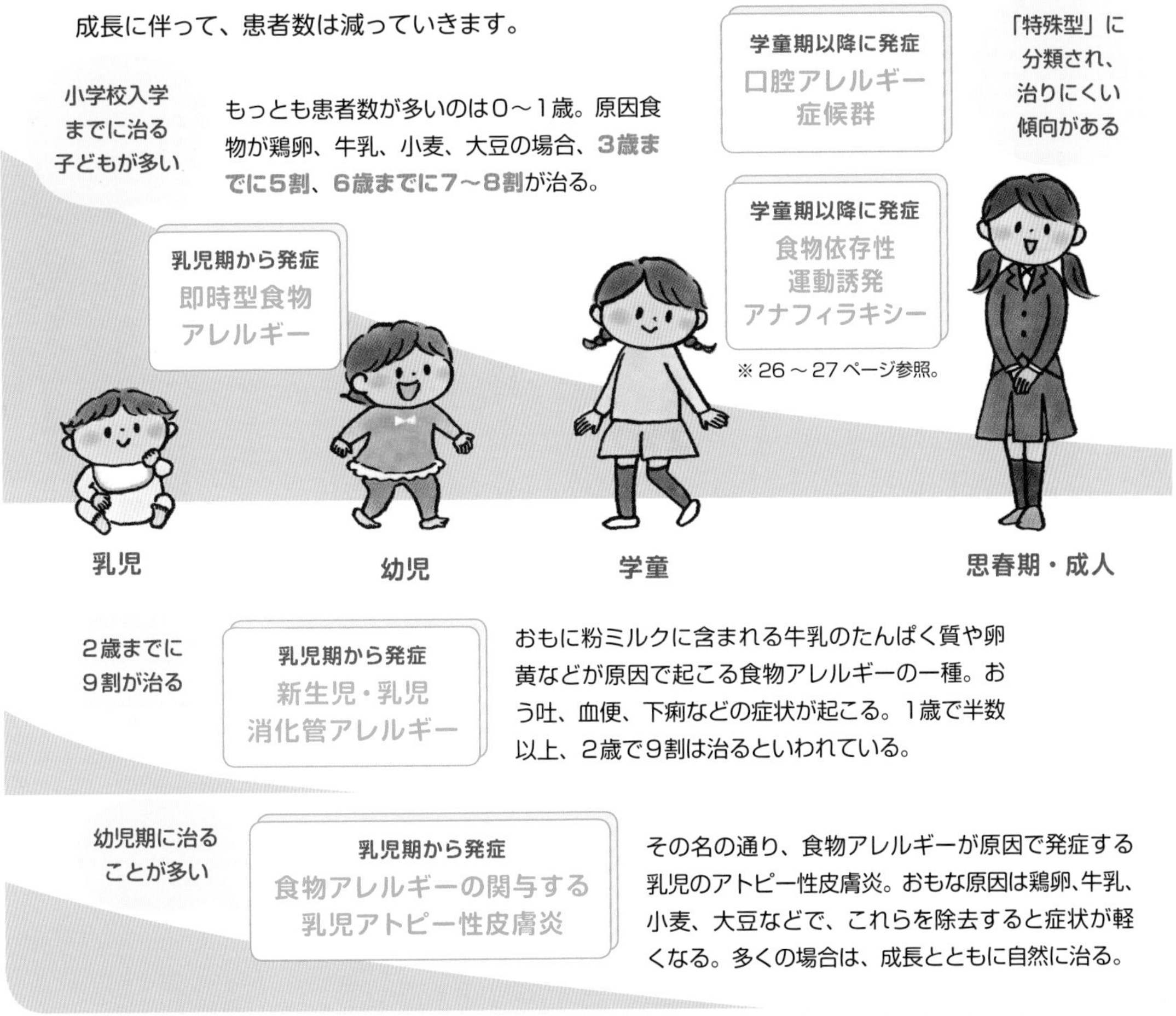
成長に伴って、患者数は減っていきます。
小学校入学までに治る子どもが多い
もっとも患者数が多いのは0～1歳。原因食物が鶏卵、牛乳、小麦、大豆の場合、3歳までに5割、6歳までに7～8割が治る。
乳児期から発症
即時型食物アレルギー
学童期以降に発症
口腔アレルギー症候群
学童期以降に発症
食物依存性運動誘発アナフィラキシー
※26～27ページ参照。
「特殊型」に分類され、治りにくい傾向がある
乳児
幼児
学童
思春期・成人
2歳までに9割が治る
乳児期から発症
新生児・乳児消化管アレルギー
おもに粉ミルクに含まれる牛乳のたんぱく質や卵黄などが原因で起こる食物アレルギーの一種。おう吐、血便、下痢などの症状が起こる。1歳で半数以上、2歳で9割は治るといわれている。
幼児期に治ることが多い
乳児期から発症
食物アレルギーの関与する乳児アトピー性皮膚炎
その名の通り、食物アレルギーが原因で発症する乳児のアトピー性皮膚炎。おもな原因は鶏卵、牛乳、小麦、大豆などで、これらを除去すると症状が軽くなる。多くの場合は、成長とともに自然に治る。

### 病気のタイプによっても治りやすい、治りにくいがある

小さい子どもの即時型食物アレルギーが、年齢とともに治ることが多いのは、自然に原因食物に対する耐性（適応する能力）を獲得していくからです。アレルギーの原因食物でも、加工の仕方や量によっては症状が出ないこともあり、食べ続けることで食べられる範囲を徐々に広げられる場合があります。ただし、自己判断で行なうのは危険。医師のもとで食物経口負荷試験を行ないながら、食べる食品や量を調整していく必要があります。

「即時型」以外の食物アレルギーでは、「特殊型」に分類される「口腔アレルギー症候群」や「食物依存性運動誘発アナフィラキシー」（27ページ参照）は、残念ながら治りにくい傾向があります。一方で、粉ミルクに含まれる牛乳のたんぱく質や卵黄が原因で起こる「新生児・乳児消化管アレルギー」や「食物アレルギーの関与する乳児アトピー性皮膚炎」などは、乳幼児の時期に治るケースが多いといわれています。

Question 8

# 肌が荒れていると食物アレルギーになりやすい？

Answer

## 原因食物が皮膚から侵入して発症するリスクが

### 肌が荒れることで、皮膚のバリア機能が低下します

正常な皮膚にはバリア機能があり、外部からの有害物質の侵入をブロックしたり、体内の水分が過剰に蒸発するのを防いだりしています。

バリアの働きをしているのは、肌表面の角層という部分です。ここには角質細胞がレンガのように積み重なっていて、その間にある細胞間脂質という脂質が細胞と細胞をつなぎ、表面は皮脂膜で覆われています。

ところが、乾燥や湿疹などで荒れた皮膚は、水分や脂質などが減って角質細胞がガタガタになった状態。当然、バリア機能は低下してしまいます。そのため、外部からアレルギーの原因物質が侵入し、食物アレルギーを発症するリスクが高くなるのです。

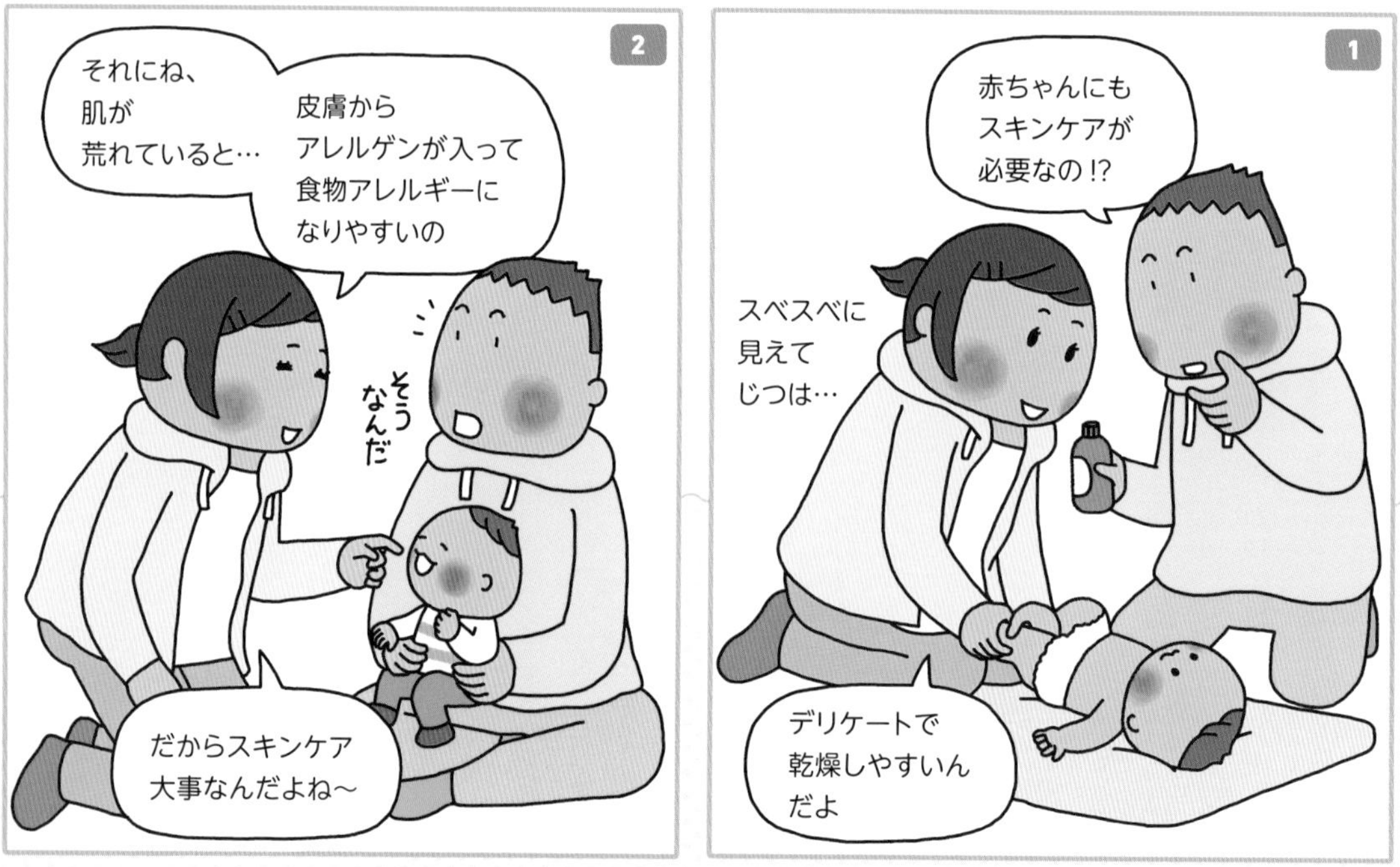
1
赤ちゃんにもスキンケアが必要なの!?
スベスベに見えてじつは…
デリケートで乾燥しやすいんだよ
2
それにね、肌が荒れていると…
皮膚からアレルゲンが入って食物アレルギーになりやすいの
そうなんだ
だからスキンケア大事なんだよね～

## 経皮感作《けいひかんさ》と経口免疫寛容

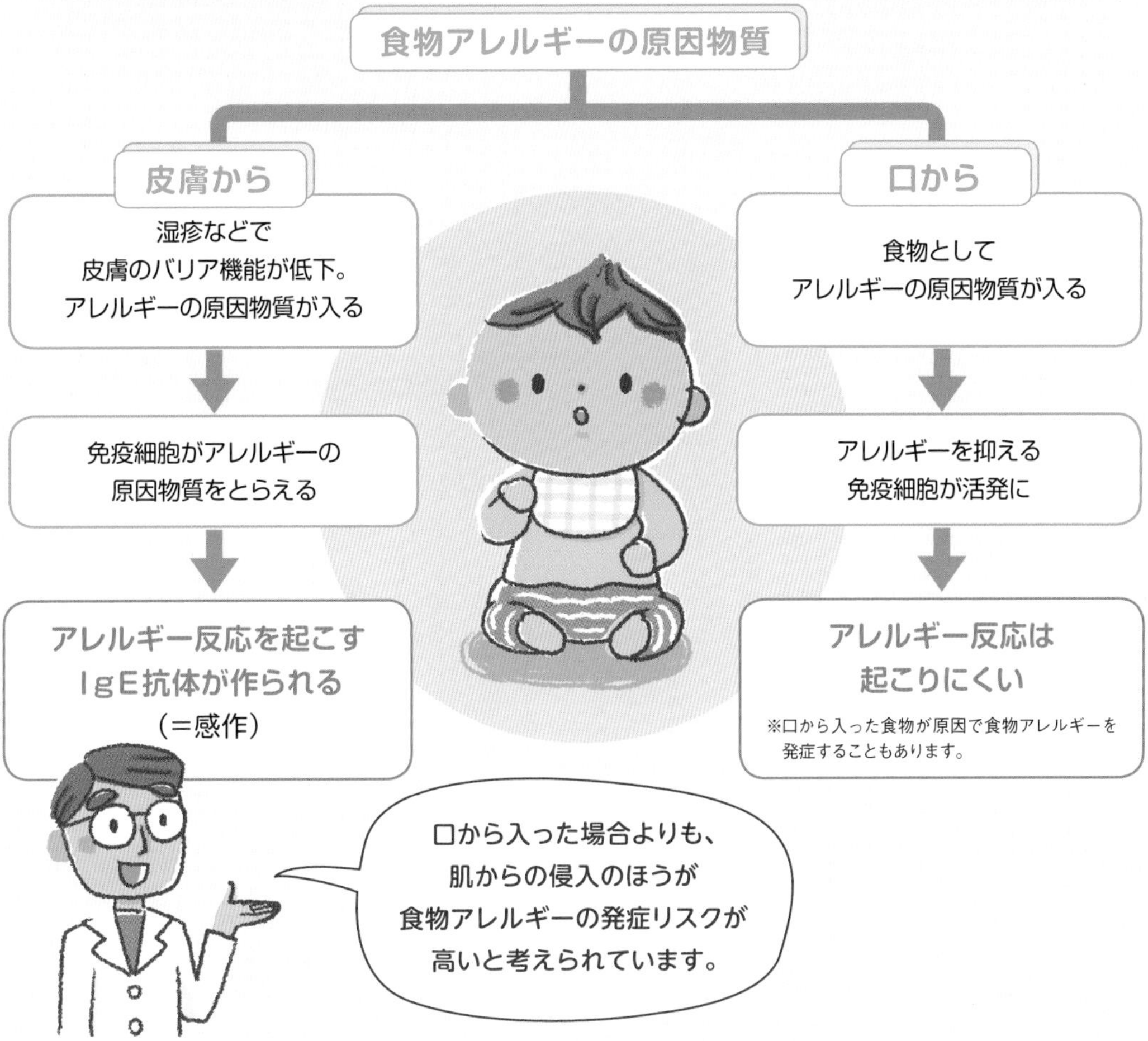
食物アレルギーの原因物質
皮膚から
湿疹などで
皮膚のバリア機能が低下。
アレルギーの原因物質が入る
免疫細胞がアレルギーの
原因物質をとらえる
アレルギー反応を起こす
ＩｇＥ抗体が作られる
(＝感作)
口から
食物として
アレルギーの原因物質が入る
アレルギーを抑える
免疫細胞が活発に
アレルギー反応は
起こりにくい
※口から入った食物が原因で食物アレルギーを
発症することもあります。
口から入った場合よりも、
肌からの侵入のほうが
食物アレルギーの発症リスクが
高いと考えられています。

### 口から食物が入るより、皮膚から侵入したほうがアレルギーになりやすい

皮膚から異物が侵入すると、皮膚内部にある免疫細胞がこれをとらえ、アレルギー症状を引き起こすＩｇＥ抗体が作られます。これを「感作《かんさ》」といいます。以前は、食物アレルギーはおもに口から入った食物が原因で発症すると考えられていましたが、皮膚を介した感作(経皮感作《けいひかんさ》)のしくみがわかり、最近では、皮膚からの侵入のほうが、アレルギー発症のリスクが高いと考えられるようになっています。子どもの皮膚に湿疹などができたら、適切な治療と保湿スキンケアを行ないましょう。それが食物アレルギーのリスクを下げることにつながる可能性があります。

ちなみに、口から入った無害な食物に対しては、アレルギーを抑える免疫細胞が活発になることがわかっています(経口免疫寛容)。食物アレルギーの治療には、原因食物を症状が出ない範囲で食べて、耐性を獲得していく方法がありますが(29ページ参照)、これは経口免疫寛容を利用した治療法です。

Question 9

# 花粉症と食物アレルギーって関係あるの？

Answer

## 花粉症の人がなりやすいタイプがあります

### 花粉症と合併しやすい口腔アレルギー症候群

食物アレルギーの中には、花粉症の人がなりやすい「口腔アレルギー症候群」という病気があります。最近は、「花粉・食物アレルギー症候群（※ＰＦＡＳ）」と呼ばれることが多くなってきました。

花粉症は、スギやヒノキなどの花粉が原因で起こるアレルギー疾患の一つです。一方、ＰＦＡＳは食物アレルギーの一種で、特定のくだものや野菜が原因で起こります。原因食物を生のまま食べると、口の中やのど、耳の奥がかゆくなったり、痛くなったりします。

原因物質が違うので関係ないように思われますが、花粉に含まれるたんぱく質の一部と、くだものや野菜に含まれるたんぱく質の構造は似ているため、花粉症とＰＦＡＳは合併しやすいのです。

※ PFAS：正式名称は Pollen-Food Allergy Syndrome

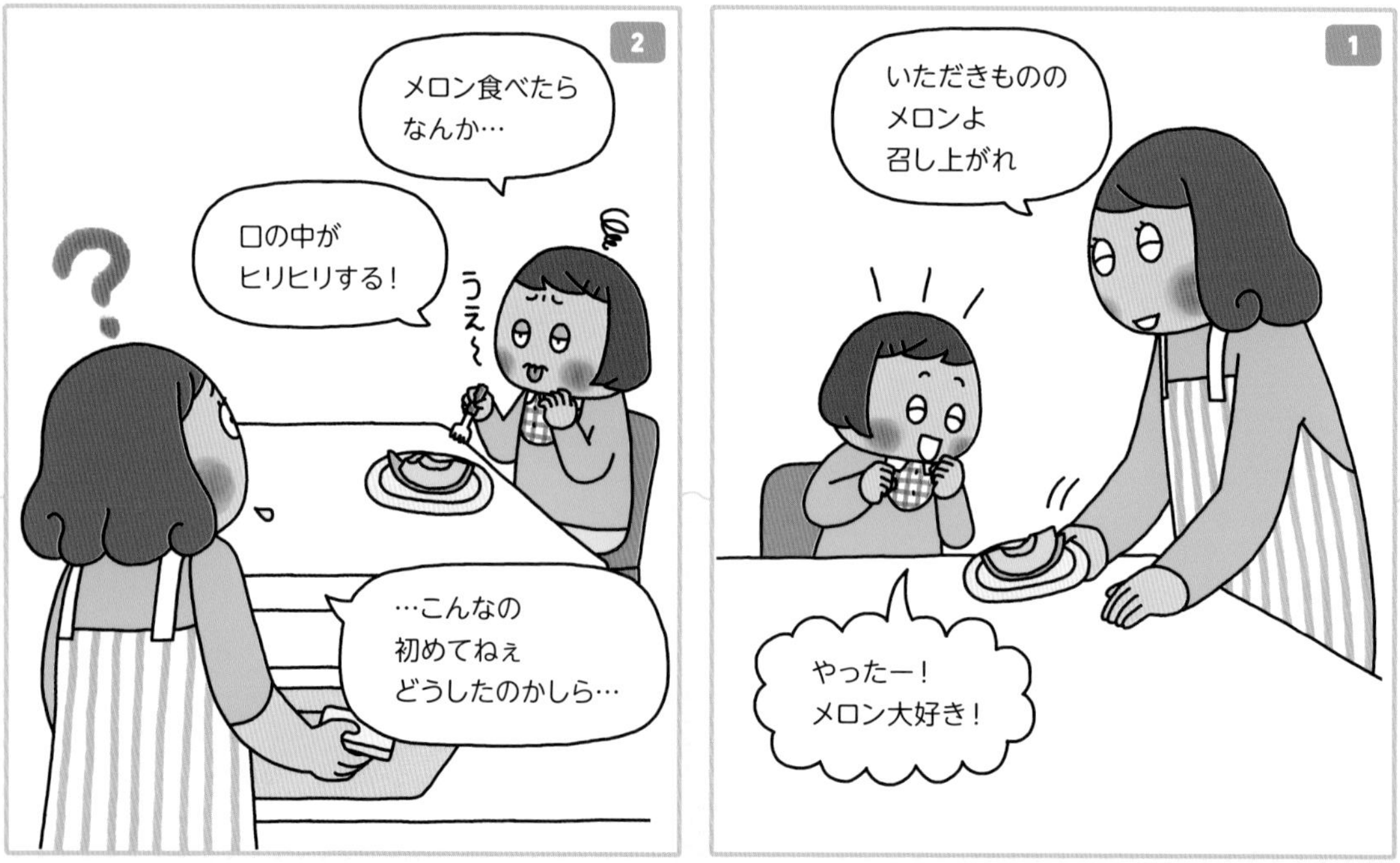
1
いただきもののメロンよ召し上がれ
やったー！メロン大好き！
2
メロン食べたらなんか…
口の中がヒリヒリする！
うぇ～
…こんなの初めてねぇどうしたのかしら…

# 特殊型の食物アレルギー

## 花粉-食物アレルギー症候群（PFAS）とは？

生のくだものや野菜などが原因で起こるアレルギーで、口の中やのど、耳の奥などがかゆくなったり、痛くなったりする。たくさん食べた場合、まれに全身に症状が出ることもある。

花粉症の人がなりやすい。

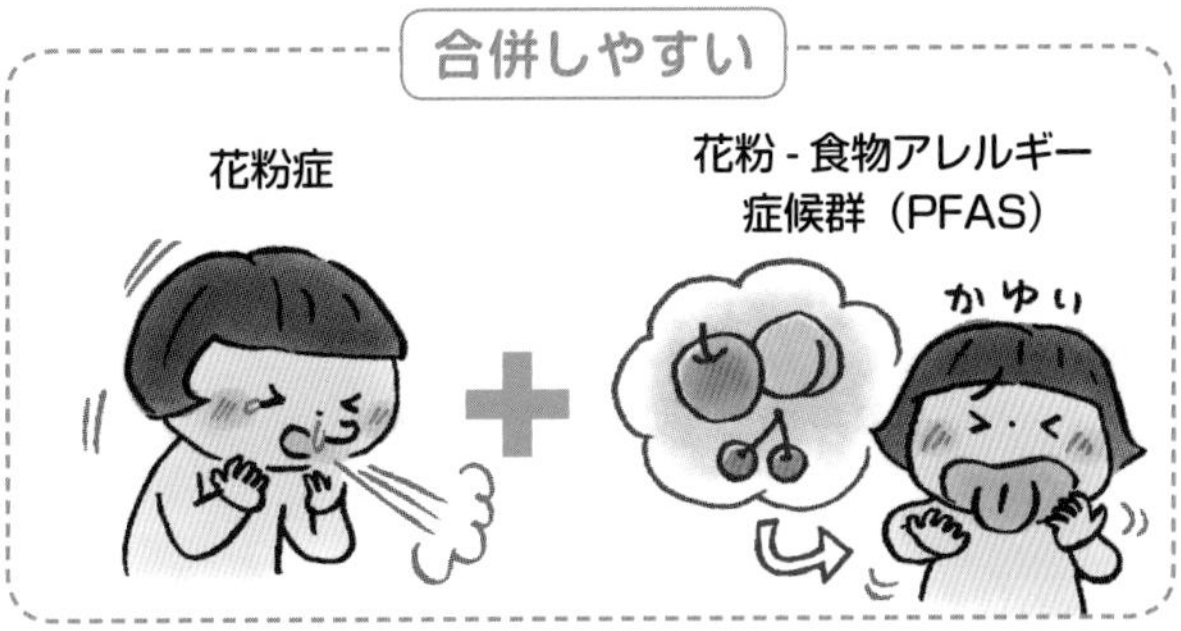


## 食物依存性運動誘発アナフィラキシーとは？

原因食物を食べたあと数時間以内に運動をすると、全身のじんましんや呼吸困難などの強いアレルギー症状を起こす。約半数は急激に血圧が低下してショック症状を起こすので、早急な対応が必要。

おもに小中学生以上に見られ、男子に多い。

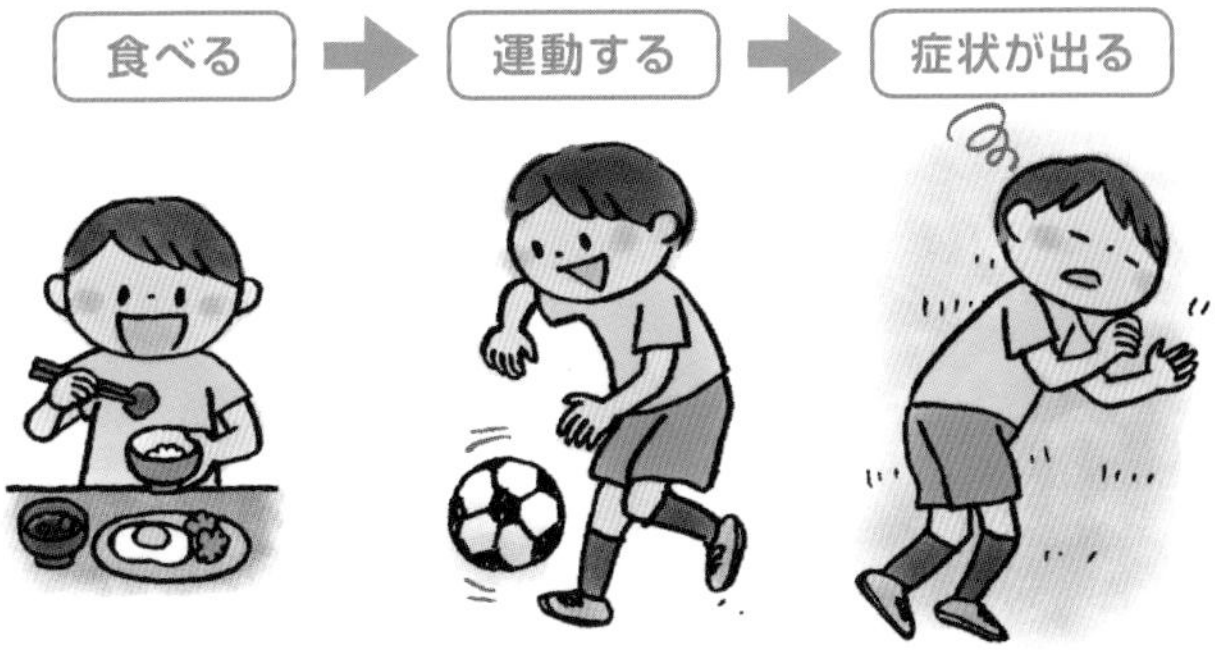


## 「特殊型」に分類される食物アレルギーには、運動と関係するタイプも

花粉と関連して現れる花粉-食物アレルギー症候群（PFAS）は、子どもでも発症します。花粉症の原因になっている花粉の種類ごとに、アレルギーを起こしやすいくだものや野菜があります。代表的な組み合わせは、ハンノキの花粉と、バラ科のくだもの（りんご、桃、さくらんぼなど）です。ただ、現状で症状がなければ、特定の食品を避ける必要はありません。もし、生のくだものなどを食べて気になる症状が現れたら、見過ごさずに医療機関で受診しましょう。

PFASは、食物アレルギーの中で「特殊型」に分類されますが、同じグループにはほかに「食物依存性運動誘発アナフィラキシー」があります。原因食物を食べたあと運動をすると、強いアレルギー症状（アナフィラキシー／48〜49ページ参照）が起こるタイプで、食べただけでは症状は起きません。発症する年齢のピークは10〜20歳代で、男子に多く見られます。

# Question 10 アレルギーの原因食物は症状が出ない範囲で食べたほうがいい？

## Answer 食べることで耐性が獲得できる可能性があります

### 食べられるようになることを目標に、可能な範囲で摂取を

食物アレルギーの治療でたいせつなのは、「必要最小限の食物除去」です。逆にいえば、必要以上に食物除去をするべきではありません。

原因食物であっても、症状が出ずに食べられる範囲であれば、積極的に食べることがすすめられます。その結果、食生活が豊かになるのはもちろん、徐々に食べられる範囲が広がり、耐性獲得が進む可能性が指摘されます（44～45ページ参照）。

ただし、自己判断で原因食物を食べさせるのはたいへん危険なことですから、やめてください。かならず医師の診断・指導のもとで食べられる量を判断してもらい、食べ進めます。

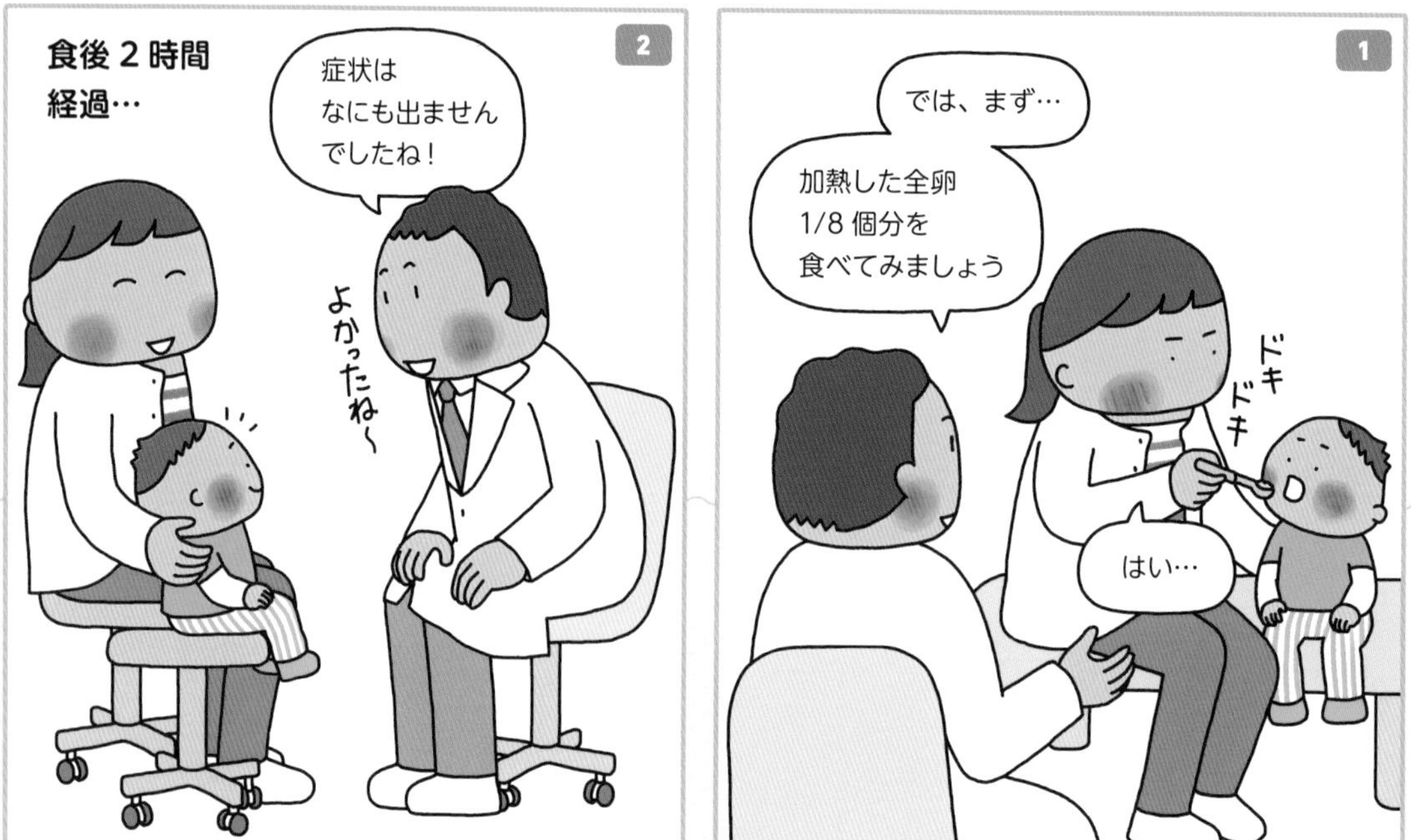
1
では、まず…
加熱した全卵 1/8 個分を 食べてみましょう
ドキドキ
はい…
2
食後２時間経過…
症状はなにも出ませんでしたね！
よかったね～

## 「症状が出ない範囲で食べる」食事療法

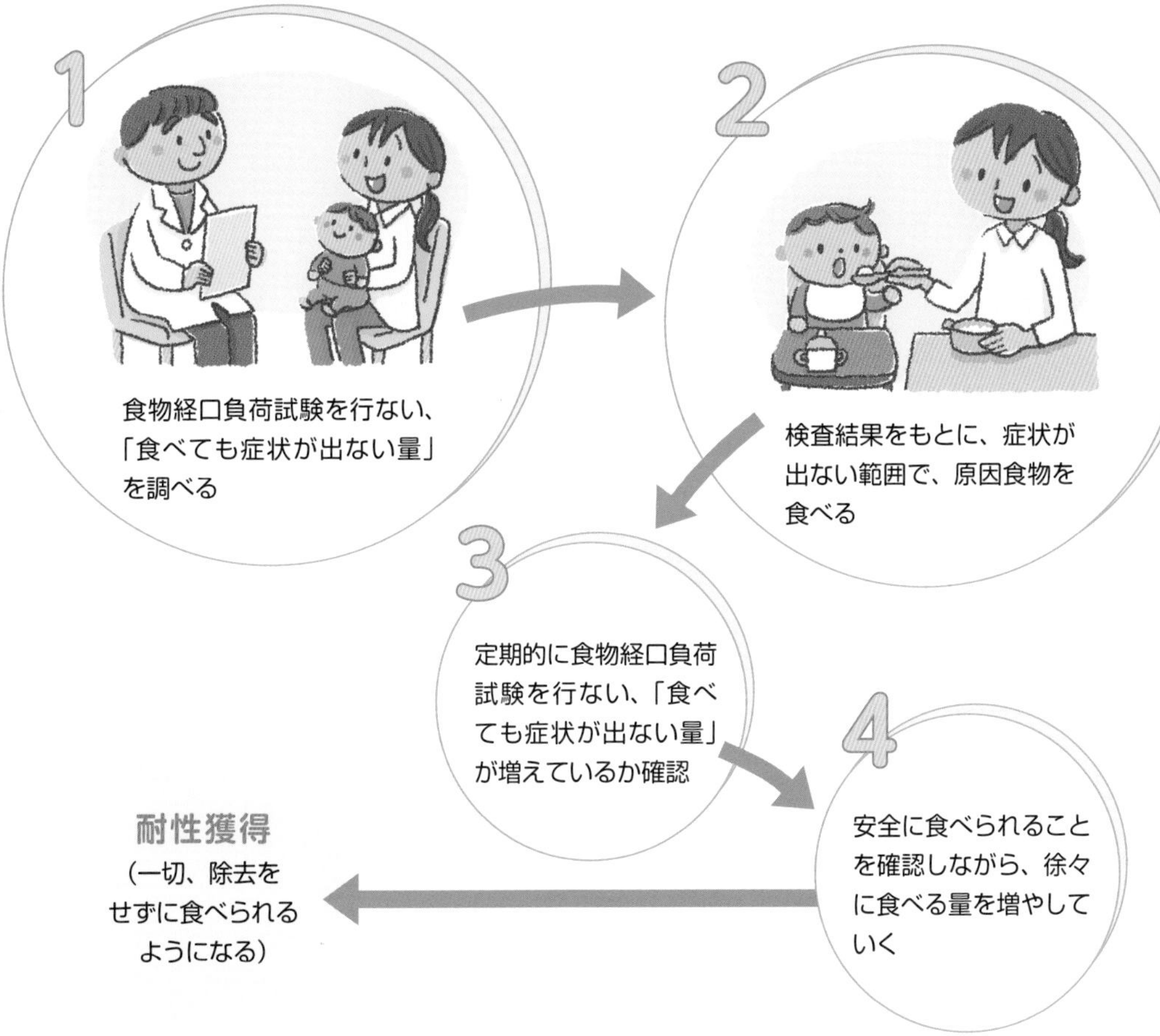
1
食物経口負荷試験を行ない、
「食べても症状が出ない量」
を調べる
2
検査結果をもとに、症状が
出ない範囲で、原因食物を
食べる
3
定期的に食物経口負荷
試験を行ない、「食べ
ても症状が出ない量」
が増えているか確認
4
安全に食べられること
を確認しながら、徐々
に食べる量を増やして
いく
耐性獲得
（一切、除去を
せずに食べられる
ようになる）

## 食物経口負荷試験で症状が出ない量を調べ、日々の食事で摂取

原因食物を安全に食べるためには、「食べられる範囲」を正確に知らなければなりません。そのために医師が行なうのが、診断の際にも必要な食物経口負荷試験です。患者に原因食物を少量ずつ食べさせて、症状が現れずに食べられる量を調べます。その量を上限として、日常生活のなかで原因食物を摂取していくことになります。

耐性獲得を目指す場合は、食べられる量を徐々に増やしていく必要があります。そのさいにも食物経口負荷試験が必要です。定期的に負荷試験を行ない、症状が出ないかどうかを確認しながら、食べる量を増やしていきます。最終的な目標は、除去の解除です。

ただし、食物経口負荷試験で最初に食べさせる「少量」でも症状が現れるような重症の食物アレルギーの場合、このような食事療法を行なうことができません。そういう子どもに対しては、「経口免疫療法」という方法で治療を行なうことがあります（44ページ参照）。

Question 11

# 親や兄弟がアレルギーだとなりやすいの？

Answer

## 遺伝は関係ありますが、かならず発症するとは限りません

### 遺伝以外にもさまざまな要因が関係しています

食物アレルギーの発症に、遺伝的な要因が関係していることはわかっています。両親や兄弟姉妹に、ぜんそくやアトピー性皮膚炎などのアレルギー疾患をもつ人がいる場合、アレルギーになりやすい体質が遺伝していると考えられるでしょう。しかし、遺伝だけが理由で食物アレルギーになるわけではありません。

花粉症をもつ成人が非常に多いということもあり、日本の子どもの約70％は、両親のどちらかになんらかのアレルギーがあります。しかし、そのような子どもたちが、全員かならずアレルギー疾患をもつわけではありません。

食物アレルギーの発症には遺伝だけでなく、環境など、さまざまな要因がかかわっています。

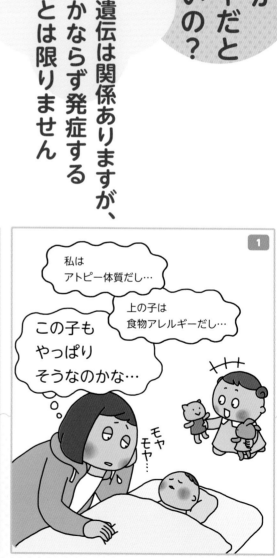

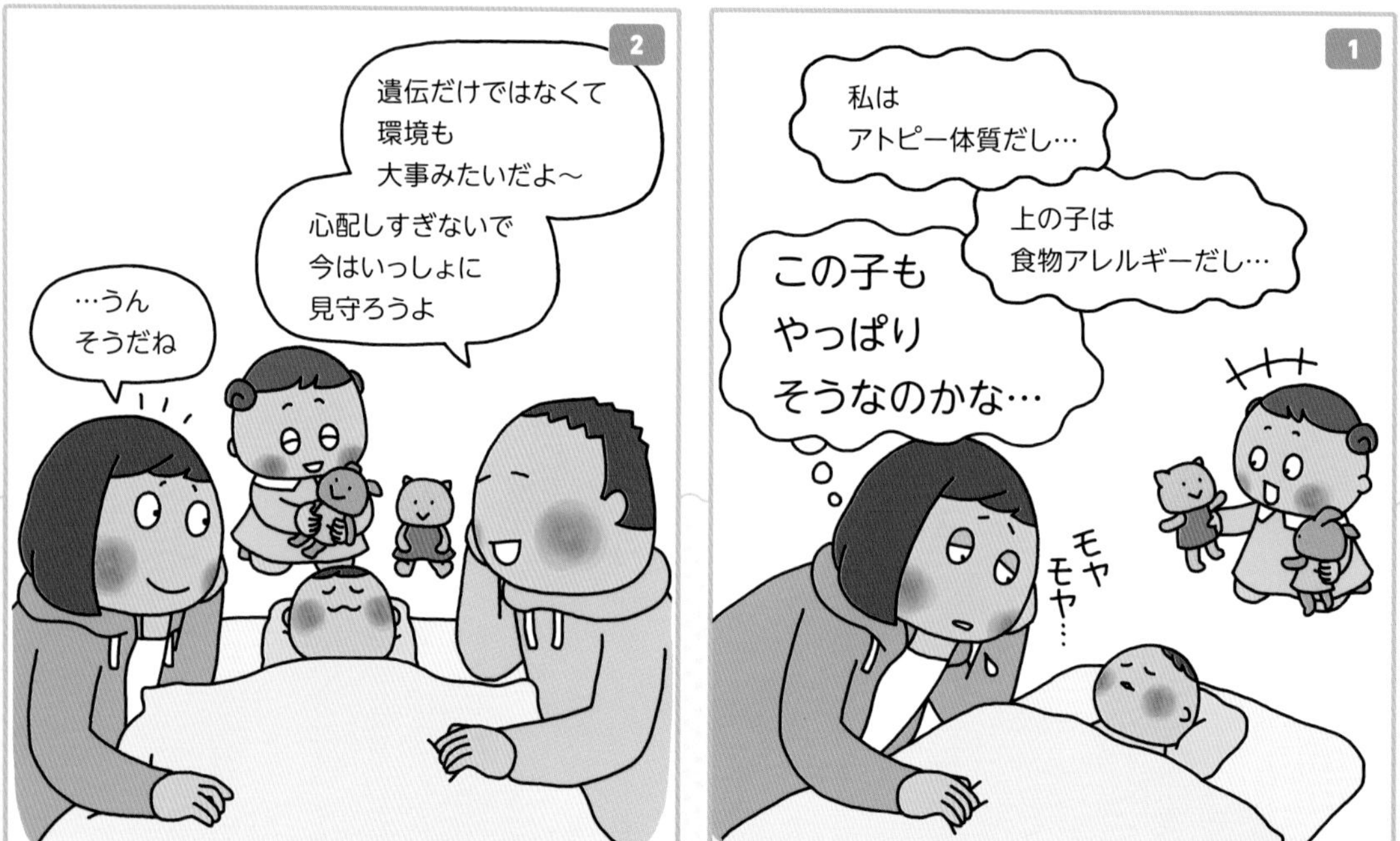
1
私は
アトピー体質だし…
上の子は
食物アレルギーだし…
この子も
やっぱり
そうなのかな…
モヤモヤ…
2
遺伝だけではなくて
環境も
大事みたいだよ〜
心配しすぎないで
今はいっしょに
見守ろうよ
…うん
そうだね

## 食物アレルギーのさまざまなリスク

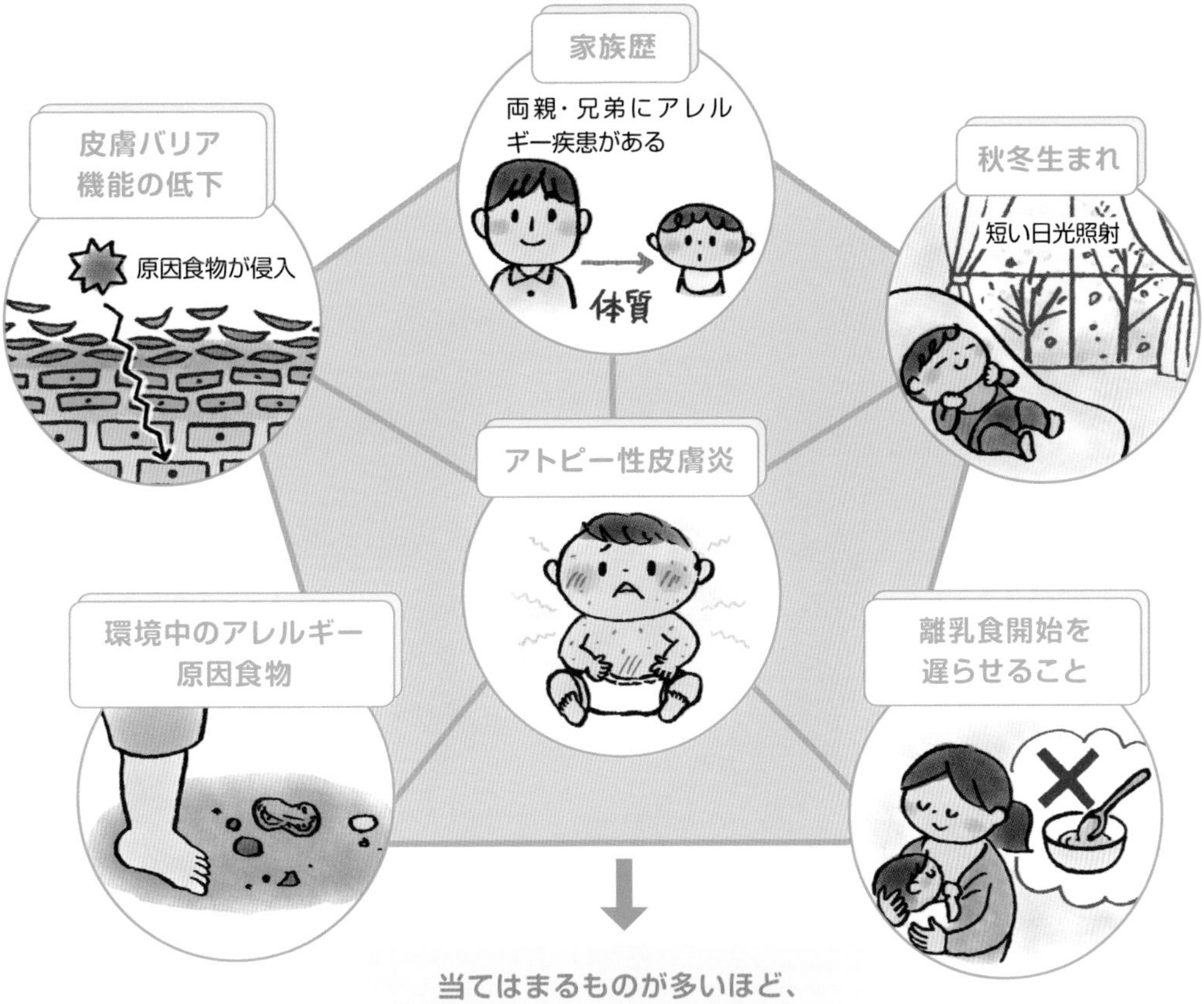
家族歴
両親・兄弟にアレルギー疾患がある
体質
皮膚バリア機能の低下
原因食物が侵入
秋冬生まれ
短い日光照射
アトピー性皮膚炎
環境中のアレルギー原因食物
離乳食開始を遅らせること

当てはまるものが多いほど、
食物アレルギーのリスクが増える

## さまざまな環境因子も、食物アレルギーを発症する要因に

遺伝以外に食物アレルギーの発症にかかわる要因は、おもに環境因子です。たとえば、生まれた季節や日光浴の時間も食物アレルギーの発症と関係があります。秋や冬に生まれた子どもや、日光を浴びる時間が少ない子どもほど、食物アレルギー発症のリスクが高いという研究結果が、数多く報告されています。

生活環境の中にあるアレルギー原因食物も、食物アレルギーの発症リスクを高めます。テーブルやベッド、じゅうたんなどには、ほこりとともに食べかすなどの食物が存在しており、それらに触れたり吸い込んだりすることが、発症リスクとなるのです。

このほか、皮膚バリア機能が低下していることや、アトピー性皮膚炎があることも、食物アレルギーの発症と関係するのではないかと考えられています。また、離乳食の開始を遅らせることも望ましくないとされています(10〜11ページ参照)。

子どもの成長とアレルギー

COLUMN

# 「アレルギーマーチ」ってなに？

食物アレルギーはタイプによって発症しやすい年齢が違いますが（23 ページ参照）、その他のアレルギー疾患についても、年齢とともに発症しやすい病気が変化していきます。成長につれて免疫や内臓の機能が発達していくこと、行動範囲が広がって周囲の環境からも影響を受けやすくなることなどがその理由です。

アレルギーになりやすい体質の人は、成長とともに、アレルギー疾患を次々と発症してしまうことがあります。この様子を表す言葉が「アレルギーマーチ」です。たとえば、乳児のときにアトピー性皮膚炎を発症し、その次に食物アレルギー、さらに成長してぜんそくやアレルギー性鼻炎を発症していくことがあるのです。

ただし、アレルギーになりやすい体質の子どもが全員そうなるというわけではなく、経過には個人差があります。成長とともに治りやすくなる病気もあるので、アレルギー疾患を発症したときには、なるべく早く診察を受け、適切な治療を行なうことがたいせつです。

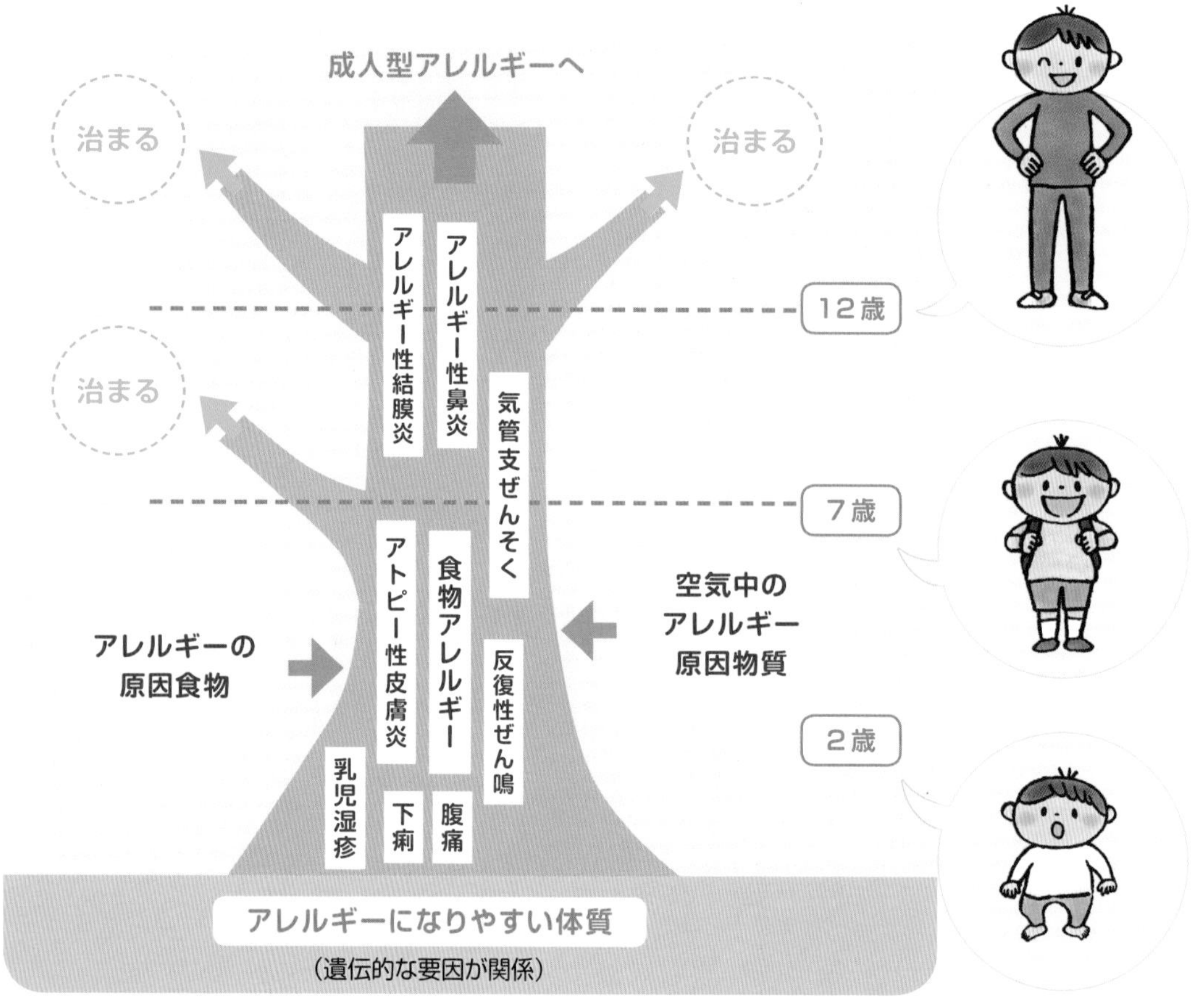


馬場実．アレルギーマーチ．小児科診療．1998，61，481-485. をもとに改変

PART
2

# 診断・治療のお悩み解決！

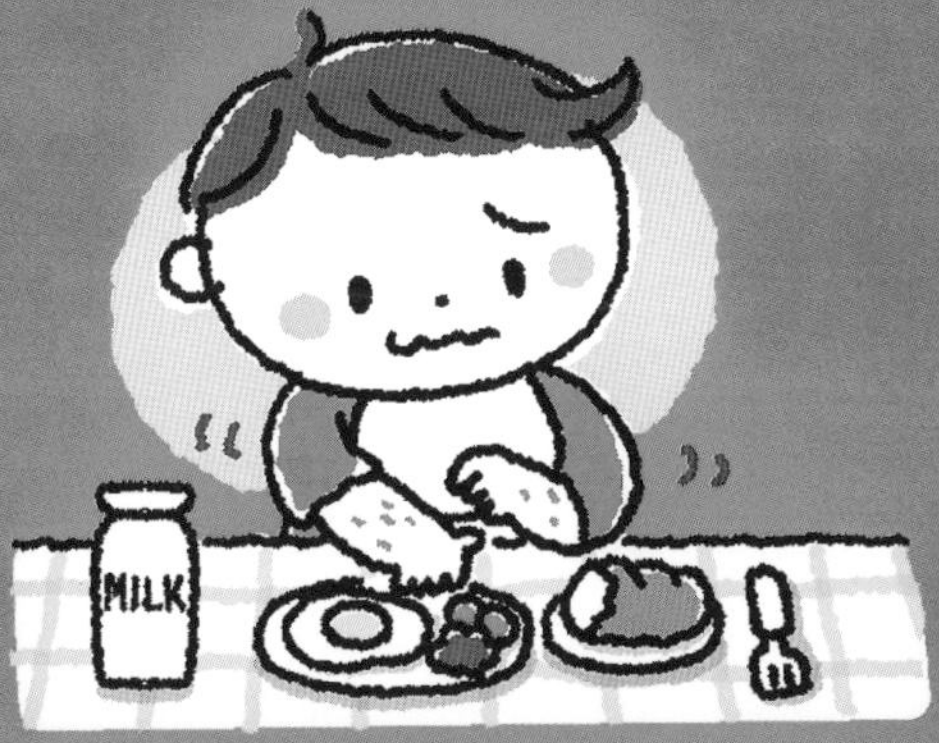


症状や受診の目安、検査と治療の流れなど、知っておきたい基本的な知識・情報をまとめました。初めて受診するとき、診断や治療に疑問を感じたときなどの参考にしてください。

知っておきたい
キホンの「キ」

# 「アレルギー」って、どんなもの？

**免疫反応とアレルギーの違い**

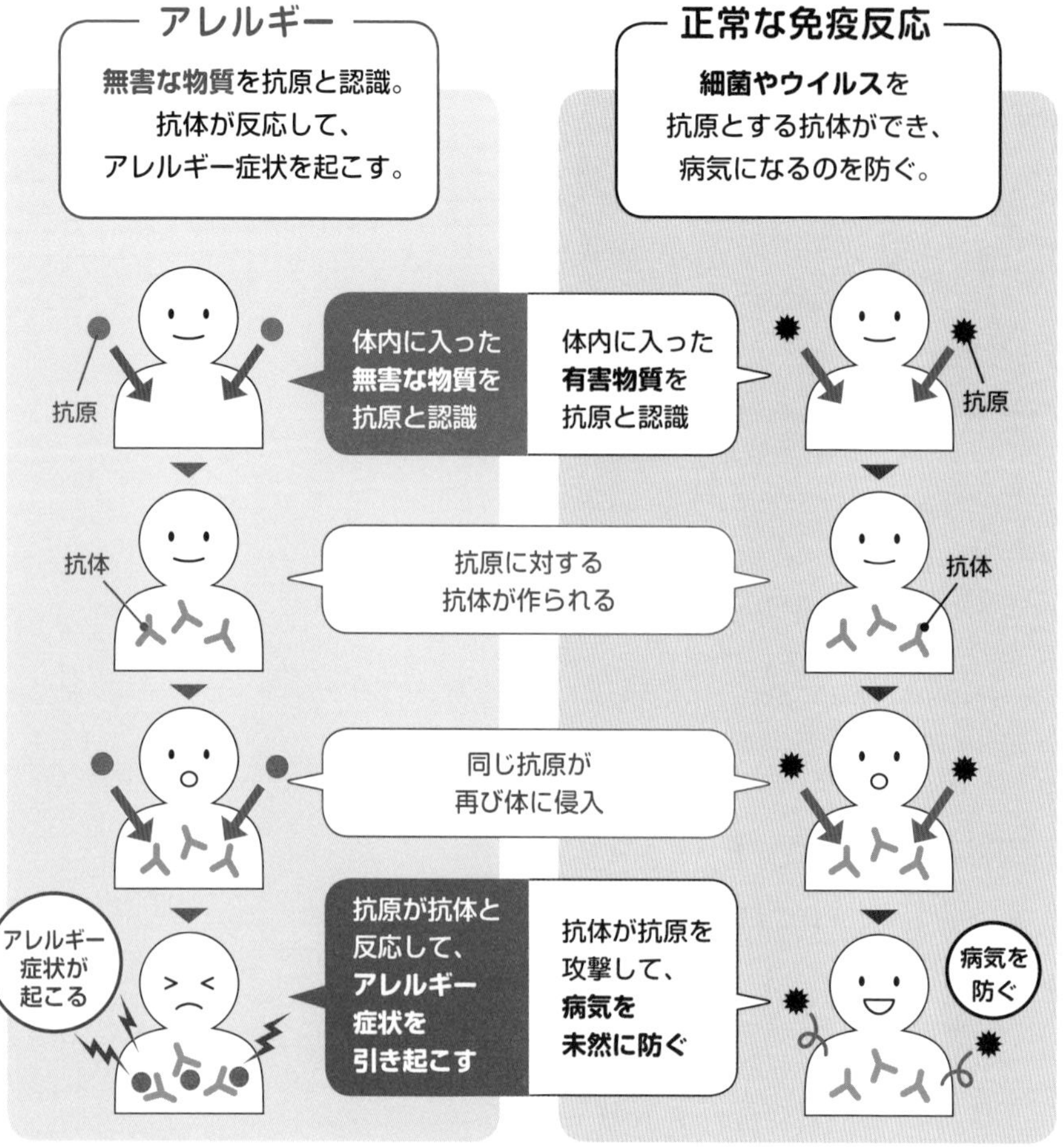
アレルギー
無害な物質を抗原と認識。
抗体が反応して、
アレルギー症状を起こす。
正常な免疫反応
細菌やウイルスを
抗原とする抗体ができ、
病気になるのを防ぐ。
抗原
体内に入った
無害な物質を
抗原と認識
体内に入った
有害物質を
抗原と認識
抗原
抗体
抗原に対する
抗体が作られる
抗体
同じ抗原が
再び体に侵入
アレルギー
症状が
起こる
抗原が抗体と
反応して、
アレルギー
症状を
引き起こす
抗体が抗原を
攻撃して、
病気を
未然に防ぐ
病気を
防ぐ

独立行政法人環境再生保全機構「ぜん息予防のためのよくわかる食物アレルギーの対応ガイドブック 2014」より引用・一部改変

## 免疫が過剰に働いて起こるのが「アレルギー」

私たちの体には、細菌やウイルスなどから身を守るため、「免疫」というシステムがあります。体にとって有害な物質を「抗原」として区別し、その抗原を攻撃する「抗体」を作って病気を防ぐのです。ところが、本来は無害なものに対して免疫が過敏に反応して、不快な症状が起こることがあります。これがアレルギー（アレルギー疾患）です。

食物アレルギーの場合、体に害がないにもかかわらず、特定の食べ物を体が抗原と認識してしまい、抗体が作られることで起こります。再び、同じ食品（抗原）を食べたときに、抗体が抗原と結びつくことで、アレルギー症状が起こるのです。特定の食べ物のように、アレルギー症状の原因となる物質を抗原（アレルゲン）といいます。

# 子どもに多いアレルギー疾患

## 気管支ぜんそく

アレルギーによって気管支に炎症が起こり、せきや呼吸困難の発作を起こす病気。子どもの場合、成長とともによくなるケースがある。

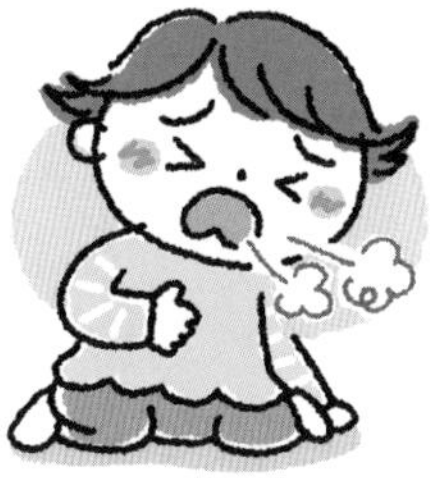

## アトピー性皮膚炎

かゆみのある湿疹ができて、よくなったり、悪くなったりをくり返す病気。ダニやカビ、動物の毛などのアレルゲンが悪化の要因になる。

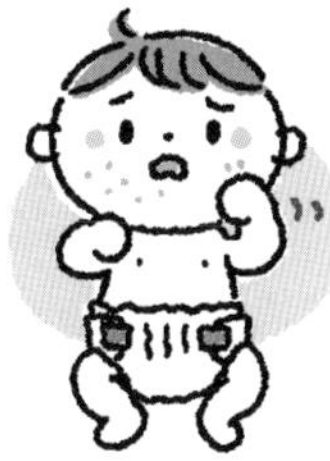

## 食物アレルギー

鶏卵や牛乳など、一部の食べ物がアレルゲンとなって起こる。皮膚のかゆみやじんましん、目のかゆみなどさまざまな症状が起こる。

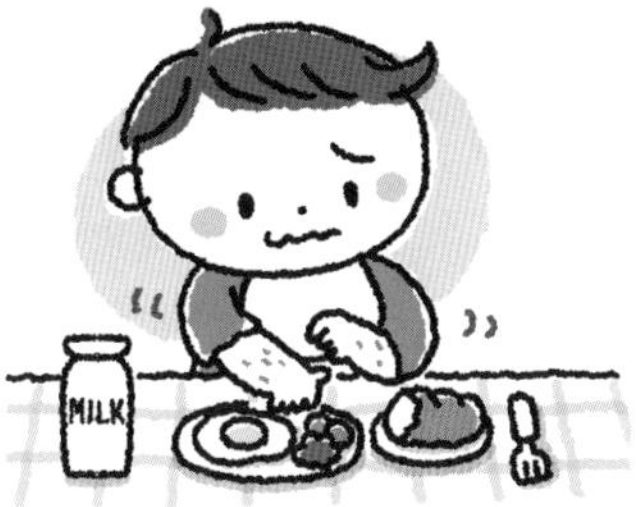


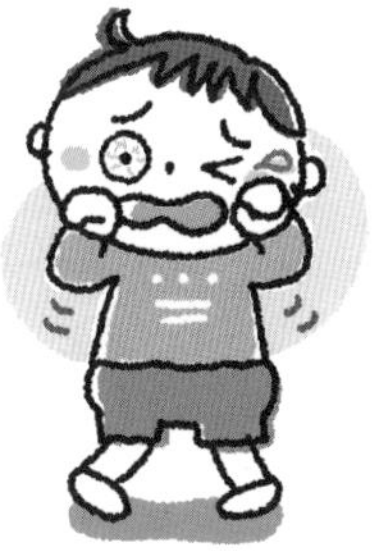

## アレルギー性結膜炎

目の表面に花粉やダニ、ハウスダストなどのアレルゲンが付着して起こる。症状は、目のかゆみや充血、異物感など。

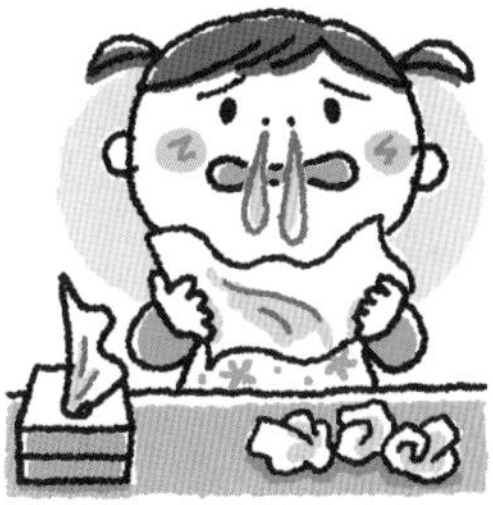

## アレルギー性鼻炎

鼻の粘膜からアレルゲンが侵入して、くしゃみ、鼻水、鼻づまりなどの症状を起こす。花粉症もアレルギー性鼻炎の一種。

## いろいろあるアレルギーの病気

アレルギー疾患には、食べものがアレルゲンとなって起こる食物アレルギーのほか、いろいろな病気があります。子どもに多いのが、気管支ぜんそくやアトピー性皮膚炎などです。

子どもの気管支ぜんそく（小児ぜんそく）のほとんどは、ベースにアレルギーがあります。ほこりやダニ、動物の毛やフケなどのアレルゲンによって、気管支に慢性的な炎症が発生。わずかな刺激に反応して気管が狭くなり、「ゼーゼー」「ヒューヒュー」という喘鳴《ぜんめい》や息苦しさ、せきなどのぜんそく発作をくり返すようになります。

アトピー性皮膚炎は、かゆみのある湿疹が長期間続く病気です。皮膚のバリア機能の低下によって、アレルゲンや細菌などの刺激物質が入りやすくなって起こります。ダニ、ほこり、カビなどがアレルゲンとなります。

このほか、アレルギー性鼻炎やアレルギー性結膜炎なども、よく見られるアレルギー疾患です。

# 食物アレルギーは乳幼児期に多い

## 年齢別の食物アレルギー有病率

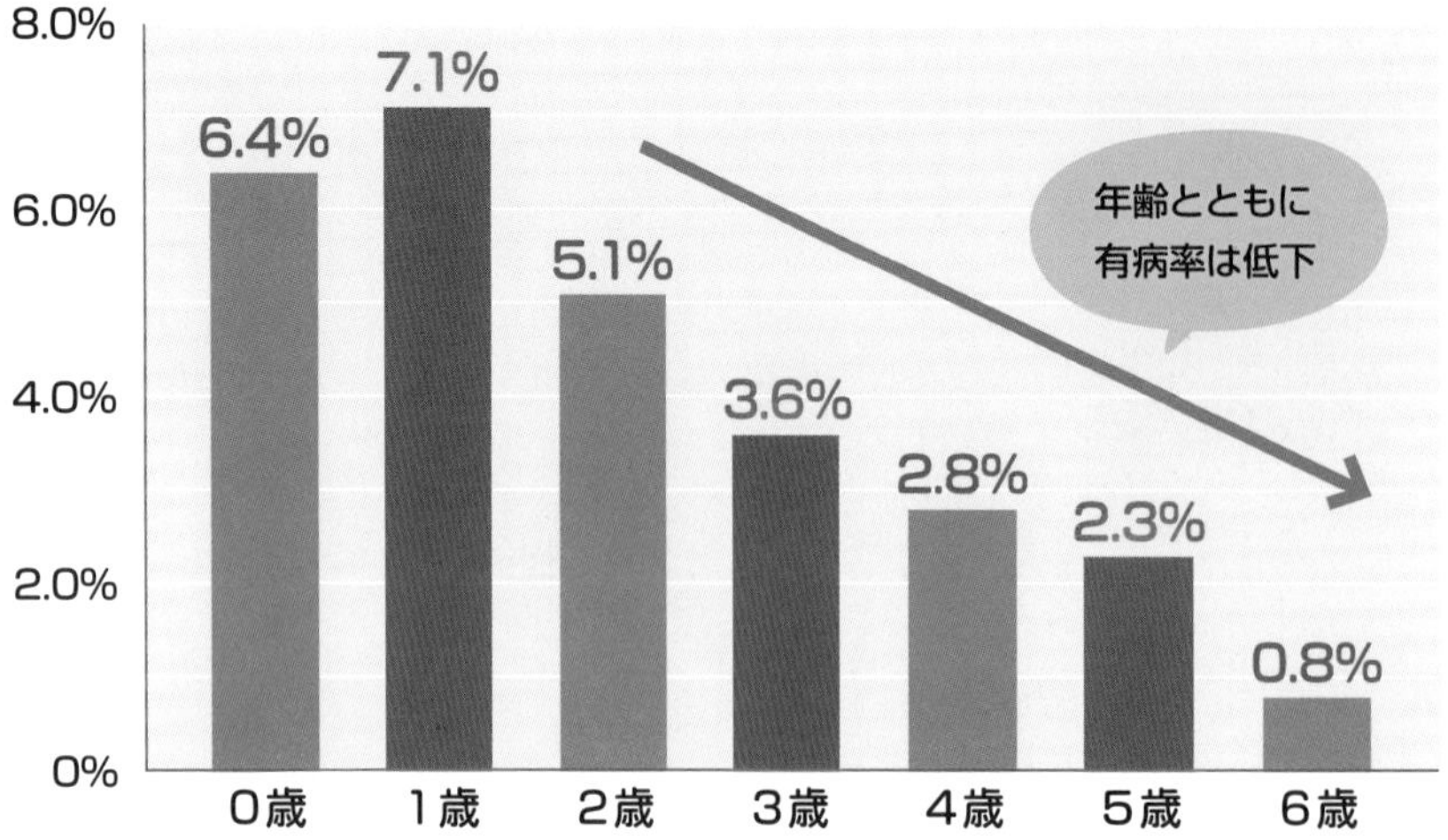
8.0%
6.0%
4.0%
2.0%
0%
6.4%
7.1%
5.1%
3.6%
2.8%
2.3%
0.8%
0歳
1歳
2歳
3歳
4歳
5歳
6歳
年齢とともに
有病率は低下

厚生労働省「保育所入所児童のアレルギー疾患罹患状況と保育所におけるアレルギー対策に関する実態調査 調査報告書 平成 28 年3月」より作成（回答者：全国の保育関係施設 15,722 施設、対象者：在籍児 1,390,481 人）

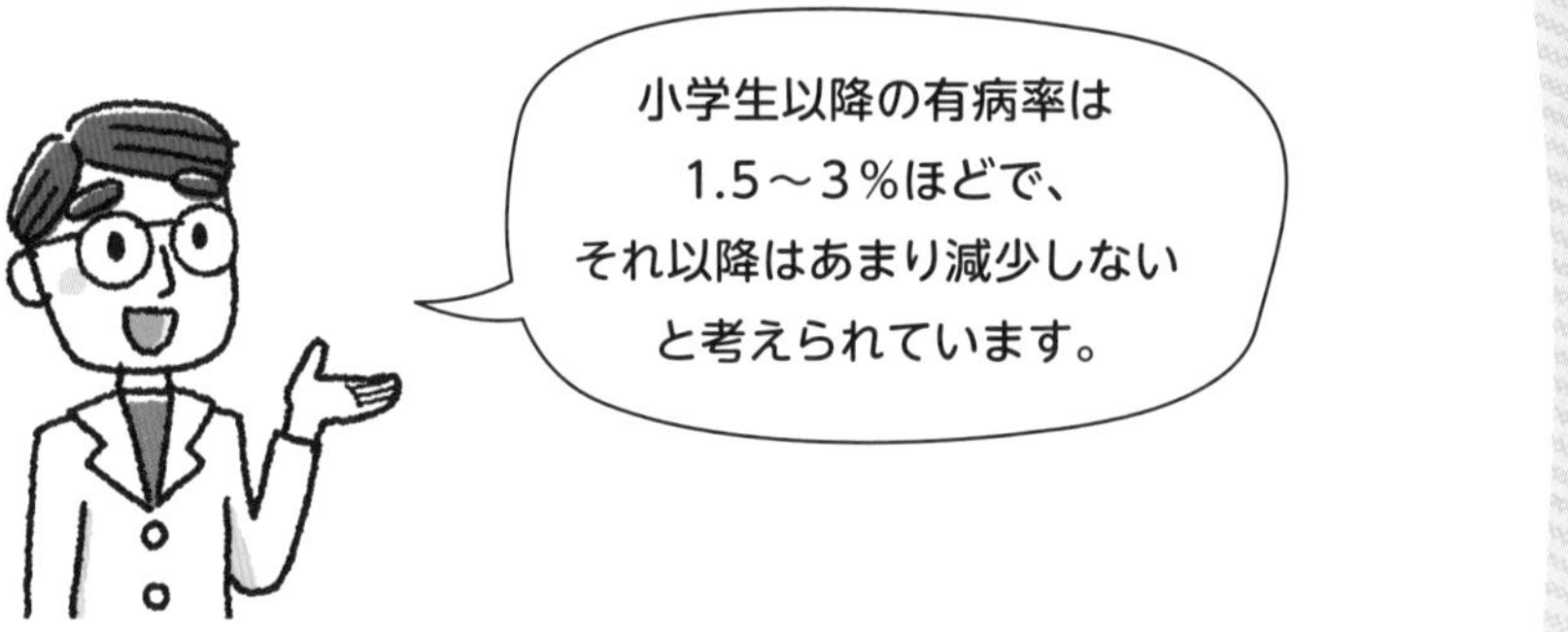
小学生以降の有病率は
1.5～3％ほどで、
それ以降はあまり減少しない
と考えられています。

## 最も多い「即時型」は患者の8割が5歳以下

食物アレルギーと一言でいっても、さまざまなタイプがあります（22～23・26～27ページ参照）。そのなかで、最も患者数が多いのが「即時型食物アレルギー」です。患者の年齢は、過半数が0～1歳、約80％が5歳以下です。同様に乳児期に多く見られる食物アレルギーとして、「新生児・乳児消化管アレルギー」「食物アレルギーの関与するアトピー性皮膚炎」があります。

このように、食物アレルギーには、小さい子どもが発症しやすいものが多いですが、患者数は年齢とともに減少していく傾向があります。調査によって多少の差はありますが、食物アレルギーをもつ子どもの割合は乳児で全体の5～10％、幼児で約5％、小学生以降で1.5～3％と見られています。

## 食物アレルギー※の原因となる食べ物は？

※即時型アレルギーの場合

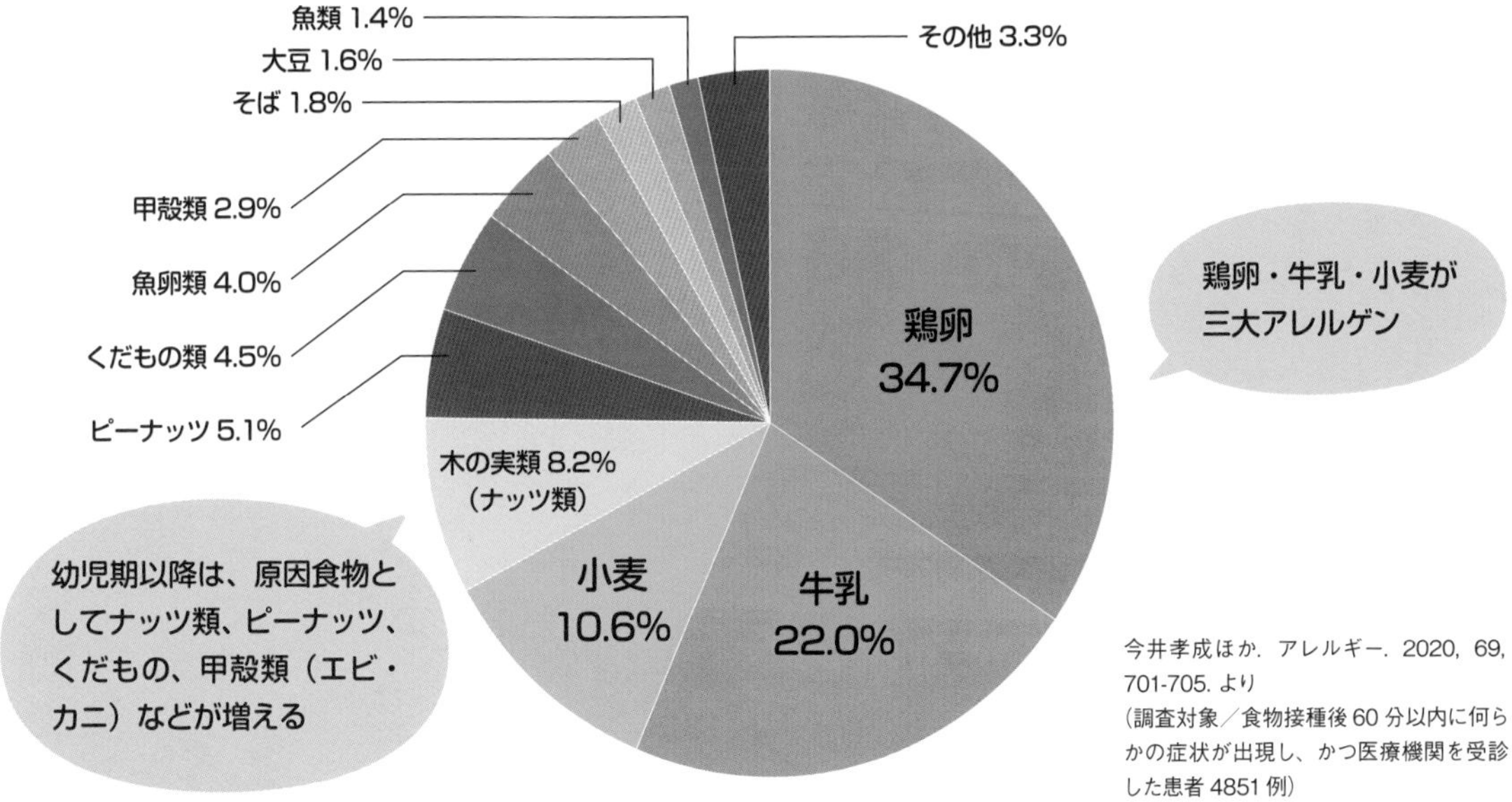
魚類 1.4%
大豆 1.6%
そば 1.8%
甲殻類 2.9%
魚卵類 4.0%
くだもの類 4.5%
ピーナッツ 5.1%
その他 3.3%
鶏卵
34.7%
牛乳
22.0%
小麦
10.6%
木の実類 8.2%
（ナッツ類）
鶏卵・牛乳・小麦が
三大アレルゲン
幼児期以降は、原因食物と
してナッツ類、ピーナッツ、
くだもの、甲殻類（エビ・
カニ）などが増える

今井孝成ほか．アレルギー．2020，69，701-705．より
（調査対象／食物接種後 60 分以内に何らかの症状が出現し、かつ医療機関を受診した患者 4851 例）

### 薬理活性物質とは？

サバなど、鮮度が落ちた魚に産生されるヒスタミンは、薬理活性物質の一種。そのほか、野菜やくだものにも含まれている。薬理活性物質による症状は食物アレルギーとの判別が難しいため、くり返し症状が出た場合には専門医の受診を。

**野菜・くだものに含まれる薬理活性物質の例**

| 薬理活性物質 | 薬理活性物質が含まれる野菜・くだもの |
|---|---|
| ヒスタミン | ほうれん草、トマト、とうもろこしなど |
| セロトニン | トマト、バナナ、キウイフルーツ、パイナップルなど |
| アセチルコリン | なす、トマト、たけのこ、里芋、大和芋、くわいなど |
| ニコチン | じゃが芋、トマトなど |
| サリチル酸化合物 | トマト、きゅうり、じゃが芋、いちご、りんごなど |

## 原因食物で多いのは鶏卵、牛乳、小麦

即時型食物アレルギーの場合、原因食物として最も多いのは鶏卵で、牛乳、小麦が続きます。これらは三大アレルゲンといわれ、合わせると原因食物の7割以上を占めます。

食物アレルギーは、原因食物に含まれるたんぱく質が原因で起こります。原因食物を食べたときや、さわったり吸い込んだりしたときに、たんぱく質に免疫システムが反応して、アレルギー症状が起こるのです。

ただし、食べ物が原因で異常が起こっても、食物アレルギーとは限りません。食物アレルギーとまちがいやすい病気や症状もあるので注意が必要です。

● **食中毒**／細菌や病原体で汚染された食品や、毒のある食品が原因で起こる

● **食物不耐症**／特定の食品が、免疫システムとは関係なくなんらかの症状を引き起こす。牛乳を飲むと下痢になる「乳糖不耐症」など体質によるものや、食物に含まれる化学物質（薬理活性物質）によるものがある

# 「食物アレルギーかも」と思ったら

## 食物アレルギーで起こる症状

| 臓器 | 症状 |
|---|---|
| 皮膚（最も多い） | 赤い斑点、じんましん、部分的なむくみや腫れ、かゆみ、灼熱感、湿疹 |
| 粘膜 | 充血、白目のむくみ、かゆみ、涙目、まぶたのむくみ、鼻水、鼻詰まり、くしゃみ、口の中・のどの奥・唇・舌の違和感や腫れ |
| 呼吸器 | のどの違和感・かゆみ・しめつけられる感じ、声がれ、ものが飲み込みづらい、せき、ぜん鳴（呼吸時の「ゼーゼー」「ヒューヒュー」という音）、陥没呼吸（息を吸うとき胸の一部が陥没する）、胸部圧迫感、呼吸困難、チアノーゼ（唇や指先などが青紫になる） |
| 消化器 | 吐きけ、おう吐、腹痛、下痢、血便 |
| 神経 | 頭痛、元気がない、落ち着きがなく興奮した状態、意識障害、失禁 |
| 循環器 | 血圧低下、脈が早い、脈が遅い、不整脈、手足が冷たい、顔面蒼白 |

日本小児アレルギー学会食物アレルギー委員会「食物アレルギー診療ガイドライン 2016《2018 年改訂版》」より一部改変

### 食物アレルギーのさまざまな症状

即時型食物アレルギーの場合、多くは、アレルゲンを食べるなどしてから、2時間以内に症状が現れます（即時型反応）。その症状は多岐に渡ります。最も頻度が高いのはじんましんなどの皮膚症状で、粘膜や呼吸器、消化器などの症状も見られます（19ページ参照）。そのほか、元気がない、興奮状態などの神経症状や、血圧低下、脈の異常などの循環器の症状などが現れることもあります。

重症になると、複数の臓器や全身に症状が現れる「アナフィラキシー」が起こり、ショック状態（アナフィラキシーショック）に陥ることもあります。この場合は、迅速な対応が必要になるので、危険な症状と正しい対処法を知っておいてください（48～51ページ参照）。

## 食物アレルギーの受診の目安

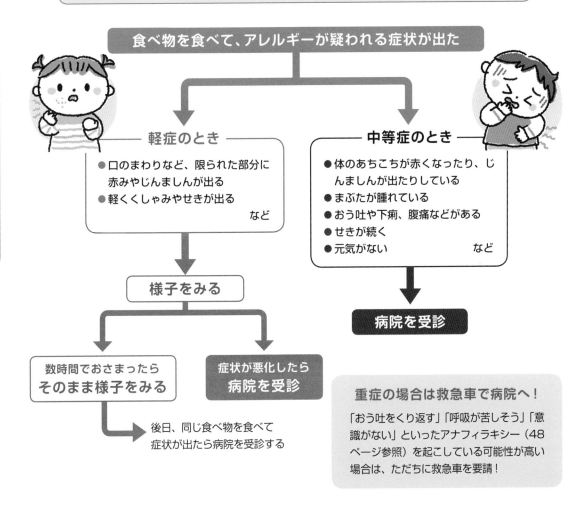

**食べ物を食べて、アレルギーが疑われる症状が出た**

**軽症のとき**

- 口のまわりなど、限られた部分に赤みやじんましんが出る
- 軽くくしゃみやせきが出る

など

↓

**様子をみる**

↓

数時間でおさまったら
**そのまま様子をみる**

→ 後日、同じ食べ物を食べて症状が出たら病院を受診する

症状が悪化したら
**病院を受診**

**中等症のとき**

- 体のあちこちが赤くなったり、じんましんが出たりしている
- まぶたが腫れている
- おう吐や下痢、腹痛などがある
- せきが続く
- 元気がない

など

↓

**病院を受診**

**重症の場合は救急車で病院へ！**

「おう吐をくり返す」「呼吸が苦しそう」「意識がない」といったアナフィラキシー（48ページ参照）を起こしている可能性が高い場合は、ただちに救急車を要請！

### どんなタイミングで受診すればよい？

ただし、38ページにあげたような症状が出ただけで、食物アレルギーと判断することはできません。「この食べ物が原因かも」と自己判断で除去することはやめてください。まず、医師の診察を受ける必要があります。

では、どのようなタイミングで診察を受けたらよいでしょうか。たとえば、口のまわりにじんましんが出た程度の軽い症状で、数時間でおさまればすぐに受診する必要はないでしょう。特に赤ちゃんは、皮膚が敏感なため、よだれや食べ物にかぶれて赤くなることもあります。ただし、症状がどんどんひどくなる場合や、同じ食べ物を食べてまた症状が出た場合は、医療施設を受診することをおすすめします。

一方、もう少し強い症状が出た場合は、すぐに医師の診療を受けましょう。特に、呼吸困難を起こす、おう吐をくり返すなど、全身性の重い症状が出た場合は、緊急性が高い状態です。一刻も早く救急車を呼んでください。

なにを伝える？
医師の選び方は？

# 初めて受診するときのポイント

## 受診のとき整理しておきたい情報

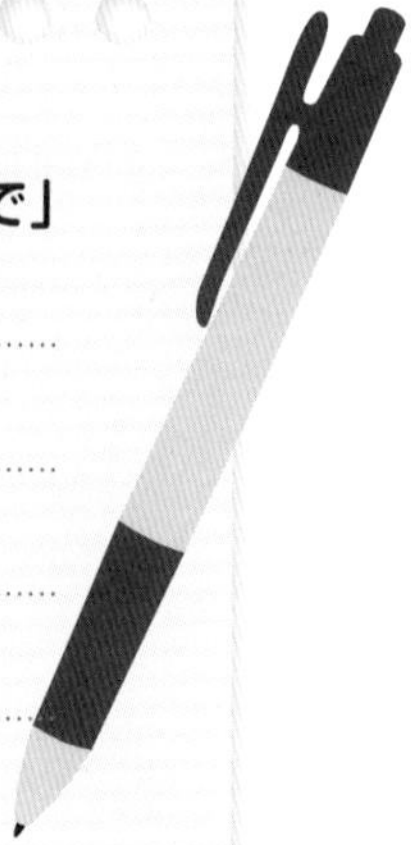

- 症状が出る前に、「なにを」「どんな調理形態で」「どのくらいの量」食べたのか
- 食べてから何分後に症状が現れたか
- どこに、どのような症状が現れたか
- 症状はどのように変化していったか
- これまでに、同じものを食べて症状が出たことはあったか
  ある場合は、
  ・いつごろ、どんな調理形態で、どのくらいの量食べたか。
  ・何分後に、どこに、どんな症状が出たのか。

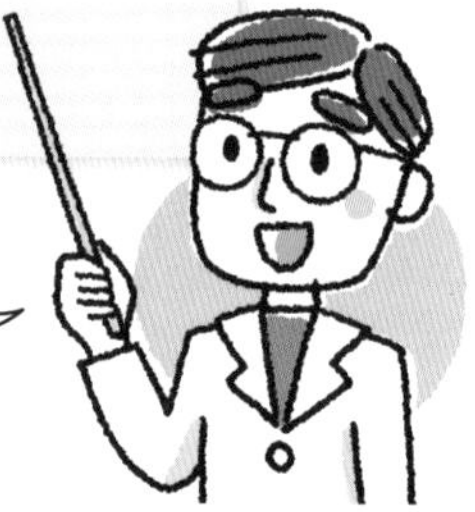

受診するときは、このようなメモを
持参すると、診断に役立ちます。
スマホのメモ帳を利用してもよいでしょう。

### 症状の経過などを書きとめたメモを持参

食物アレルギーに限ったことではありませんが、正しい診断を受けるには、医師に子どもの状態を充分に理解してもらう必要があります。症状の経過など、診断に必要な情報は、くわしく正確に医師に伝えましょう。

時間がたつと、記憶はあいまいになりがちです。できるだけくわしく正確な情報を提供するために、「いつ、どこに、どんな症状が現れたのか」を忘れないようにメモしておくとよいでしょう。食物アレルギーが疑われる場合は、原因食物を見つけるために、「なにを、どんな調理形態で、どのくらいの量食べたのか」という情報も必要です。また、不安に思うことや確認しておきたいことなどもあわせてメモしておくと、診察時の聞き忘れを防ぐことができます。

## 医師を選ぶときのポイント

### アレルギー専門医かどうか

日本アレルギー学会のホームページでは、都道府県ごとのアレルギー専門医・指導医のリストを見ることができる。

**日本アレルギー学会専門医・指導医一覧**
https://www.jsaweb.jp/modules/ninteilist_general/

資格の有無だけでなく、評判のよい医師を探しましょう。

近くにアレルギーの専門医がいない場合は、まず、かかりつけ医に相談を。

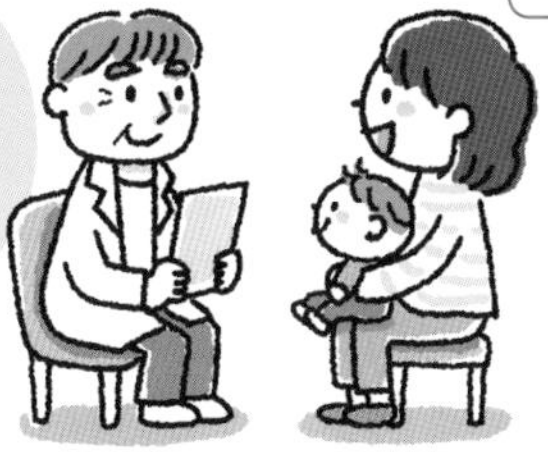

### 問診がていねいか

症状の経過、症状がくり返し起こっているかどうかなど、子どもの状態についてきちんと確認したうえで診断してくれる医師を選ぶこと。

くわしい話も聞かずに、すぐに血液検査をすすめてくるような医師は避けて。

### 食物経口負荷試験の実績があるか

食物アレルギーの確定診断には、食物経口負荷試験が必要となることがある。食物経口負荷試験を実施している施設※と実施状況（症例数）は、食物アレルギー研究会のホームページで調べることができる。

※日本小児科学会指導研修施設における小児科が対象

**食物アレルギー研究会　食物経口負荷試験　実施施設一覧**
https://www.foodallergy.jp/ofc/

少しずつ食べて耐性獲得を目指す治療（44～45ページ参照）を行なうためには、食物経口負荷試験が必要不可欠です。

## 資格や評判などをもとに医師を選んで

医師のなかには残念ながら、食物アレルギーに関して、まちがった古い常識のまま診療している人もいます。最新の正しい知識に基づいて診療している医師を選ぶことがたいせつです。

医師を選ぶさいに一つの目安となるのが、日本アレルギー学会が認定した専門医・指導医の資格です。加えて、インターネットで調べたり、周囲の人から話を聞いたりして、評判のよい医師を選びましょう。実際に受診したときに、しっかりと話を聞いてくれるかどうかも判断基準となります。40ページにあげたような情報も確認せず、すぐに血液検査を行なうような医師は、おすすめできません。

また、くわしい問診を行なっても原因食物が特定できないようなケースでは、食物経口負荷試験を行なうことになります。食物経口負荷試験は、食事療法を進めるうえでも必要です。実施している医療施設を受診できれば、診断後の治療もスムーズに進むでしょう。

検査の内容と診断までの流れ

# 医療機関ではどんな検査をするの？

## 食物アレルギーの診断の流れ

**詳細な問診**

食事の内容や症状の経過などをくわしく確認。
症状が特定の食物によるものかどうか、
アレルゲンの疑いがあるものはなにかを判断する。
乳児のアトピー性皮膚炎については、
まずスキンケア指導などで症状を改善させてから、
食物アレルギーの関与を調べる。

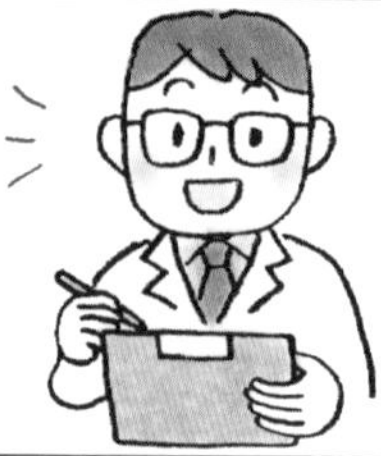

↓

原因食物の診断が難しい場合は、
専門医のもとで食物経口負荷試験などを行なうことになるケースも。

**血液検査**（特異的IgE抗体検査）

アレルゲンであると疑われる食品について、
血液中の特異的ＩｇＥ抗体の量を調べる。
病院によっては皮膚テストを行なう場合もある。

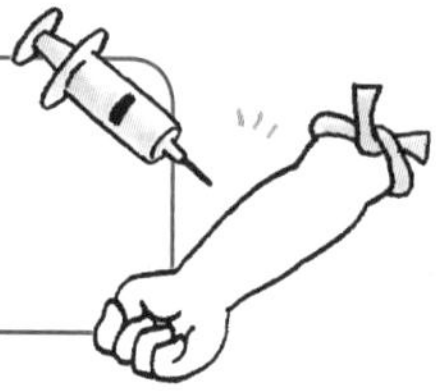

↓

**問診と検査などから原因物質を特定できるか？**

- できる → 食物アレルギーの診断確定
- できない → 食物経口負荷試験

**食物経口負荷試験**

アレルゲンである可能性が高い食品を
患者に少量ずつ食べさせて、
アレルギー症状が現れるかどうかを確認。

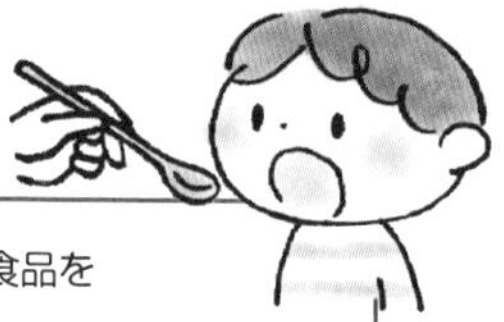

↓

**食物アレルギーの診断確定**

## ていねいな問診のあとに、血液検査が一般的

食物アレルギーを診断するためには、「特定の食物によって症状が誘発されること」「症状の誘発に体の免疫システムが関連している可能性があること」の2点を確認する必要があります。

まずはくわしい問診を行ない、症状が特定の食物によるものであるか、原因抗原（アレルゲン）であると疑われるものはなにかを判断します。

そして、血液検査によって、免疫システムが関連している可能性について確認します。血液検査では、特異的ＩｇＥ抗体（特定の食物に反応するＩｇＥ抗体）の量を調べます。特異的ＩｇＥ抗体の量は、食物アレルギーの重症度を判断する一つの材料にもなります。

特異的ＩｇＥ抗体については、皮膚テストによって調べることもあります。

## 食物経口負荷試験の方法

### 1 摂取量を決める

血液検査や皮膚テストの結果などをもとに、検査する食品と摂取量を決める。
摂取量は一般的に、「少量」「中等量」「日常摂取量（一度の食事で食べる一般的な量）」から選ぶ。

例：牛乳

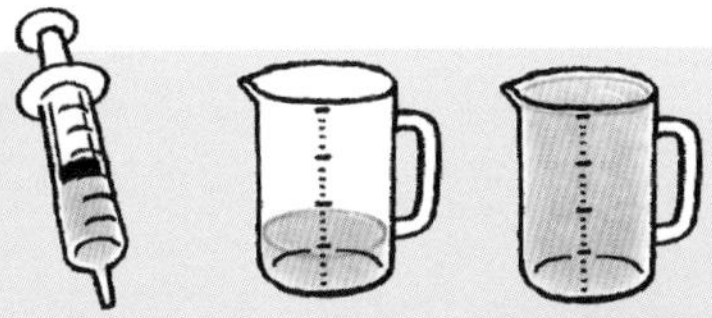
少量
3mL
中等量
15～50mL
日常摂取量
200mL

### 2 食品を食べさせる

摂取量を一度に、または数回に分けて、少しずつ患者に食べてもらう

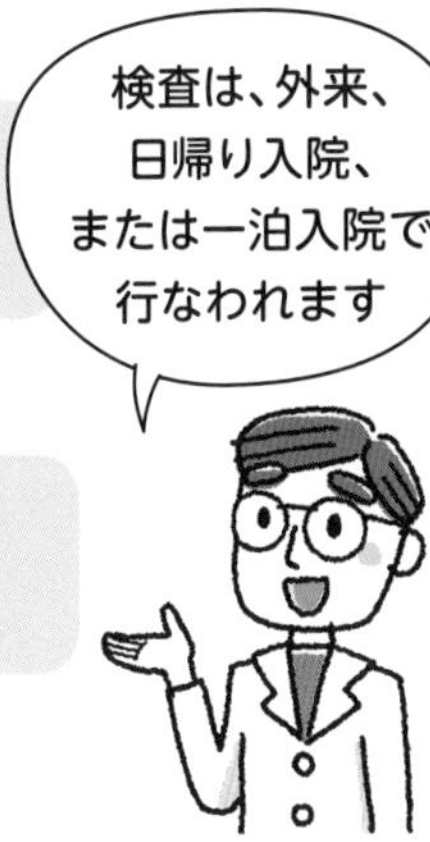
検査は、外来、
日帰り入院、
または一泊入院で
行なわれます

### 3 経過を観察する

最低2時間、アレルギー症状が現れるかどうか、患者の様子を観察する

**症状が出た場合**

食物アレルギーと診断。ただし、症状が非常に軽い場合は、経過観察をしたうえで判定することもある。

**症状が出なかった場合**

自宅で、くり返し食べてもらい、症状が出ないことを確認する。日常摂取量を目指して、負荷試験をくり返す。

※まれに遅れて症状が出ることもあるので、保護者には、帰宅後も、症状が現れないか観察するように指導がある。

## 食物経口負荷試験の具体的な検査方法は？

問診と検査などから原因物質を特定できない場合に行なうのが、食物経口負荷試験です。血液検査の結果を参考に、アレルゲンであると疑われる食品を患者に少量ずつ食べさせ、症状が出るかどうかを確かめます。症状が出れば食物アレルギーと診断されます。

食物経口負荷試験の具体的な手順は次のとおりです。まず、血液検査などの結果から、摂取する食品の種類と量を決定します。摂取量には一般的に、少量、中等量、日常摂取量（1回の食事でとる量）の3段階があり、リスクの高さに応じて量を決めます。たとえば、血液検査でIgE抗体の量が多く、リスクが高いと判断された人は、まずは少量で試します。

決定した摂取量の食品は、一度に食べるか、または数回に分けて食べ、そこから最低2時間、経過を観察します。食物経口負荷試験は、重い症状が現れるリスクもあるため、緊急時の対応ができる施設で行なう必要があります。

耐性獲得を目指して…

# 食物アレルギーはどう治療する？

## 「食事療法」と「経口免疫療法」の違い

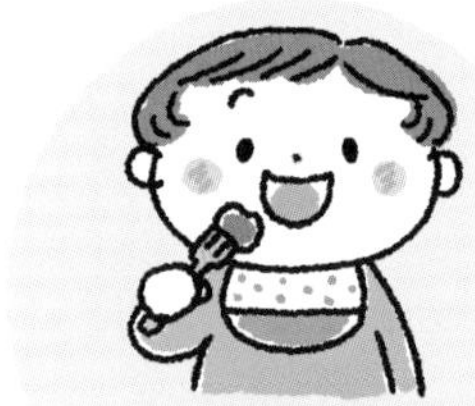

少量の原因食物なら、
症状が出ないで食べられる子ども

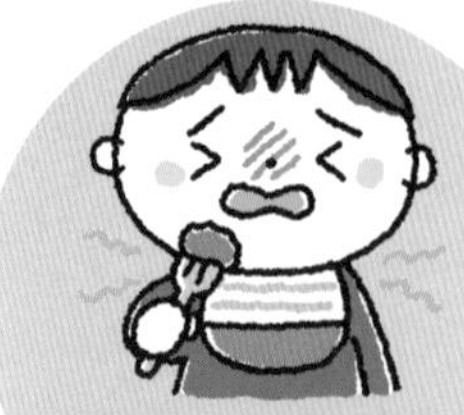

ごく少量でも原因食物を食べると
症状が出てしまう重症の子ども

**食物アレルギーの食事療法**

- 経口負荷試験で確認した「症状が出ないで食べられる量」を超えないように、自宅の食事で原因食物を食べる治療法
- 一般的に行なわれている

**経口免疫療法**

- 経口負荷試験をしたうえで、症状が現れるリスクがある量の原因食物を、自宅の食事で食べる治療法
- まだ研究段階で、一般的に行なわれている治療法ではない

**いずれも、食物アレルギーの子どもに対して、**
**耐性獲得を目指して行なわれる治療法**

※現時点では、経口免疫療法で完全に耐性獲得するのは難しい

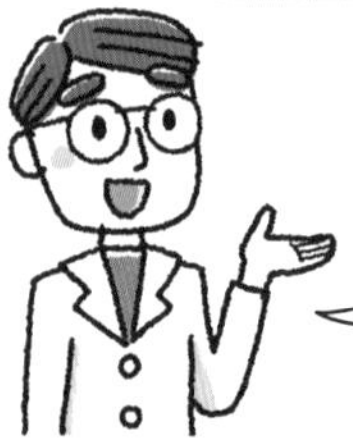

経口免疫療法はアナフィラキシー（48ページ）を起こす可能性があります。食物アレルギーにくわしい専門家のもと、緊急時の対応ができる態勢が整った医療施設で行なう必要があります。

## 耐性獲得を目指した「食べる」治療法

子どもの食物アレルギーでは多くの場合、原因食物の耐性獲得（食べられるようになること）を目指す「食事療法」が行なわれます。原因食物を症状が出ない範囲で食べながら、徐々に食べられる量を増やしていく治療法です。

しかし、微量で症状が出てしまうため原因食物の完全除去が必要で、食事療法ができない重症の子どももいます。こうした場合には、「経口免疫療法」が行なわれることがあります。症状が出ない範囲を超える量、または超える可能性がある量を食べ、耐性獲得を目指す治療法です。経口免疫療法は、食物アレルギーに熟練した一部の先進的な施設で、研究としてとり組まれるものです。重い症状が現れるリスクもあるため、慎重に行なう必要があります。

## 食物アレルギーの食事療法の流れ

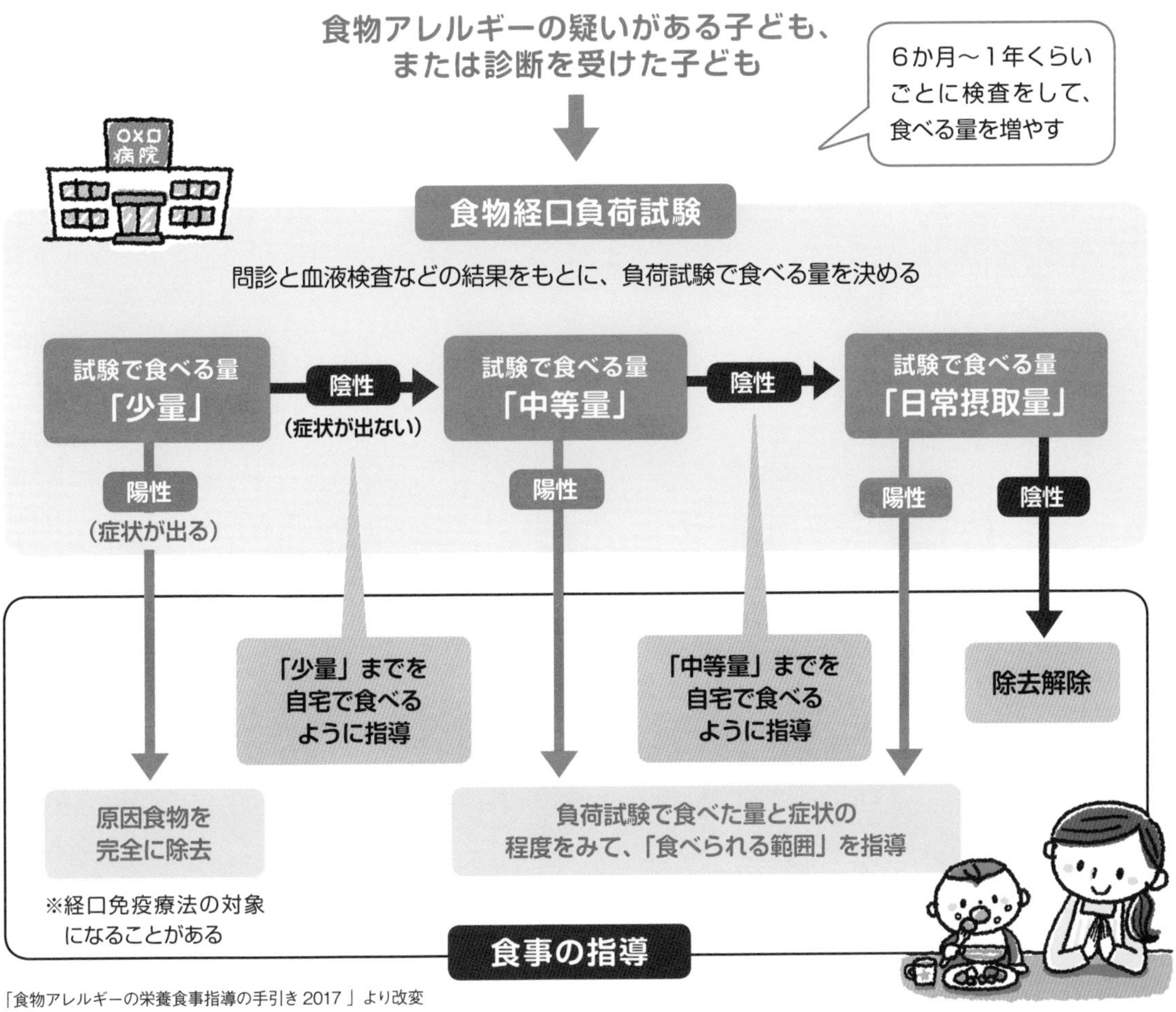
食物アレルギーの疑いがある子ども、
または診断を受けた子ども
6か月～1年くらい
ごとに検査をして、
食べる量を増やす
○×□
病院
食物経口負荷試験
問診と血液検査などの結果をもとに、負荷試験で食べる量を決める
試験で食べる量
「少量」
陰性
（症状が出ない）
試験で食べる量
「中等量」
陰性
試験で食べる量
「日常摂取量」
陽性
（症状が出る）
陽性
陽性
陰性
「少量」までを
自宅で食べる
ように指導
「中等量」までを
自宅で食べる
ように指導
除去解除
原因食物を
完全に除去
※経口免疫療法の対象
になることがある
負荷試験で食べた量と症状の
程度をみて、「食べられる範囲」を指導
食事の指導

「食物アレルギーの栄養食事指導の手引き 2017」より改変

### 徐々に食べる量を増やし、除去解除へ…

食事療法も経口免疫療法も、食物経口負荷試験（負荷試験）の結果によって食べる量を決定します。食事療法の場合は、負荷試験で確認された「食べても症状が出ない量」を上限に設定し、それを超えない量を自宅でくり返し食べるよう指導されます。その後は定期的に負荷試験を行ない、食べる量を増やしていきます。たとえば、「少量」を上限に自宅でくり返し食べて症状が出なければ、次の負荷試験では「中等量」を試します。そこで症状が出なければ、「中等量」を上限に設定するのです。

ときには症状が出て食事療法を中断せざるをえなくなったり、子どもが怖がってなかなか食べる量を増やせなかったりと、スムーズにいかないこともよくあります。しかし、勝手に自宅で増量するようなことは決して行なわないでください。経口免疫療法と同様に、やり方をまちがえると重い症状が起こりかねません。医師の指示を守って、あせらず気長にとり組みましょう。

使用に注意が必要な薬もある

# 食物アレルギーと薬の関係は？

## アレルギー症状をおさえるおもな薬

**軽い皮膚の症状 → 抗ヒスタミン薬**

じんましん、皮膚の赤み、かゆみなどの皮膚症状に効果のある飲み薬。効くまでに30分～1時間ほどかかるため、軽い皮膚症状にのみ使う。

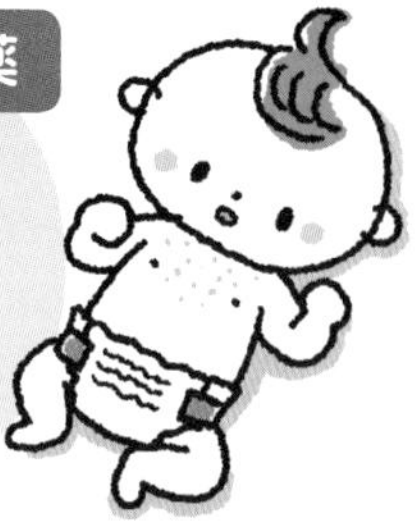

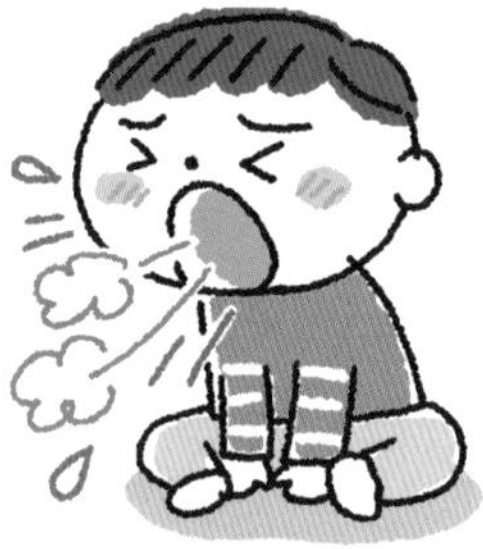

**せき・せき込み → 気管支拡張薬**

せきやせき込みに、即効性のある吸入薬が使われることが多いが、ぜん鳴（呼吸時の「ゼーゼー」「ヒューヒュー」という音）のような強い症状にはエピペン®が必要。

**緊急性の高い症状 → アドレナリン自己注射（エピペン®）**

すぐに治療が必要な緊急性の高い症状が出た場合には、エピペン®の投与が必要（50ページ参照）。

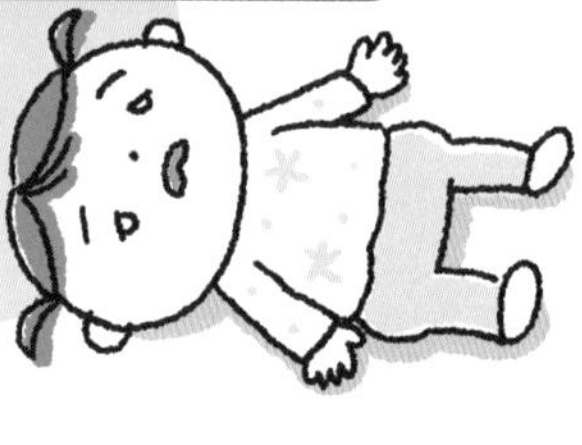

### 皮膚症状やせき込みなど症状をやわらげる薬

食物アレルギーの治療法はおもに「原因食物を必要最小限で除去すること」と「原因食物を症状が出ない範囲で食べること」です。食物アレルギーを治す薬はありません。

ただ、誤食などによって食物アレルギーの症状が現れたときのために、症状を改善する薬が処方されることもあります。じんましんやかゆみなどの軽い皮膚の症状に対して使われるのは、抗ヒスタミン薬の飲み薬です。ヒスタミンはIgE抗体がアレルゲンと反応すると体内に放出される物質で、アレルギー症状を引き起こします。抗ヒスタミン薬には、このヒスタミンの働きをおさえる作用があります。このほか、せきやせき込みなどには、気管支拡張薬が使われます。

# 食物アレルギーの人は注意が必要な市販薬

## 卵アレルギーの人が使えない薬

| 成分 | 薬の種類 |
|---|---|
| 塩化リゾチーム（リゾチーム塩酸塩） | かぜ薬、鼻水・のど・せきの薬、目薬、痔の薬、歯痛や歯槽のうろうの薬に使われている |

## 牛乳アレルギーの人が使えない薬

| 成分 | 薬の種類 |
|---|---|
| タンニン酸アルブミン | 下痢止め薬に使われている |
| リカルデント（CPP-ACP） | ガム（リカルデントガム®）、口腔ケア用湿布薬（ジーシー M ペースト®）に使われている |

## そのほかに注意が必要な薬

**漢方薬** 小麦、ごま、桃、山いも、ゼラチンを含むものがあるので、これらのアレルギーがある人は要注意。

**整腸剤** 乳酸菌製剤で、牛乳アレルギーの人が使えないものがある。

**その他** ゼラチンは、添加物やカプセルの原材料などとして薬に使われていることがあるので、ゼラチンアレルギーの人は要注意。乳糖やカゼインも、添加物として薬に使用されることがあるので、牛乳アレルギーの人は医師に確認を。

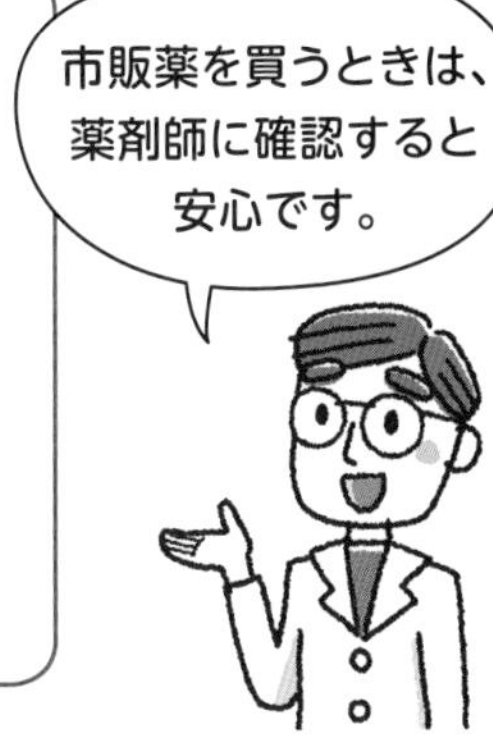
市販薬を買うときは、薬剤師に確認すると安心です。

## 鶏卵アレルギーでも予防接種を受けてOK

食物アレルギーの人が使ってはいけない薬もあります。鶏卵の成分、牛乳の成分、ゼラチンが使われている薬で、それぞれのアレルギーをもっている人が使うとアレルギー症状を引き起こすリスクがあります。医師に薬を処方してもらうときには、かならず食物アレルギーであることを伝えてください。また、市販されている医薬品の中にも、牛乳アレルギーの人などは注意が必要な薬があるので、成分をチェックしたり、薬剤師に確認したりすることを忘れないようにしましょう。

食物アレルギーがある人も、予防接種は通常どおり受けて問題ありません。インフルエンザワクチンは製造過程で鶏卵を用いますが、ワクチンに卵由来の成分はほぼ残りません。鶏卵アレルギーの人も、アレルギー症状を起こすことなく接種できます。念のため、重症の鶏卵アレルギーの人は、主治医に相談し、アナフィラキシーに対応できる医療施設で接種するとよいでしょう。

こんな症状が起こることも…

# アナフィラキシーってなに？

**即時型食物アレルギーとアナフィラキシー**

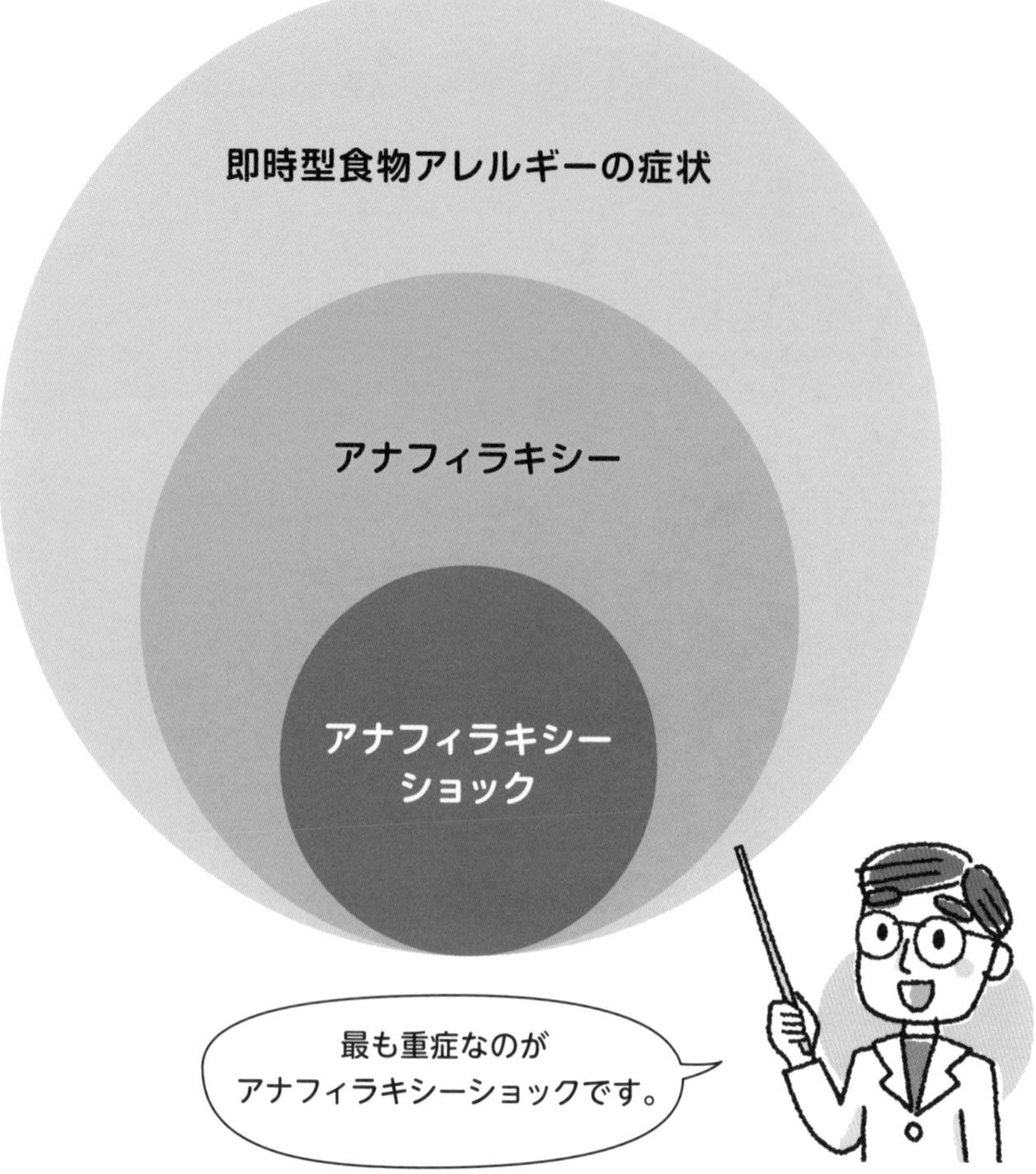
即時型食物アレルギーの症状
アナフィラキシー
アナフィラキシーショック
最も重症なのがアナフィラキシーショックです。

## 全身に突然現れる、激しい症状

即時型食物アレルギーの症状はさまざまです。ときには、すぐに治療が必要な緊急性の高い症状が現れることもあります（50ページ参照）。

さらには、複数の臓器や全身に激しい症状が現れるケースもあり、これをアナフィラキシーと呼びます。アナフィラキシーの原因は食物が最も多いですが、そのほか、薬や昆虫（ハチなど）でも起こることがあります。食物で多いのは、鶏卵、牛乳、小麦、甲殻類、そば、ピーナッツなどです。

アナフィラキシーがひどくなると、血圧の急激な低下や意識障害を伴い、ショック状態におちいることがあります。これはアナフィラキシーショックといい、命にかかわることもある危険な状態です。

## アナフィラキシーと診断される症状

以下の３つのどれかに当てはまる場合、アナフィラキシーと診断されます。

**1** 全身の皮膚症状または粘膜の症状のいずれかがあり、同時に、呼吸器の症状または血圧低下・意識障害の少なくとも1つが急に（数分～数時間以内）現れた場合

**全身の皮膚の症状**
じんましん、かゆみ、皮膚の赤み

**粘膜の症状**
唇・舌・口の中のはれ

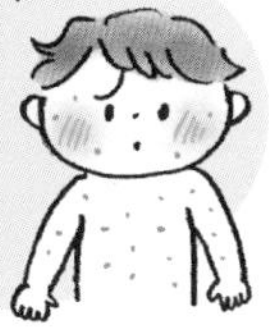

＋

**呼吸器の症状**
息苦しさ、ゼーゼー、ヒューヒューという呼吸音

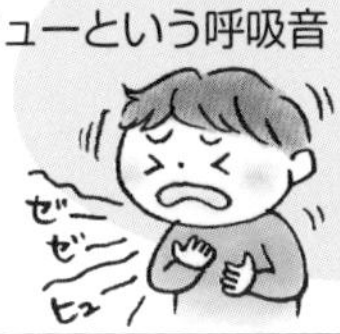


または

**血圧低下・意識障害**

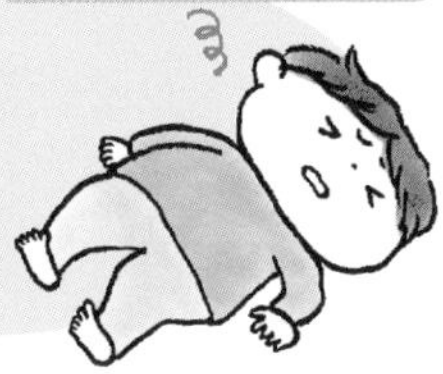

**2** 一般的にアレルゲンとなるものを飲食したり、さわったりしたあと急に（数分～数時間以内）、次の症状のうち2つ以上が現れた場合

**全身の皮膚の症状**
じんましん、かゆみ、皮膚の赤み

**粘膜の症状**
唇・舌・口の中のはれ

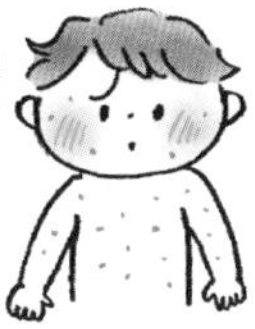

**呼吸器の症状**
息苦しさ、ゼーゼー、ヒューヒューという呼吸音

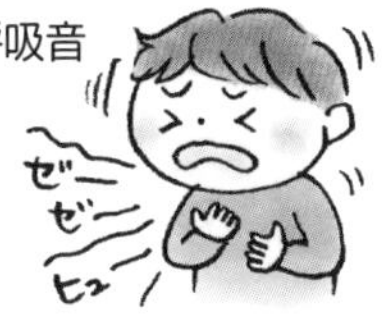


**血圧低下・意識障害**

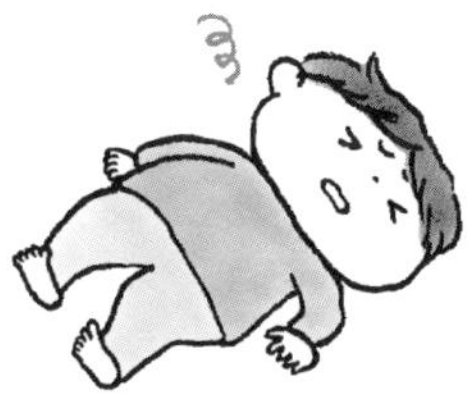

**続く消化器の症状**
強い腹痛、おう吐

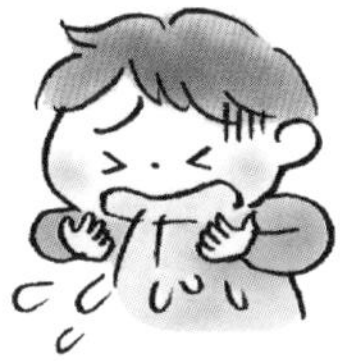

**3** アレルゲンを飲食したり、触れたりしたあとに、急に（数分～数時間以内）血圧低下が起きた場合

一般社団法人日本アレルギー学会「アナフィラキシーガイドライン」より作成

### アナフィラキシーの診断基準とは？

具体的にどんな症状があると、アナフィラキシーと診断されるのかを示したのが上の図です。①～③のうち、どれかに当てはまると、アナフィラキシーの可能性が高いと判断されます。

①の条件にある全身に現れる皮膚の症状や粘膜の症状は、アレルギー反応以外で起こることはまれです。そのため、アレルゲン（食物アレルギーの原因食物）を食べたり飲んだりさわったりしたことが確認されていなくても、呼吸器の症状、または血圧低下・意識障害が同時に起これば、アナフィラキシーと診断できます。

一方で、②、③の場合は、症状だけではほかの病気との区別が難しいため、「アレルゲンを食べたり飲んだり、触れたりしたこと」が診断の条件になっています。③の血圧低下だけが見られるのは、アナフィラキシーショックの状態です。

アナフィラキシーへの対応については50～51ページを確認してください。

もしものときに
備えよう！

# 緊急時にはどう対応すればいい？

## 症状が出たときの対応の手順

- なんらかのアレルギー症状がある（食物の関与が疑われる）
- 原因食物を食べたり、触れたりした可能性がある

呼びかけに反応がなく
呼吸がなければ
心肺蘇生を行なう

↓

### 緊急性の高い症状があるか確認

**全身の症状**
- □ ぐったり
- □ 意識もうろう
- □ 尿や便をもらす
- □ 脈が触れにくい、または不規則
- □ 唇やつめが青白い

**呼吸器の症状**
- □ のどや胸がしめつけられる
- □ 声がかすれる
- □ 犬がほえるようなせき
- □ 息がしにくい
- □ 強いせき込みが続く
- □ ゼーゼーする呼吸

**消化器の症状**
- □ はげしい腹痛が続く（がまんできない）
- □ くり返し吐き続ける

↓

### 一つでも当てはまる場合

①すぐにエピペン®を使用する
②救急車を呼ぶ
③その場で安静にさせる
④可能なら内服薬を飲ませる

※エピペン®を使用して10～15分後に、症状の改善が見られない場合は、次のエピペン®を使用する（2本以上あり、呼びかけに対する反応がある場合）

### ない場合

内服薬があれば飲ませて、
安静にさせる

↓

少なくとも5分ごとに
症状を観察する

※緊急性の高い症状が見られたら、すぐに必要な対応を行なう。

独立行政法人環境再生保全機構「食物アレルギー緊急時対応マニュアル」より一部改変

## 緊急性の高い症状とは？ そのときの対応は？

アナフィラキシーを含めた緊急性の高いアレルギー症状が出たときには、すぐに適切な対応をする必要があります。

そのためにはまず、症状の緊急性を理解しておく必要があります。「ぐったりしている」「意識がない」といった症状はもちろん、「声がかすれる」「息がしにくそう」といった呼吸器の症状や、「おう吐をくり返す」などの消化器の症状がある場合なども危険です。

緊急性の高い症状が一つでもある場合には、アドレナリン自己注射（エピペン®）を処方されていればすぐに使用し、救急車を要請しましょう。エピペン®とは、アレルギー症状を一時的にやわらげる薬です。医師が必要だと判断した場合にのみ処方されます。

## エピペン®の正しい使い方

### 1 ケースから出す

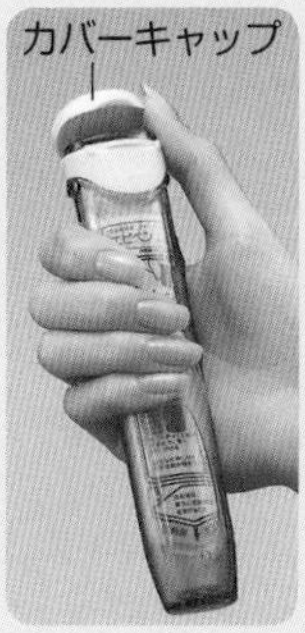
カバーキャップ

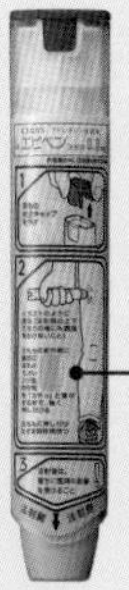
エピペン®本体に使い方が書かれている

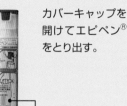

カバーキャップを開けてエピペン®をとり出す。

### 2 青い安全キャップをはずす

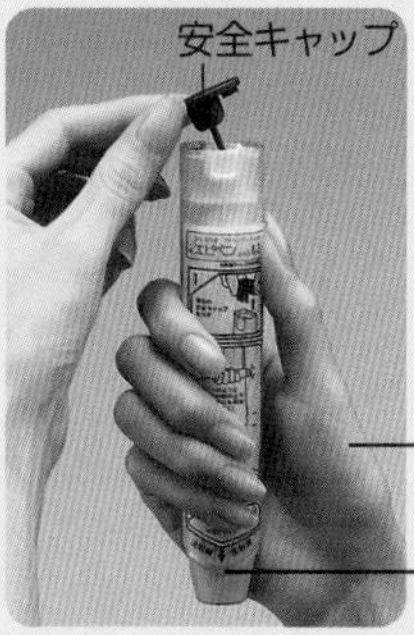
安全キャップ
利き手で持つ
オレンジの部分を下に向ける

オレンジ色のほうが下にくるようにして、利き手でしっかり持つ。青い安全キャップを外してロックを解除する。

### 3 太ももの外側に注射する

あお向けに寝かせて、太ももをしっかり押さえる。太もも外側に、エピペン®の先端（オレンジ色のほう）を垂直に当て、「カチ」と音がするまで強く押す。数秒間待ってから、抜きとる。

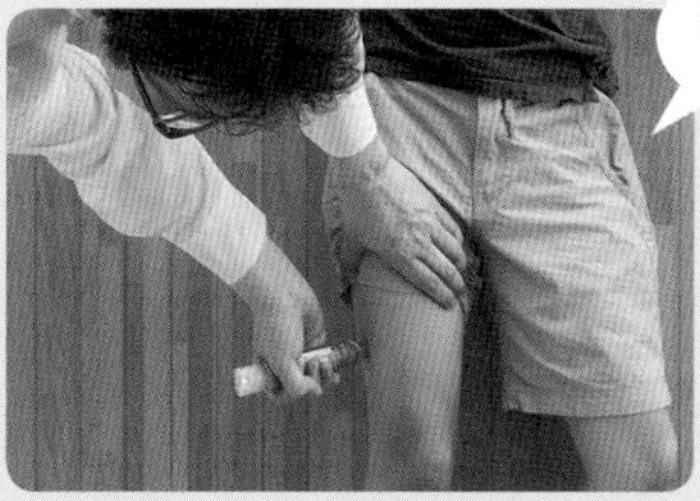
押し当てたまま数秒間！

※介助者がいる場合は、子どもの太もものつけ根とひざをしっかり押さえる。

### 4 確認する

エピペン®のオレンジ色の部分が伸びているか確認する。伸びていない場合は❸へ戻る。

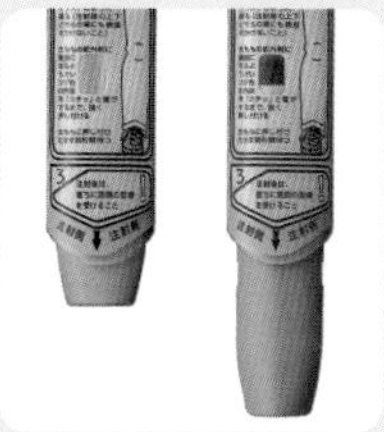
使用前
使用後

### 5 片づける

使用済みのエピペン®はケースに戻し、受診時に医療機関などに渡す。

## 緊急時に使う薬 エピペン®の使い方

いざというときに困らないように、エピペン®の使用法と正しい保管のしかたを覚えておくことが必要です。日ごろから練習しておかないと、正しい注射のしかたは身につかないものです。練習用のエピペン®を使って、くり返し練習しておきましょう。なるべくなら、祖父母など子どもを預けることのある相手にも使用法を覚えてもらうようにしてください。

**［保管・管理のポイント］**

- すぐにとり出せるところ、かつ、子どもの手が届かないところに保管。
- 常温（15～30℃）で保管することが推奨される。日当たりのよい場所や冷蔵庫はNG！
- 外出時は持っていく。夏は、冷蔵庫で冷やした保冷剤といっしょに携帯する（冷やしすぎに注意）。
- 使用期限に注意（約1年）。
- 使用期限内でも、液が茶色に変色していたり、沈殿物があったら、新しい薬を処方してもらう。

COLUMN

こんなことに気をつけて

# 感染症の予防とアレルギー

小さな子どもの場合、風邪などの感染症予防の基本は手洗いです。新型コロナウイルスの流行によって、子どもにこまめに手洗いをさせるようになったという人も多いでしょう。そのとき、気をつけてほしいのが肌荒れです。肌が荒れて、皮膚のバリア機能が低下すると、アレルゲンが皮膚から侵入するリスクが高くなります（24～25ページ参照）。手を洗ったあとなどは、こまめに保湿をして手荒れを防ぎましょう。

また、部屋のウイルスや細菌の量を減らすために、換気をして部屋の空気を入れかえることもたいせつ。できれば1～2時間ごとに、5～10分間窓を開けましょう。換気は部屋のほこりやダニの量を減らすのにも役立ちます。

ただ、花粉の多い時期は窓から花粉が入ってきて、花粉症の発症や悪化につながるリスクもあるので注意しましょう。そういうときには、窓を開けるのは10cm程度で充分です。さらにレースのカーテンを閉めるようにすると、窓を全開にして換気するよりも花粉の流入は4分の1に減らせるといわれています（環境省『花粉症環境保健マニュアル2019』）。また、日ごろからこまめに床掃除をしたり、カーテンを洗濯したりしてして、ハウスダストと花粉を除去することもたいせつです。

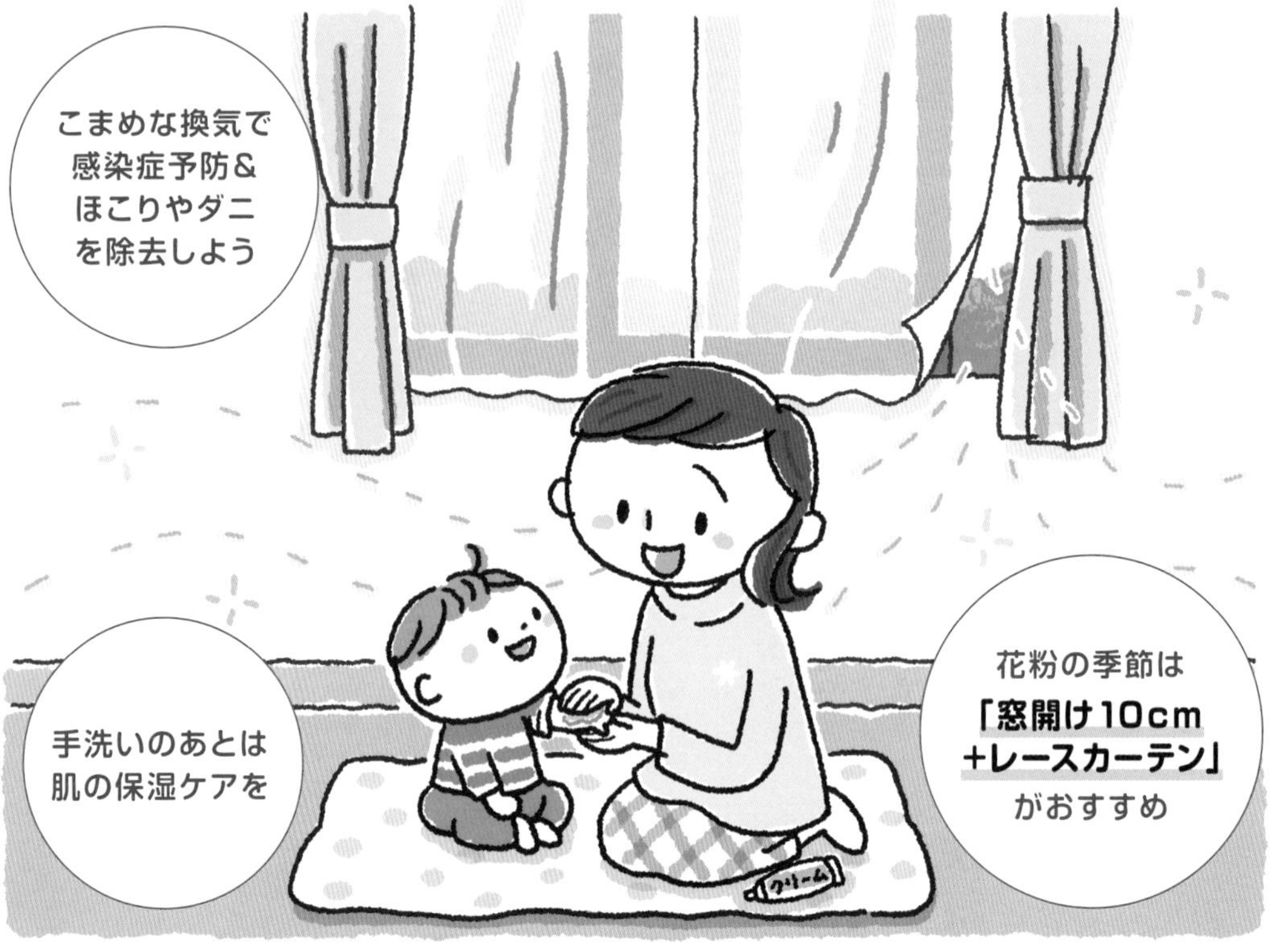
こまめな換気で
感染症予防&
ほこりやダニ
を除去しよう
手洗いのあとは
肌の保湿ケアを
花粉の季節は
「窓開け10cm
+レースカーテン」
がおすすめ
クリーム

PART
3

# 食事のお悩み解決！

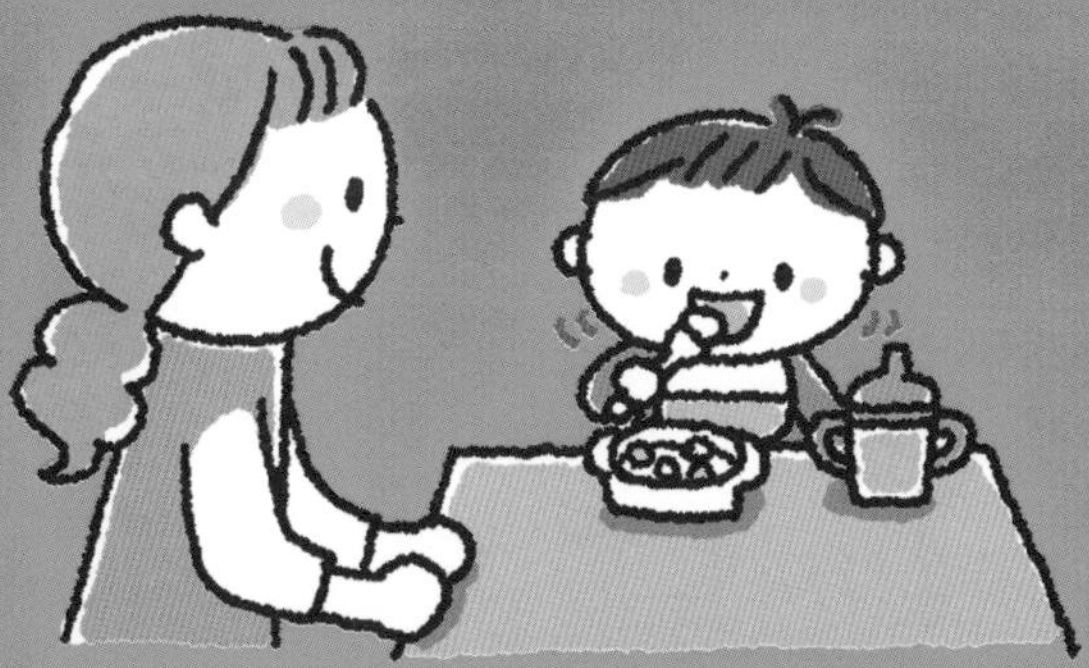

「食物アレルギーだからあれもこれもダメ……」
そんなふうに考えていませんか？ 注意が必要な食物やアレルギー表示の見方を知ることで「必要最小限の除去」を安心して実践できます。

家庭での食事、
どうしたらいい？

# 基本は「必要最小限の除去」

## 食物アレルギーの食事でたいせつなこと

**1** 定期的に受診し、症状に応じた
必要最小限の除去にする

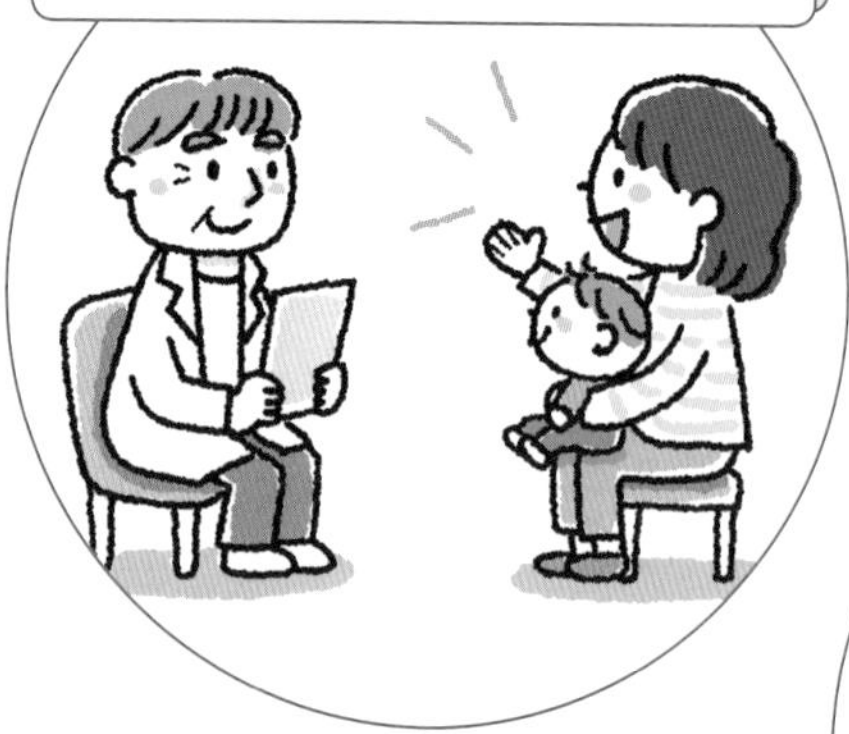

医師と相談し、
食べられる範囲（除去の
程度）を定期的に
見直すことも必要。

**2** 除去によって不足する
栄養素を補う

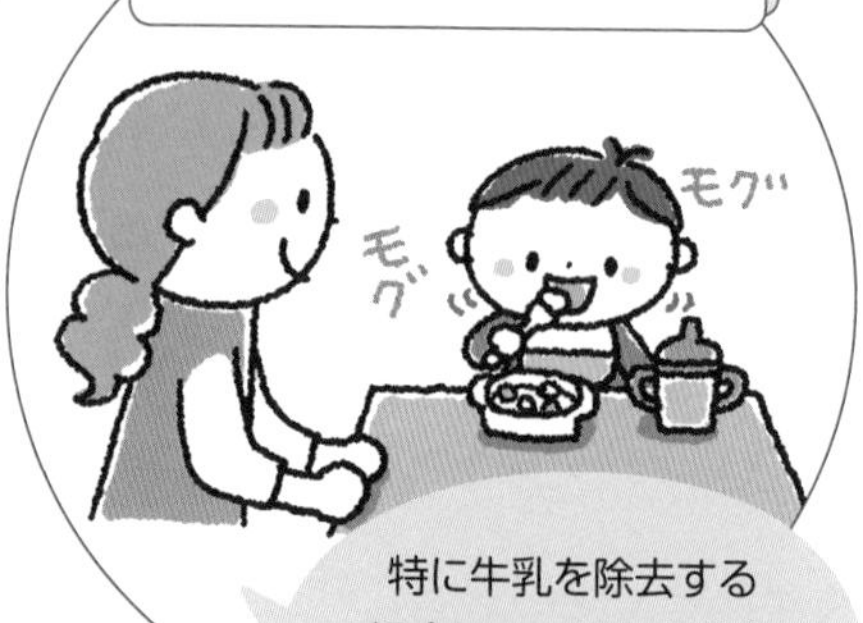


特に牛乳を除去する
場合は、カルシウムを
ほかの食品から
意識してとろう。

**3** 誤食に注意する

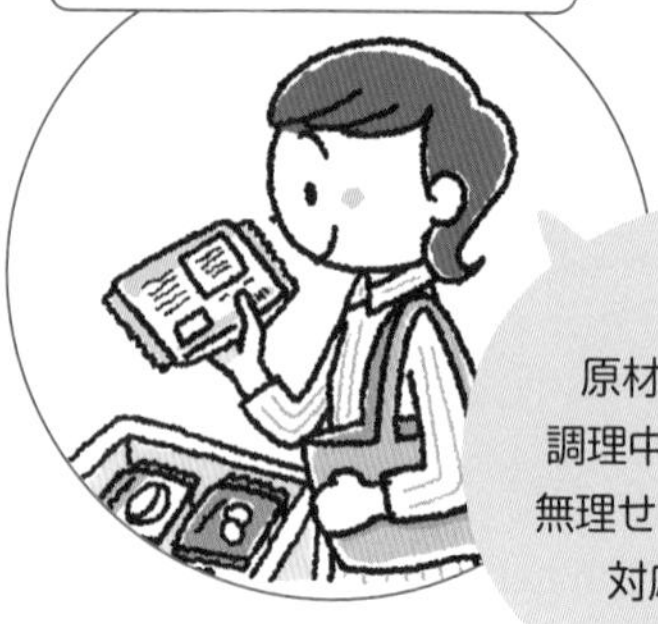

加工食品は
原材料表記をチェック！
調理中や食事中にも注意を。
無理せず、原因食物不使用の
対応食品も利用して。

## 必要なものだけを除去し、栄養素をバランスよく

食物アレルギーの食事の基本は、「必要最小限の食物除去」。原因食物のみを、必要な量だけ除去します。耐性獲得を目指す食事療法（44～45ページ参照）では、原因食物を食べられる範囲で食べるようにしますが、そのためには医師の正しい診断が必要不可欠。除去すべき食品や量、食べられる範囲や量には個人差があるので、かならず医師の指導に従ってください。

そのうえで、バランスのよい食事を心がけましょう。原因食物以外の食品で、除去によって不足する栄養素を補います。また、誤食が起こらないよう注意することも必要です。

気をつけるべきことは多いですが、完璧を目指さず、無理のない方法で続けましょう。

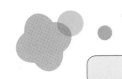

# バランスのよい食事の基本

「主食＋主菜＋副菜」を基本とした献立を意識すると、炭水化物、たんぱく質、ビタミン、ミネラルなど、栄養素のバランスがよくなります。

**副菜**

野菜類、きのこ類、海藻類、芋類、豆類など、「ビタミン」「ミネラル」「食物繊維」などを多く含むおかず。

**主食**

ごはん、パン、めん類など。「炭水化物」を多く含む。

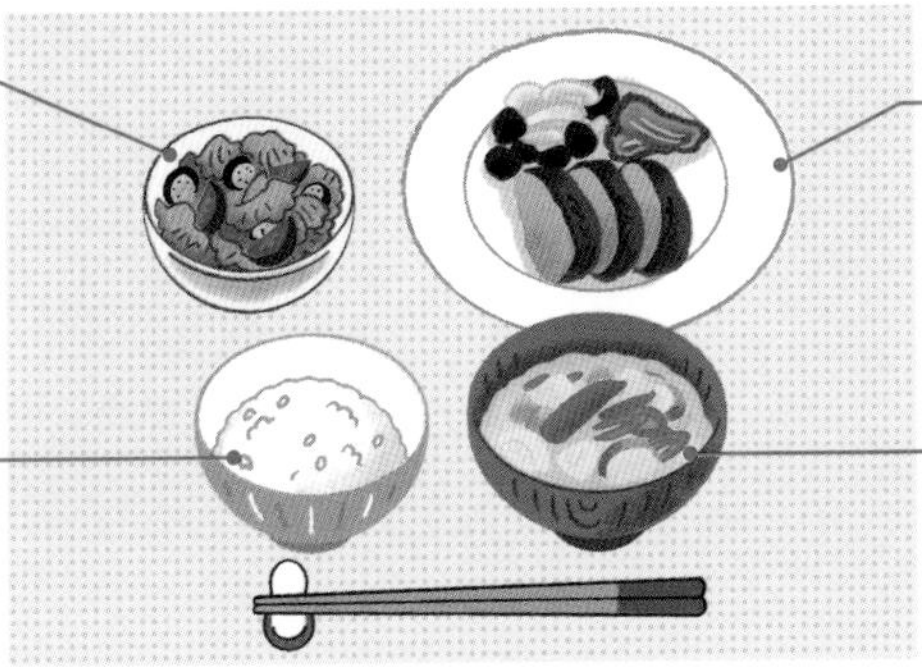

**主菜**

肉や魚類、卵類、大豆製品など、「たんぱく質」を多く含むおかず。

**汁物**

野菜やきのこ類、海藻類、大豆製品、肉、魚、芋類など、さまざまな食材を組み合わせて具だくさんにすると、副菜の代わりにもなる。

**味つけは？**

素材の味を生かして、うす味を心がけましょう。調味料は、子ども向けには大人の半分〜 70% 程度が目安。だしやスープのうま味をうまく利用して。

## 1日に食べる量の目安（3〜5歳）

1〜2歳の目安量はそれぞれ赤色の（　）内に示しました。

幼児期の摂取量には個人差があり、日によって食べムラもあります。下記はあくまでも目安です。また、原因食物はほかの食品でおきかえれば大丈夫です（58〜75ページ参照）。

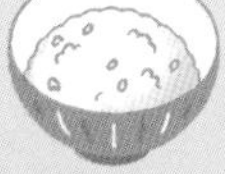

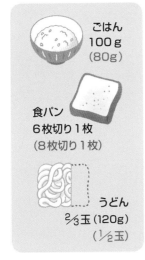

ごはん
100g
（80g）

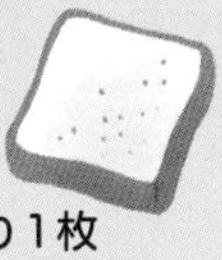

食パン
6枚切り1枚
（8枚切り1枚）

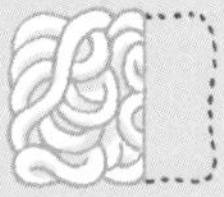

うどん
2/3玉（120g）
（1/2玉）

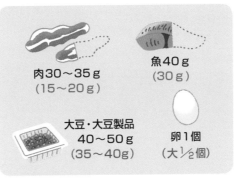

肉30〜35g
（15〜20g）

魚40g
（30g）

大豆・大豆製品
40〜50g
（35〜40g）

卵1個
（大1/2個）

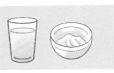

乳製品250g
（250g）

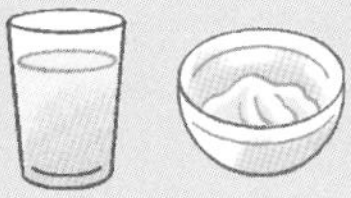

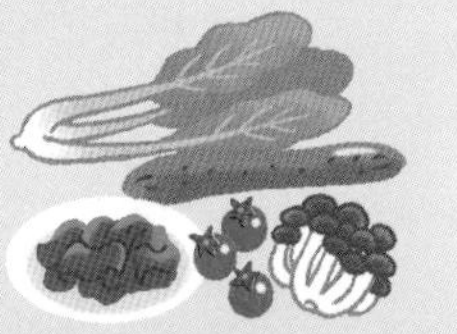

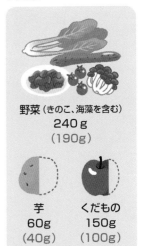

野菜（きのこ、海藻を含む）
240g
（190g）

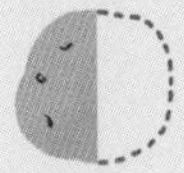

芋
60g
（40g）

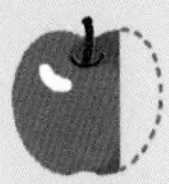

くだもの
150g
（100g）

**子どもの「かむ力」「飲み込む力」に配慮して**

1 豆やナッツ類などで、かたくてかみ砕く必要のある食品（ピーナツや乾燥大豆だけで食べる場合など）は、誤飲防止の観点から5歳以下の子どもには不向きです。

2 ミニトマトやぶどうなどの球状の食品は、乳幼児には4つに切ったり、調理してやわらかくするなどして、よくかんで食べさせましょう。

普通に進めて大丈夫？

# 離乳食はこんなことに気をつけて

## 原因食物を除去しながら適切な時期に開始

離乳食は、幼児食を食べられるようになるまでの間に、母乳やミルクだけでは足りないエネルギーや栄養素を補うための食事です。食べ物をかみつぶしたり飲み込んだりするトレーニングの意味もあります。生後5～6か月になったら、離乳食を開始しましょう。

食物アレルギーと診断されていても、離乳食の開始を遅らせる必要はありません。医師の指導のもと、原因食物以外の多種の食物を少しずつとり入れて離乳食を進めることになります。

離乳食を始める前には、肌の様子を確かめておきましょう。湿疹がある状態で離乳食を始めると、もし食物が原因で症状が出ても、それと気づきにくいことがあります。湿疹が改善しないようなら、医師の診察を受けてください。

### 食物アレルギーがあるときの離乳食のポイント

**原因食物に注意する以外は、通常どおりでOK!**

生後5～6か月ごろを目安に離乳食をスタート。原因食物以外の食物は、避ける必要はありません。ベビーフードなど市販の食品は原材料をチェックして。

**肌の調子を整える**

スキンケアを行なっても肌の状態がよくならない場合は、専門医のいる医療機関を受診しましょう。

**初めての食べ物は、平日の昼間に**

初めて食べるものは、少量（1さじ）から試します。症状が出た場合でも医療機関にかかれる時間帯だと安心です。

**卵も5～6か月から少しずつ食べさせる**

鶏卵アレルギーでなければ、卵も通常どおり進めます。食べ始めの時期を遅らせても、食物アレルギーの予防にはなりません。

**鉄の不足に気をつけて**

食物アレルギーの有無にかかわらず、9～11か月ごろには鉄の需要が増えるので、赤身の魚やレバーを利用しましょう。

あわせて、母乳育児ではビタミンDを含む食品（145ページ）をとるように心がけましょう。

# 離乳食の進め方の目安

以下に示す事項はあくまでも目安であり、子どもの食欲や成長・発達の状況に応じて調整します。衛生面には充分に配慮し、加熱をして食べやすく調理したものを与えます。はちみつは、乳児ボツリヌス症予防のため満１歳まで使わないでください。

| | | 離乳初期<br>（生後5～6か月ごろ） | 離乳中期<br>（生後7～8か月ごろ） | 離乳後期<br>（生後9～11か月ごろ） | 離乳完了期<br>（生後12～18か月ごろ） |
|---|---|---|---|---|---|
| 食事の回数 | | ●様子を見ながら1日1回、1さじずつから始める<br>●母乳や育児用ミルクは飲みたいだけ与える | ●1日2回食で食事のリズムをつけていく | ●食事リズムをたいせつに1日3回食に進めていく | ●1日3回の食事リズムを身につけていく |
| 調理形態（かぼちゃの例） | | なめらかにすりつぶした状態（ヨーグルトくらい）<br>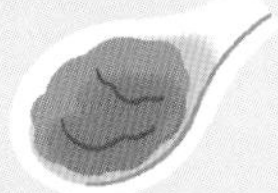<br>例<br>やわらかくゆで、なめらかにすりつぶす（必要に応じて湯・だし汁・野菜スープなどでゆるめる） | 舌でつぶせるかたさ（豆腐くらい）<br>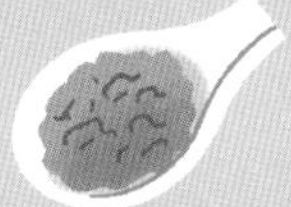<br>例<br>ゆでて3～5ミリ角に切り、あらくつぶす | 歯茎でつぶせるかたさ（バナナくらい）<br>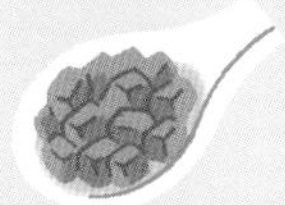<br>例<br>ゆでて５～８ミリ角に切る | 歯茎でかめるかたさ（肉団子くらい）<br>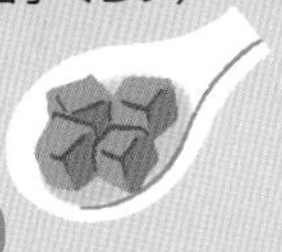<br>例<br>ゆでて1センチ角に切る |
| 1回あたりの目安量 | 穀類 | ●つぶしがゆ（やわらかいおかゆの粒をつぶしてペースト状にしたもの）から始める。<br>↓<br>●すりつぶした野菜なども試す。<br>↓<br>●慣れてきたら、つぶした豆腐・白身魚・卵黄などを試す。<br>※量の目安は、1さじずつから始めて少しずつ増やし、各食品を合わせて50～60g程度まで増やす。 | 全がゆ 50 ～ 80g | 全がゆ 90g～軟飯80g | 軟飯80g～ごはん80g |
| | 野菜・くだもの | | 20 ～ 30g | 30 ～ 40g | 40 ～ 50g |
| | 肉・魚・豆腐・乳製品・卵のうちどれか | | **肉・魚の場合**<br>10～15g<br>例）鶏ささ身<br>1/5～1/4本<br>**豆腐の場合**<br>30～40g<br>例）絹ごし豆腐<br>大さじ2強<br>**乳製品の場合**<br>50～70g<br>例）無糖ヨーグルト<br>大さじ4程度<br>**卵の場合**<br>かたゆでの卵黄1個に慣れたら、完全に火を通した全卵1/3個 | **肉・魚の場合**<br>15g<br>例）鶏レバー<br>大さじ2程度<br>**豆腐の場合**<br>45g<br>例）絹ごし豆腐<br>大さじ2 1/2強<br>**乳製品の場合**<br>80g<br>例）無糖ヨーグルト<br>大さじ5強<br>**卵の場合**<br>加熱した全卵1/2個 | **肉・魚の場合**<br>15～20g<br>例）マグロ赤身<br>中2切れ程度<br>**豆腐の場合**<br>50～55g<br>例）絹ごし豆腐<br>大さじ3程度<br>**乳製品の場合**<br>100g<br>例）無糖ヨーグルト<br>1/2カップ弱<br>または<br>スライスチーズ3/4枚<br>**卵の場合**<br>加熱した全卵<br>1/2～2/3個 |

厚生労働省「授乳・離乳の支援ガイド（2019年改訂版）」より改変

原因食物別
対応ポイント
①

# 卵アレルギー、どう対応する？

## 除去または注意する食品

### 卵

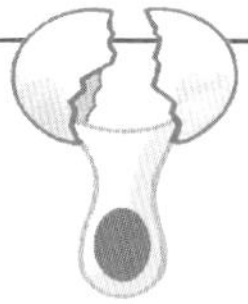

※鶏卵のほか、うずらの卵やあひるの卵も除去

### 卵が使われている加工食品（例）

原材料名に「卵」のほか「卵を含む」、添加物名に「卵由来」と記載される。

**マヨネーズ**
タルタルソースや一部のドレッシングなども

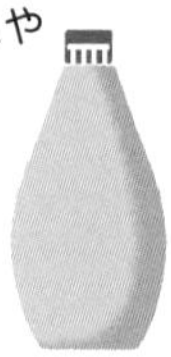

**練り製品**
かまぼこ、ちくわ、はんぺんなど

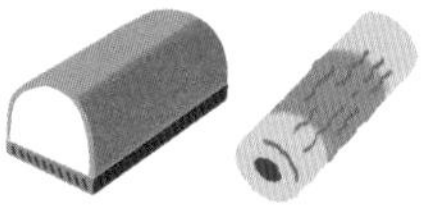

**肉加工品**
ハム、ウインナー、ベーコンなど

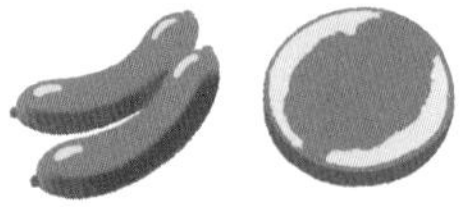

**めん類**
中華めん、焼きそば、インスタントラーメン、生パスタなど

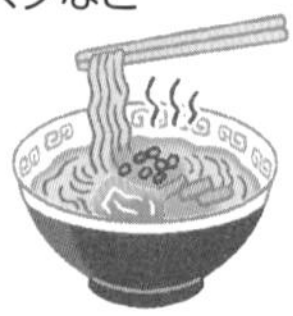

**パン・菓子類**
バターロール、クロワッサン、調理パン、ケーキ、クッキー、プリンなど

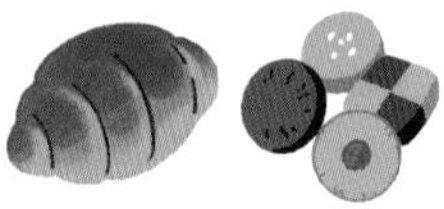

**惣菜・調理用粉**
天ぷら、フライ、ハンバーグ、お好み焼き粉、から揚げ粉など

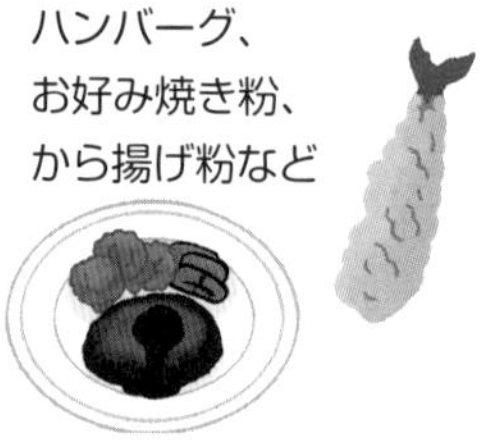

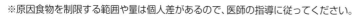

※原因食物を制限する範囲や量は個人差があるので、医師の指導に従ってください。

### 卵を使った加工品は多数あるので要注意！

鶏卵アレルギーでは、鶏卵、うずらやあひるの卵、鶏卵を使った加工食品に注意します。鶏卵を含む加工食品は、マヨネーズ、パン、洋菓子、めん類、天ぷらやハンバーグなどの惣菜と、数多くあります。ただし、これらすべてを食べられないのは、鶏卵を完全除去する必要がある場合です。完全除去でない場合は、人によって除去が必要な食品や量は異なります。

鶏卵アレルギーは、卵白に含まれるたんぱく質がおもな原因です。鶏卵は加熱するとアレルゲン性（症状を起こす強さ）が低くなるので、火を通した鶏卵は食べられる人もいます。食べられる鶏卵の量によって、摂取できる加工品の種類や量が決まるので、医師の指導に従いましょう。

## 卵1個分のたんぱく質（6g）がとれる食品

卵
M 1個・50g

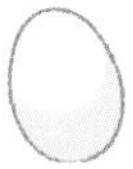

肉
30 ～ 40 g
（薄切り肉２枚）

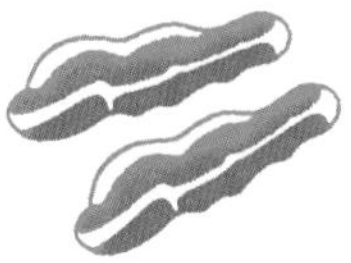

魚
30 ～ 40 g
（切り身 1/2 切れ）

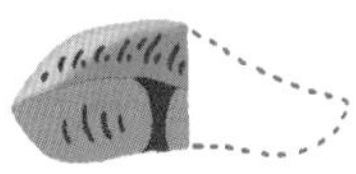

もめん豆腐
90 g

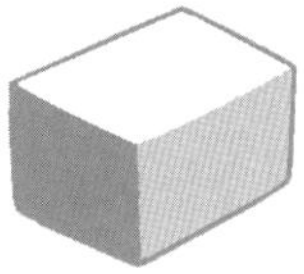

牛乳
180mL

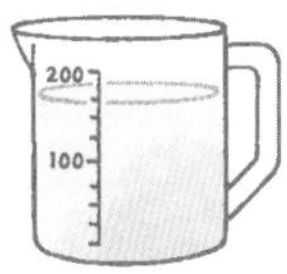


## 卵を使わない調理のくふう

※くわしくは、［PART6］の「食材おきかえアイデア」を参照

### 揚げ物の衣

天ぷらは、小麦粉やかたくり粉を水でといたものを衣にする。フライは、水でといた粉に卵不使用のパン粉をつける。（医師の許可があれば普通のパン粉でも OK）

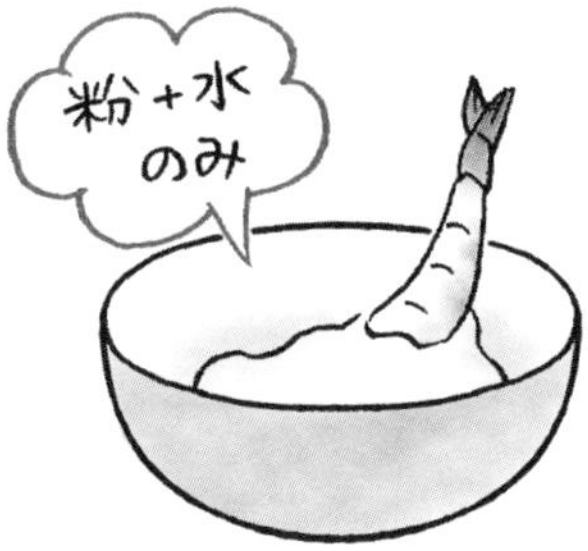


### ひき肉料理のつなぎ

よく練って粘りを出し、まとめる。芋やれんこんのすりおろしなどを使う。（医師の許可が出れば、卵黄のみを使用してもよい）

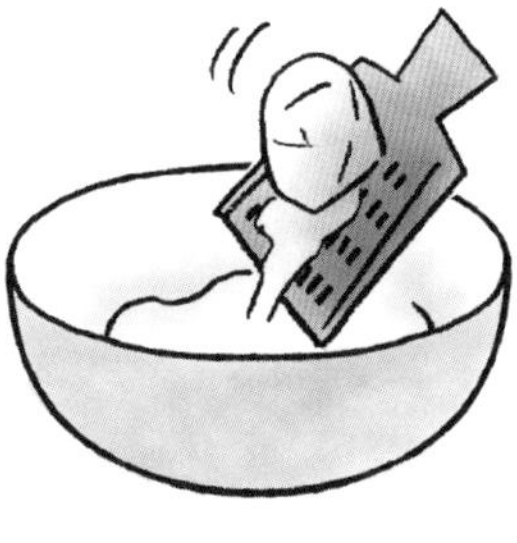

### 焼き菓子

ベーキングパウダーや食品用の重曹などを使ってふくらませる。

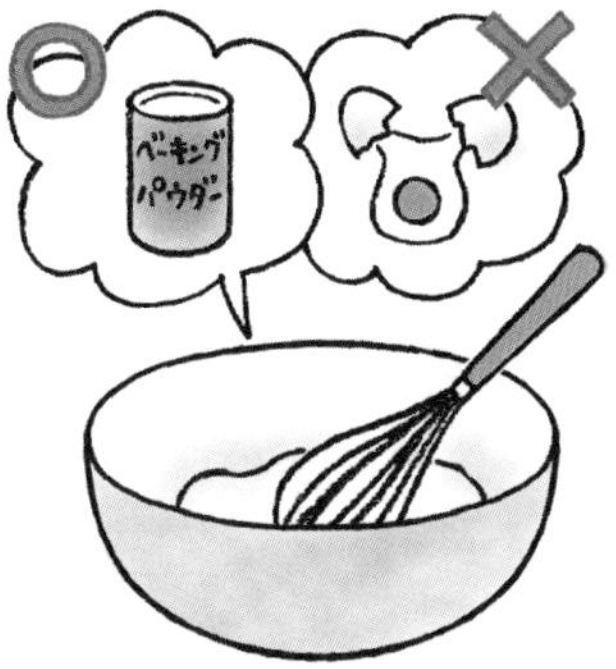


## 卵以外の食品から良質なたんぱく質を

鶏卵は、良質なたんぱく質を含む食材です。食事から鶏卵を除く場合は、ほかの食材でたんぱく質を補い、栄養素のバランスを整えましょう。鶏卵以外でたんぱく質が豊富な食品には、肉・魚のほか、大豆製品、牛乳・乳製品などがあります。

卵を材料にする料理は、くふうして仕上げます。たとえば、天ぷらの衣は一般的に卵、小麦粉、水を混ぜ合わせたものを使いますが、水にといた小麦粉やかたくり粉で衣にします。

ハンバーグや肉団子などのひき肉料理のつなぎは、卵を使用しなくても、よく練ることでまとまりますが、芋やれんこんをすりおろしたものなどを使うとふっくらと仕上がります。

パンやホットケーキなども卵を除いて作れます。ケーキなどの焼き菓子の場合は、ベーキングパウダーや食品用の重曹で代用します。最近では卵不使用のパンや焼き菓子も市販されているので、じょうずに利用しましょう。

原因食物別
対応ポイント
❷

# 牛乳アレルギー、どう対応する？

## 除去または注意する食品

### 牛乳

※ヤギやヒツジの乳も除去

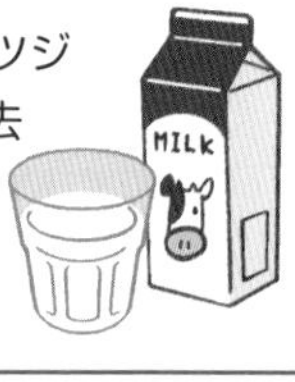


### 乳製品

粉ミルク、脱脂粉乳（スキムミルク）、ヨーグルト、チーズ、生クリーム、バター、練乳、乳酸菌飲料など

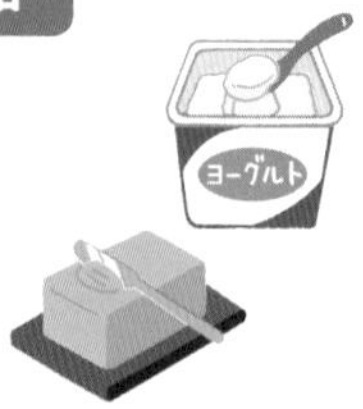


### 牛乳（乳成分）が使われている加工食品（例）

原材料名に牛乳・乳製品名のほか「乳成分を含む」、
添加物名に「乳由来」と記載される。

**菓子類**

アイスクリーム、チョコレート、プリン、ケーキ、クッキーなど

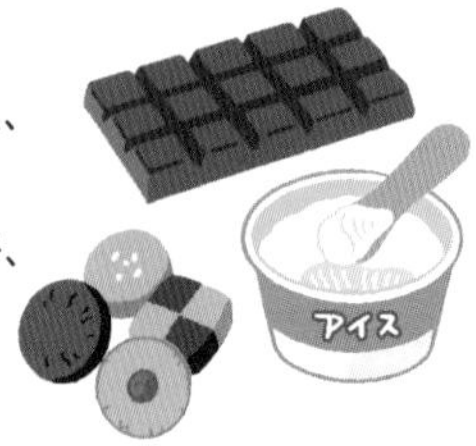


**カレーやシチューのルー**

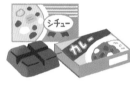

**肉加工品**

ハム、ウインナーなど

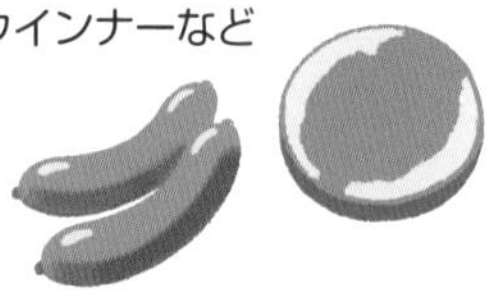

**惣菜**

グラタン、クリームコロッケ、ピザなど

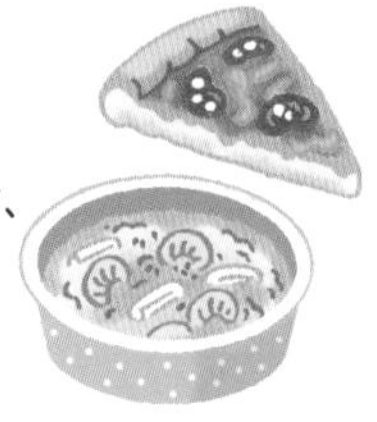

※原因食物を制限する範囲や量は個人差があるので、医師の指導に従ってください。

### 牛乳や乳製品のほか、加工食品も除去が必要

牛乳アレルギーでは、牛乳とヤギやヒツジの乳、牛乳（乳成分）を含む食品に注意します。

牛乳を含む食品には、粉ミルク、ヨーグルト、チーズ、バターのような乳製品のほか、カレーやシチューのルー、肉加工品、菓子類などの加工食品があります。

加工食品の場合、アレルギー表示として、「バター」「チーズ」「アイスクリーム類」など「乳」がつかない表記が認められているので、見落とさないように注意が必要です（72ページ参照）。

牛乳アレルギーのおもな原因の一つに、カゼインというたんぱく質があります。カゼインは熱に強いため、加熱してもアレルゲン性が低くなることはありません。

## 牛乳コップ1/2杯分のカルシウム（100㎎）がとれる食品

牛乳
コップ 1/2 杯
90mL

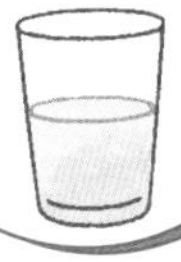

調整豆乳
320mL（コップ2杯弱）

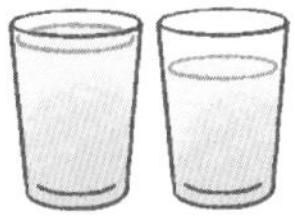

サクラエビ（乾）
5g

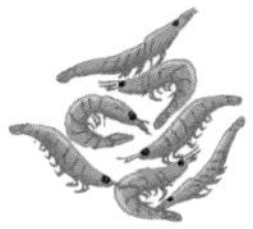

乾燥ひじき
10g

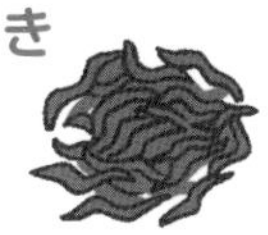

小松菜（ゆで）
70g（2株）

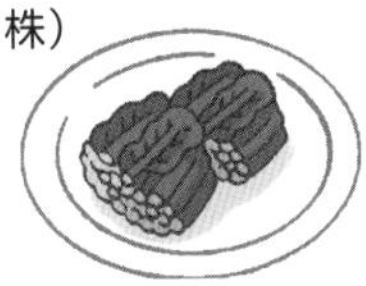

アレルギー用ミルク
180mL

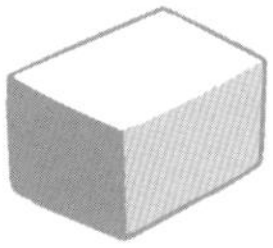

もめん豆腐
110g

## 牛乳を使わない調理のくふう

※くわしくは、［PART6］の「食材おきかえアイデア」を参照

### ホワイトソースやシチュー

豆乳、コーンクリーム缶、すりおろしたじゃがいもなどで代用。とろみはかたくり粉や米粉、小麦がOKなら小麦粉でつける。

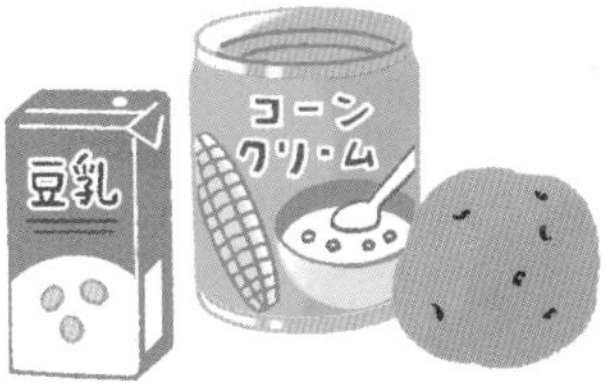


### 洋菓子

牛乳のかわりに豆乳、アーモンドミルク、甘酒、ココナッツミルク、アレルギー用ミルクなどを使う。豆乳を使ったホイップクリームが市販されているので、活用するのもよい。

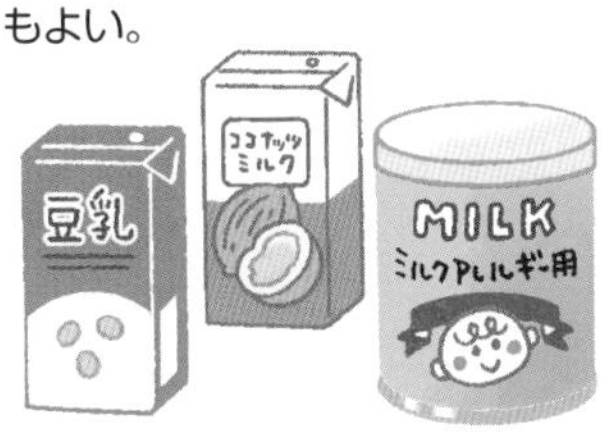


### アレルギー用ミルクの利用法は？

母乳の代わりにするだけでなく、牛乳の代わりに料理にも使えます。

卒乳後に、カルシウム補給のために飲んでもOKです。独特のにおいがあって飲みづらいときには、フルーツのピューレや純ココアなどを加えてもよいでしょう。

## 牛乳や乳製品以外でカルシウムを充分に補給

牛乳や乳製品を食べないことで不足するリスクの高い栄養素は、カルシウムです。３～７歳の子どもが一日でとりたいカルシウムの推奨量は５５０～６００㎎、１～２歳は４００～４５０㎎とされています。

牛乳や乳製品以外でカルシウムが多くとれる食品としては、大豆・大豆製品、小魚、青菜、海藻などがあります。また、豆乳にはカルシウムやビタミンDを配合した製品もあります。これらの食品を積極的に食事にとり入れましょう（レシピの例は１４６～１５７ページ参照）。

牛乳アレルギーのために母乳や育児用の粉ミルクが飲めない場合は、アレルギー用ミルクを使います。いくつか種類があるので、どれを選べばよいか医師に相談しましょう。

一般的に牛乳を使う料理の多くは、豆乳などを代用して作ることが可能です。アレルギー用ミルクを料理に使うこともできます。

原因食物別
対応ポイント
③

# 小麦アレルギー、どう対応する？

## 除去または注意する食品

### 小麦粉

薄力粉、中力粉、
強力粉など

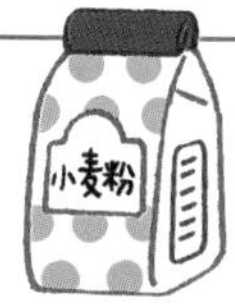


### 小麦・小麦粉が使われている加工食品（例）

原材料名に「小麦」のほか「小麦を含む」、
添加物名に「小麦由来」と記載される。

**パン**

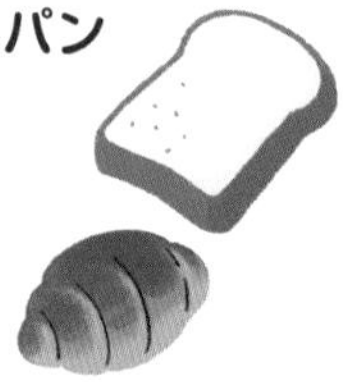

**めん類**
うどん、そうめん、スパゲティ、中華めんなど

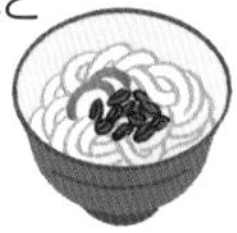

**ギョーザの皮**
春巻きやシュウマイの皮も

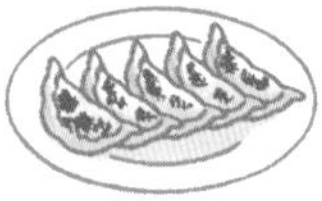

**カレーやシチューのルー**

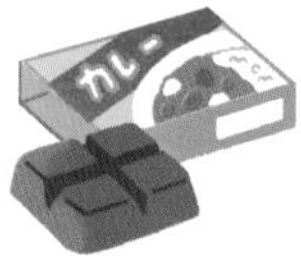


**麩**

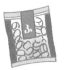

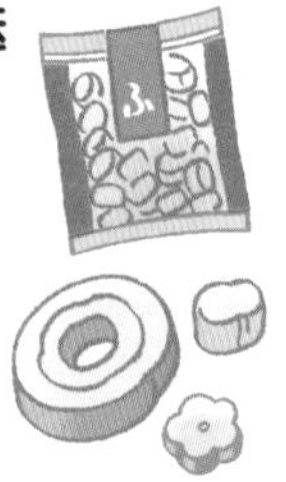


**粉類**
ホットケーキミックス、から揚げ粉、パン粉など

**菓子類**
ケーキ、クッキー、まんじゅう、スナック菓子など

**惣菜**
お好み焼き、たこ焼き、肉まん、グラタンなど

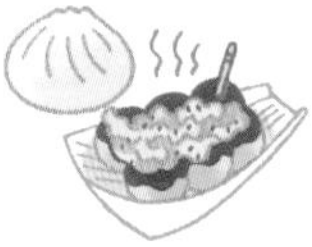

※原因食物を制限する範囲や量は個人差があるので、医師の指導に従ってください。

## 小麦と小麦を含む加工品が除去の対象

小麦アレルギーでは、小麦粉と、小麦粉を使った加工食品に注意します。

小麦粉には、薄力粉、中力粉、強力粉、デュラムセモリナ粉などの種類がありますが、いずれも除去対象となります。

小麦粉が使われている加工食品として代表的なのはパンやめん類ですが、そのほかにも、麩、ギョーザの皮、菓子類、惣菜など、多くの種類に含まれています。

最近はグルテンフリーが普及し、小麦不使用の製品が増えています。原材料を確認し、利用してください。

小麦と同じ麦類に、「大麦」「ライ麦」がありますが、すべての麦類の除去が必要な人は少ないので、医師に確認して、必要な除去にとどめましょう。

## 小麦粉を使わない調理のくふう

※くわしくは、［PART6］の「食材おきかえアイデア」を参照

### フライの衣

米粉やかたくり粉を水でといたものをつけ、小麦不使用のパン粉、コーンフレークや砕いたはるさめなどで衣をつける。

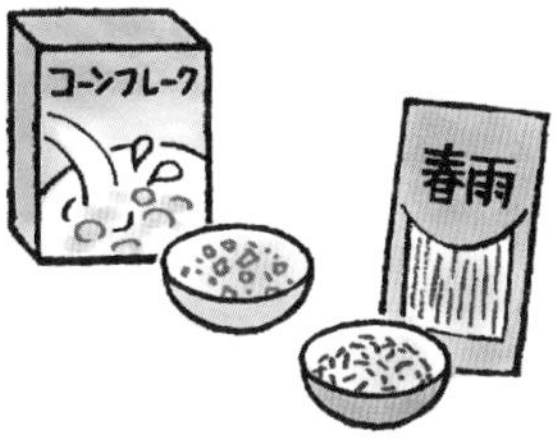


### 天ぷらの衣

米粉やかたくり粉、ホワイトソルガム（たかきび）粉を水でといたものをつける。鶏卵アレルギーがなければ卵を入れても OK。

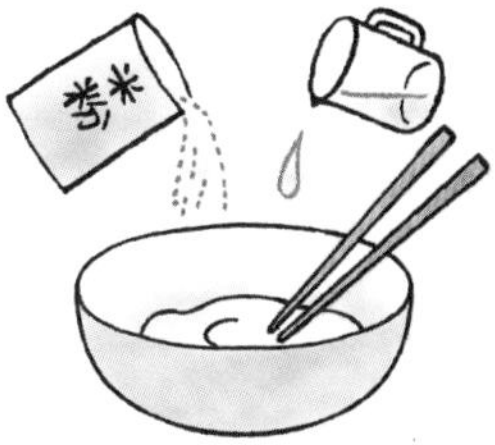


### カレーやシチュー

特定原材料不使用のルーを使う。

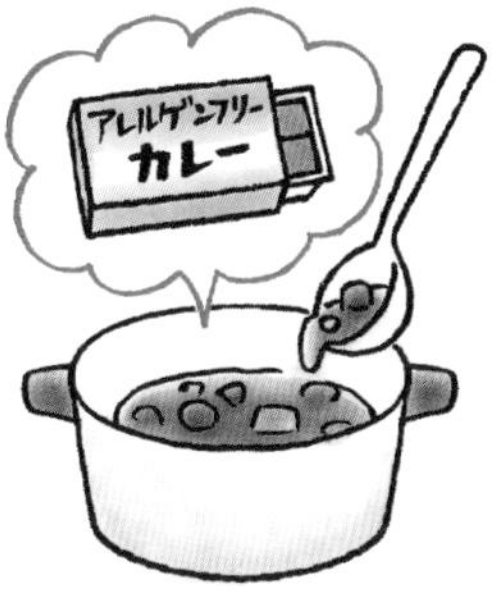


### ギョーザ・春巻き

米粉で作られたギョーザや春巻きの皮を使う。生春巻きに使うライスペーパーを活用する方法も。

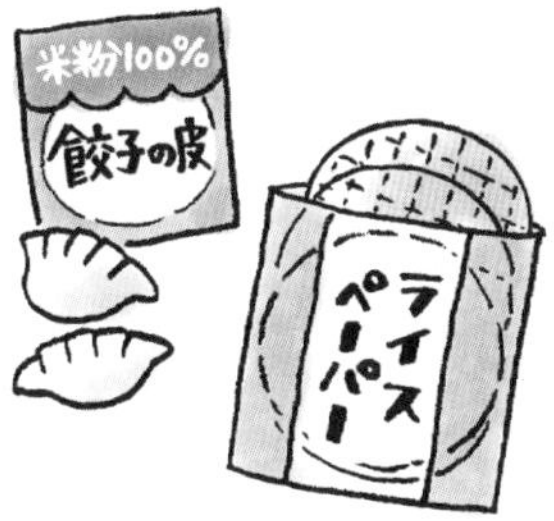


### めん料理

米粉やとうもろこし粉を使ったうどんやパスタなどを使う。ビーフンやフォーも活用。

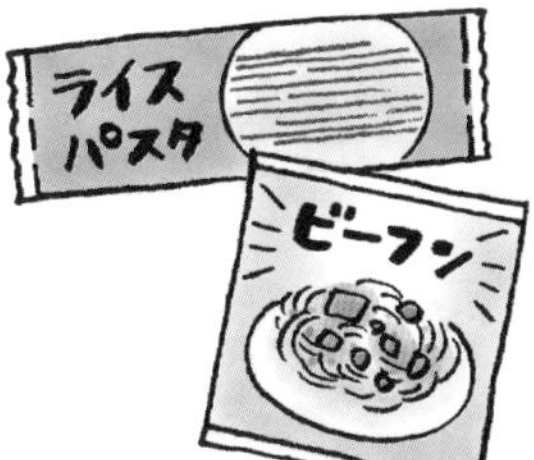


### パンやケーキ

米粉やそば粉、タピオカ粉などを使う。

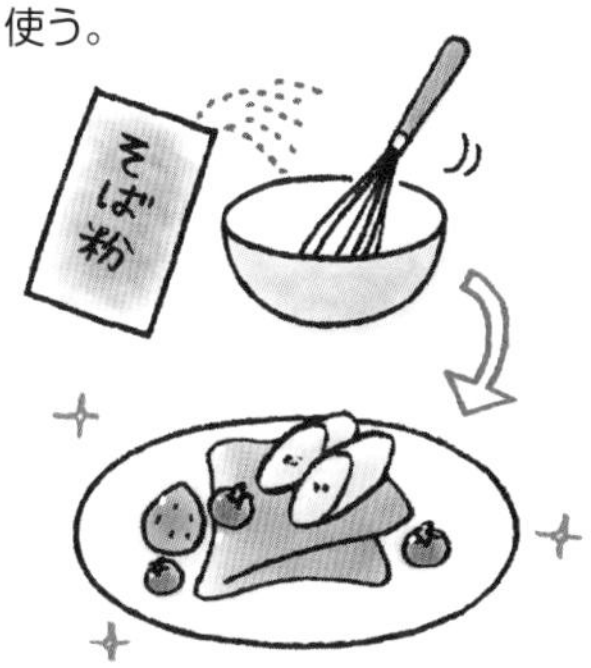


## ごはんや芋をとり入れて。米粉で代用できる料理も

主食はごはんを中心に、おやつは芋類やくだものなどを考えます。

パンやめん類の代替には、米粉やとうもろこし粉を使った食品を選びます。ただし、これらに小麦のアレルゲンであるグルテンが含まれる場合もあるので、かならず食品表示をチェックして、小麦不使用のものを選びます。めん類は、米粉原料のビーフンやフォーを利用してもよいでしょう。

小麦粉を使う料理は、ほかの粉類を使って作ることができます。

揚げ物の衣やつなぎなどには米粉やかたくり粉、ホワイトソルガム（たかきび）粉などを、フライの場合は小麦不使用のパン粉やコーンフレーク、米粉で作られたあられなどが使えます。

ギョーザや春巻きを作る場合は、米粉のみで作られた皮が市販されています。カレーは、特定原材料不使用のカレールーや、カレーパウダー（スパイスのみのもの）と米粉で手軽に作ることができます。

原因食物別
対応ポイント
4

# 卵・牛乳・小麦以外の場合は？

## 除去が必要な食品の種類と量を正しく把握

鶏卵・牛乳・小麦以外に、原因食物の頻度が高いのは、ナッツ類、野菜・くだもの、甲殻類（エビ・カニ）、などです。ただし、これらは食品の種類も多く、食べられないものには個人差があります。

たとえば、特定の野菜やくだものに症状があっても、すべての野菜・くだものが食べられないわけではありません。また、原因食物でも加熱・加工したものは食べられる場合もあります。医師の指示にもとづいて、除去が必要な食品の種類と量を知っておくことがたいせつです。

特定原材料7品目以外の食物は、加工食品に微量含まれていても、パッケージに記載されない場合がある（表示義務がない）ので注意します。

### 大豆アレルギーの場合

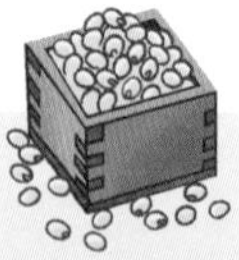

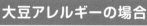

**除去または注意する食品**

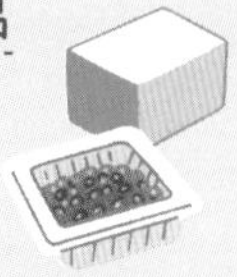

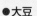

- 大豆
- 豆腐、油揚げ、納豆、豆乳などの大豆加工品
- 大豆たんぱく質入りの食品（菓子、練り製品など）

**ポイント**

- ほかの豆類の除去が必要な場合は少ない。
- 大豆油は、加工時にたんぱく質がほぼ除かれるため、基本的に除去の必要はない。
- 納豆のみや豆乳のみに症状をもつことがある。

### 落花生アレルギーの場合

**除去または注意する食品**

- 落花生（ピーナッツ）
- ピーナッツバター、ピーナッツクリーム、ピーナッツオイル
- ピーナッツを使った食品（菓子、ジーマミー豆腐、調味料など）

**ポイント**

- 落花生はマメ科の植物。落花生アレルギーでも、樹木の種子であるほかのナッツ類までまとめて除去する必要はない。個別に確認する。

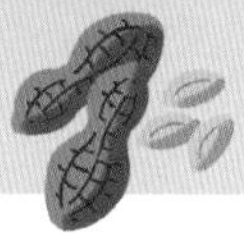

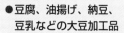

### 甲殻類アレルギーの場合

**除去または注意する食品**

- エビやカニ
- エビやカニを使った食品（菓子、調味料、スープなど）

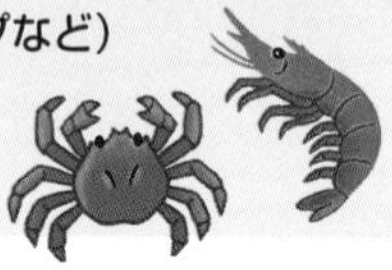

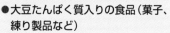

**ポイント**

- エビとカニの両方にアレルギーをもつ人は7割程度。
- 食物依存性運動誘発アナフィラキシーの原因食物として頻度が高い。

## 魚アレルギーの場合

除去または注意する食品

●特定の魚

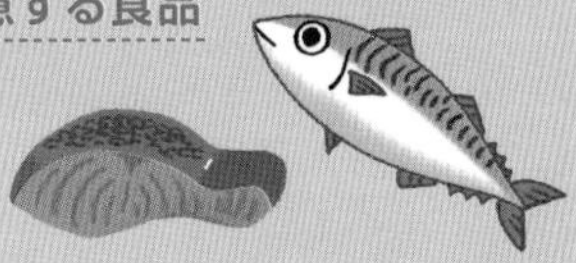

ポイント

●かつお節や煮干しでとっただしは食べられることが多い。
●すべての魚の除去が必要でなく、専門医と相談して食べられる魚を選択できるとよい。

## 魚卵アレルギーの場合

除去または注意する食品

●特定の魚卵(イクラが多い)

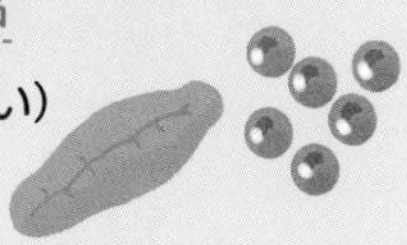

ポイント

●市販のおにぎりやちらしずし、海鮮サラダなどに混入する場合があるので注意する。

## ナッツ類のアレルギーの場合

除去または注意する食品

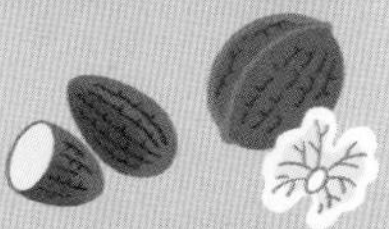

●特定のナッツ類
(くるみ、アーモンド、
カシューナッツ、ココナッツ、ピスタチオ、ヘーゼルナッツ、マカデミアナッツなど)
●ナッツ類を使った食品(菓子、シリアル、ドレッシングなど)

ポイント

●原則として、アレルギーの原因と特定されたものだけを除去するが、くるみの場合はペカン、カシューナッツの場合はピスタチオに対しても注意が必要。
●洋菓子にはパウダー状のものが使われることがあるため、かならず原材料を確認する。原材料以外に微量含む場合には、表示されないこともある。

## そばアレルギーの場合

除去または注意する食品

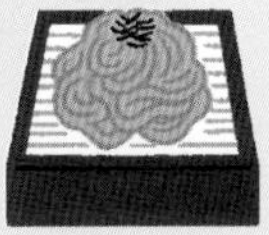

●そばやそば粉
●そばやそば粉を使った食品
(菓子、そば茶、パン、ガレットなど)

ポイント

●そばアレルゲンは水にとけやすく、熱に強いため、そばをゆでた湯で、ほかの食材を調理しない。
●そば殻を吸い込むことで症状を引き起こすことがある。

## 野菜・くだもののアレルギーの場合

除去または注意する食品

●特定のくだものや野菜

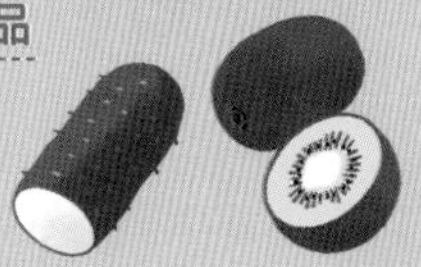

ポイント

●口腔アレルギー症候群(花粉 - 食物アレルギー症候群)の原因食物となることが多い。
●加熱調理した野菜やくだもの、加工品や調味料は食べられることが多い。
●食べられるくだものや野菜から、ビタミン・ミネラル、食物繊維をとるよう心がける。

## ごまアレルギーの場合

除去または注意する食品

●いりごま(粒ごま)、すりごま、練りごま、ごまペースト
●ごまを使った食品(菓子、ふりかけ、ドレッシングなど)
▲ごま油

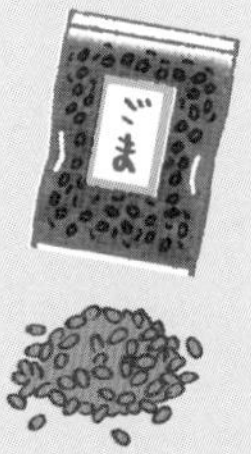

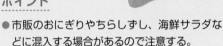

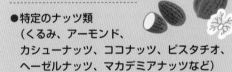


ポイント

●ごま油は食べられる場合が多いが、医師に確認する。

※原因食物を制限する範囲や量は個人差があるので、医師の指導に従ってください。

コツをつかんで無理なく！

# 調理中の混入、どう防ぐ？

## 原因食物を入れる前にとり分けて作る

原因食物を加える前の段階までは、家族の分といっしょに調理してかまいません。原因食物を加えてからとり分けるのはNG！

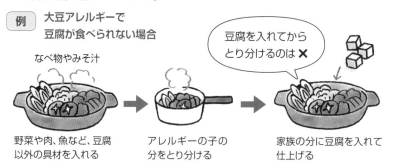

**例** 大豆アレルギーで豆腐が食べられない場合

豆腐を入れてからとり分けるのは ✕

なべ物やみそ汁

野菜や肉、魚など、豆腐以外の具材を入れる → アレルギーの子の分をとり分ける → 家族の分に豆腐を入れて仕上げる

## 家族の分も原因食物を使わないメニューにする

メニューに原因食物を使わないようにくふうすれば、家族全員で同じものが食べられます。アレルギーをもつ子どもの分を分けて作る必要がなく、原因食物が混入する心配もありません。⇒［PART6］のレシピも参考に！

**例** 特定原材料不使用のカレールーを使う

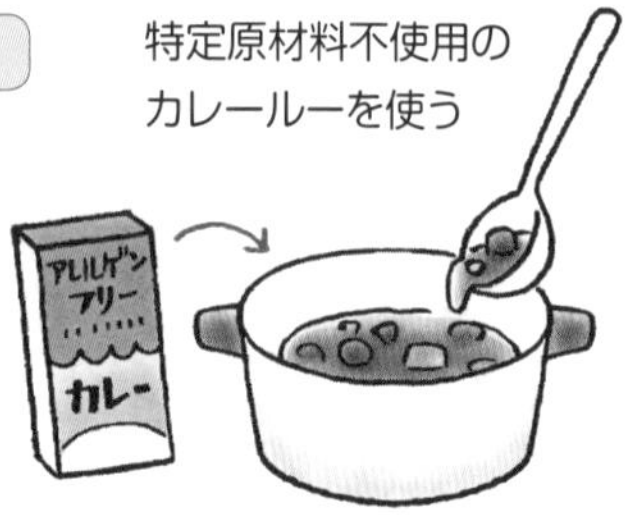


小麦粉・パン粉代わりに、米粉や小麦不使用のパン粉を使う

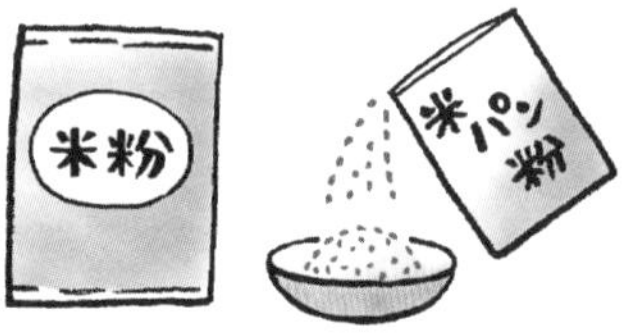


### 無理せず続く方法で毎日の食事作りを

家族の食事に原因食物を使う場合は、食物アレルギーをもつ子どもの分を別に作る必要があります。

最初から最後まで、別々に作るのは、時間もかかり、毎日続けるのは大変です。途中までいっしょに作り、原因食物を入れる前にとり分けて別々に仕上げるとよいでしょう。混入を防ぐために、かならず原因食物を加える前に分けるのがポイントです。

家族みんなで原因食物を使わないメニューを食べるのもおすすめです。みんなで同じものを食べられて子どもも喜び、調理の手間が減ってグッと楽になります。本書のＰＡＲＴ６では、そのようなレシピを紹介しています。食事作りは毎日のことなので、なるべく楽にできるくふうをするとよいでしょう。

## ゆで汁や揚げ油は、使う順番に注意！

ゆでたり揚げたりする調理では、ゆで汁、揚げ油に原因食物が混入してしまいます。原因食物を含むものと除去したものを、同時に調理するのは NG！ 原因食物を使わないものを先に調理しましょう。

例

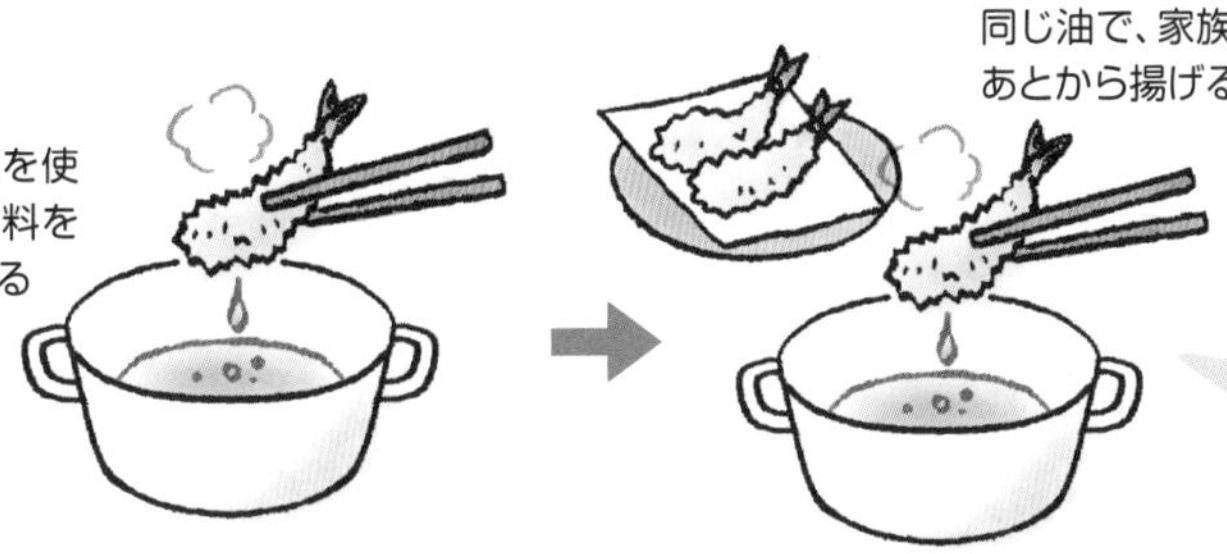
原因食物を使わない材料を先に揚げる
同じ油で、家族の分はあとから揚げる

めん類など、なるべく同時に仕上げたい場合は、なべを分けてゆでましょう。

## 調理器具や食器類はきちんと洗う！

調理器具は、医師から特に指示がなければ、同じものを使って OK です。食器類も使い分けなくて大丈夫。ただし、原因食物が残らないように、きちんと洗って使いましょう。

食器類は、使うものを決めておくと、ほかの家族の食事と区別しやすいので安心です。

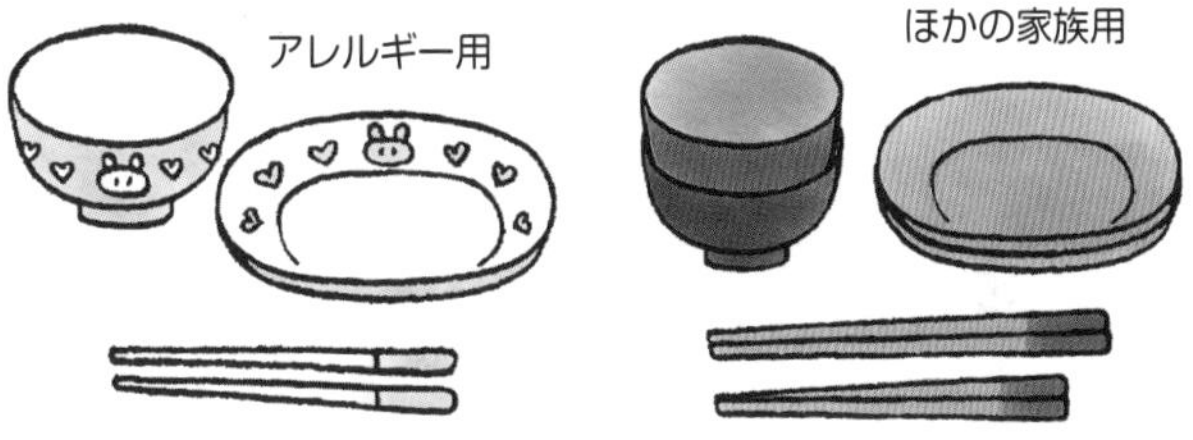
アレルギー用
ほかの家族用

アレルギー用の食事を先に盛りつけて、ラップなどでふたをしておくと、原因食物が誤って入るのを防げます。

## 「ゆでる」「揚げる」はアレルギー対応のものから

家族の食事と食物アレルギーの子どもの食事を分けて調理する場合、ゆで汁や揚げ油の扱いにも注意しましょう。そばと同じ釜でゆでたうどんを食べて、そばアレルギーの症状が出ることがあります。揚げ油も同様です。原因食物の混入による誤食を避けるために、食材をゆでたり揚げたりするときは、先に食物アレルギーの子どもの分を調理してから、家族の分を調理しましょう。

まな板、包丁、なべなどの調理器具については、特に医師から指示がなければ、基本的に同じものを使っても問題ありません。原因食物が残らないように気をつけて洗います。

食器、はし、スプーンなどについても同じで、重症な子どもでない限り、家族と使い分けなくてもかまいません。ただ、食物アレルギー専用の食器が決まっているほうが、ほかの家族の食事と区別がつきやすく、とり違えを防げるというメリットがあります。

予期せぬ誤食を防ぐために…

# 市販品はアレルギー表示を確認！

## アレルギー表示がある食品・ない食品

### アレルギー表示の義務がある

あらかじめ箱や袋、
缶、びん、ペットボトルなどで
包装されている加工食品

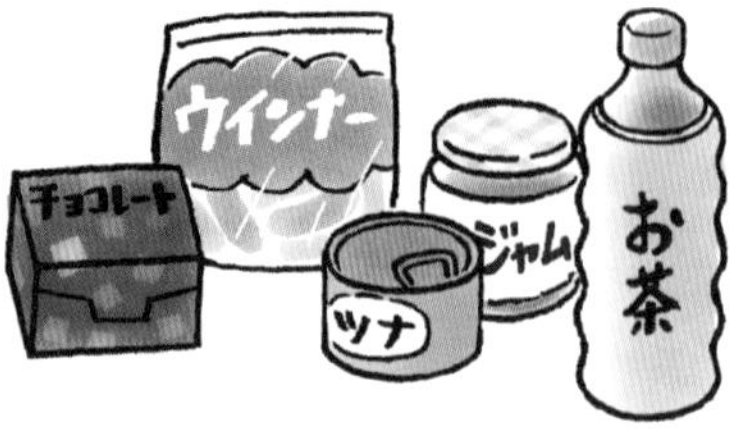


### アレルギー表示の義務がない

飲食店で提供される料理

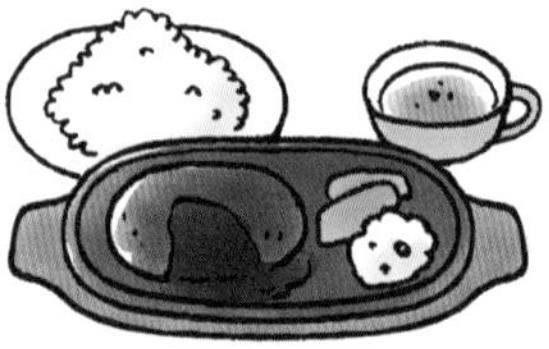

小売店で対面販売されている
お惣菜、パン、ケーキなどの菓子類

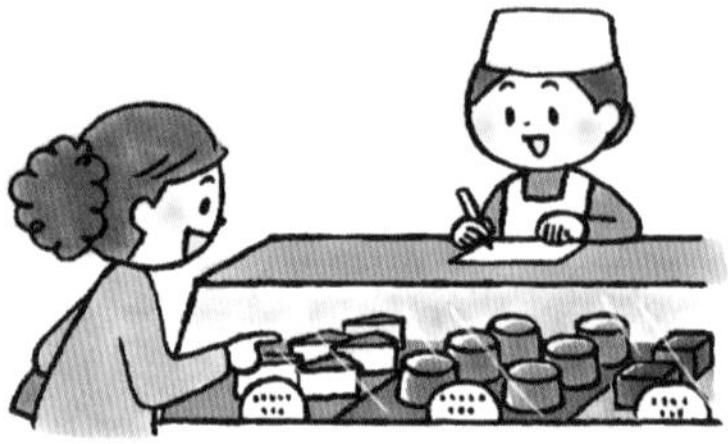

これらの食品の原材料については、お店の人に直接聞いて確認することになります。

スーパーで
量り売り
されている惣菜

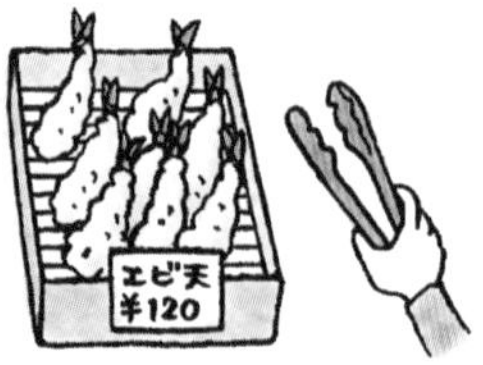


### 表示義務があるのは特定原材料7品目だけ

容器包装された加工食品は、アレルギー物質が含まれている場合、それを表示するよう定められています。加工食品でも、店頭で量り売りされている惣菜や、飲食店で提供される料理には表示義務がありません。

かならず表示しなければならない食品は、「卵、乳、小麦、えび、かに、そば、落花生」の7品目で、これを「特定原材料」といいます。そのほか、69ページにあげた21品目は表示が推奨されています。これらは表示されない場合もあるので、知りたいときには、製造・販売会社への問い合わせが必要となります。

また、いつも購入している商品であっても、予告なく原材料が変更されるときがあります。購入ごとに表示の確認を行ないましょう。

## 表示されるアレルギー物質

### 特定原材料７品目

表示の義務があるため、かならず表示される

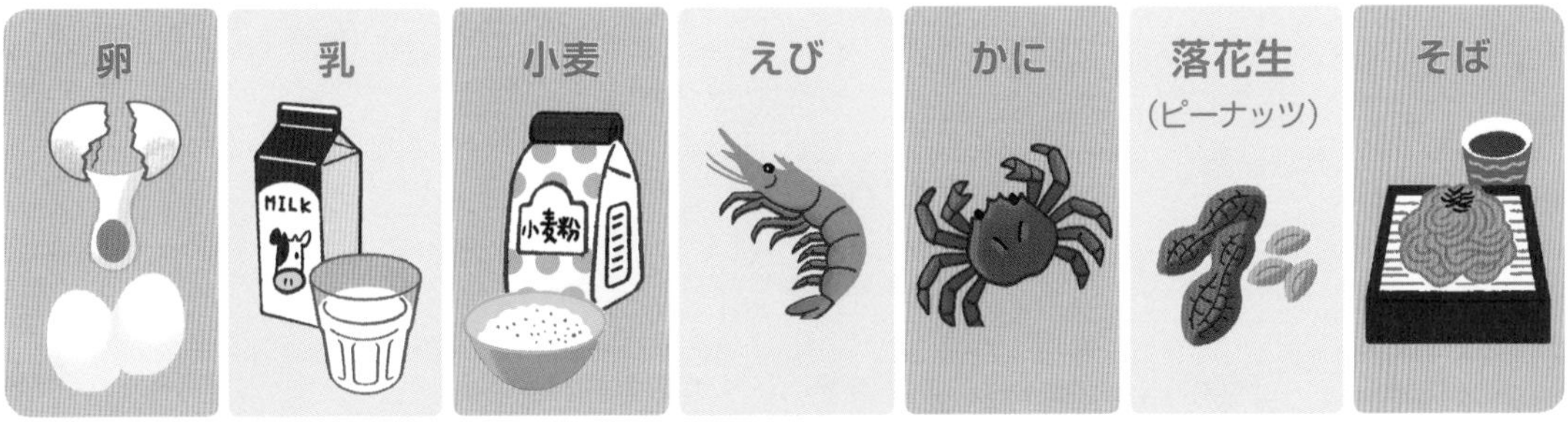
卵
乳
MILK
小麦
小麦粉
えび
かに
落花生
（ピーナッツ）
そば

### 特定原材料に準ずるもの２１品目

表示が推奨されている（表示されないことがある）

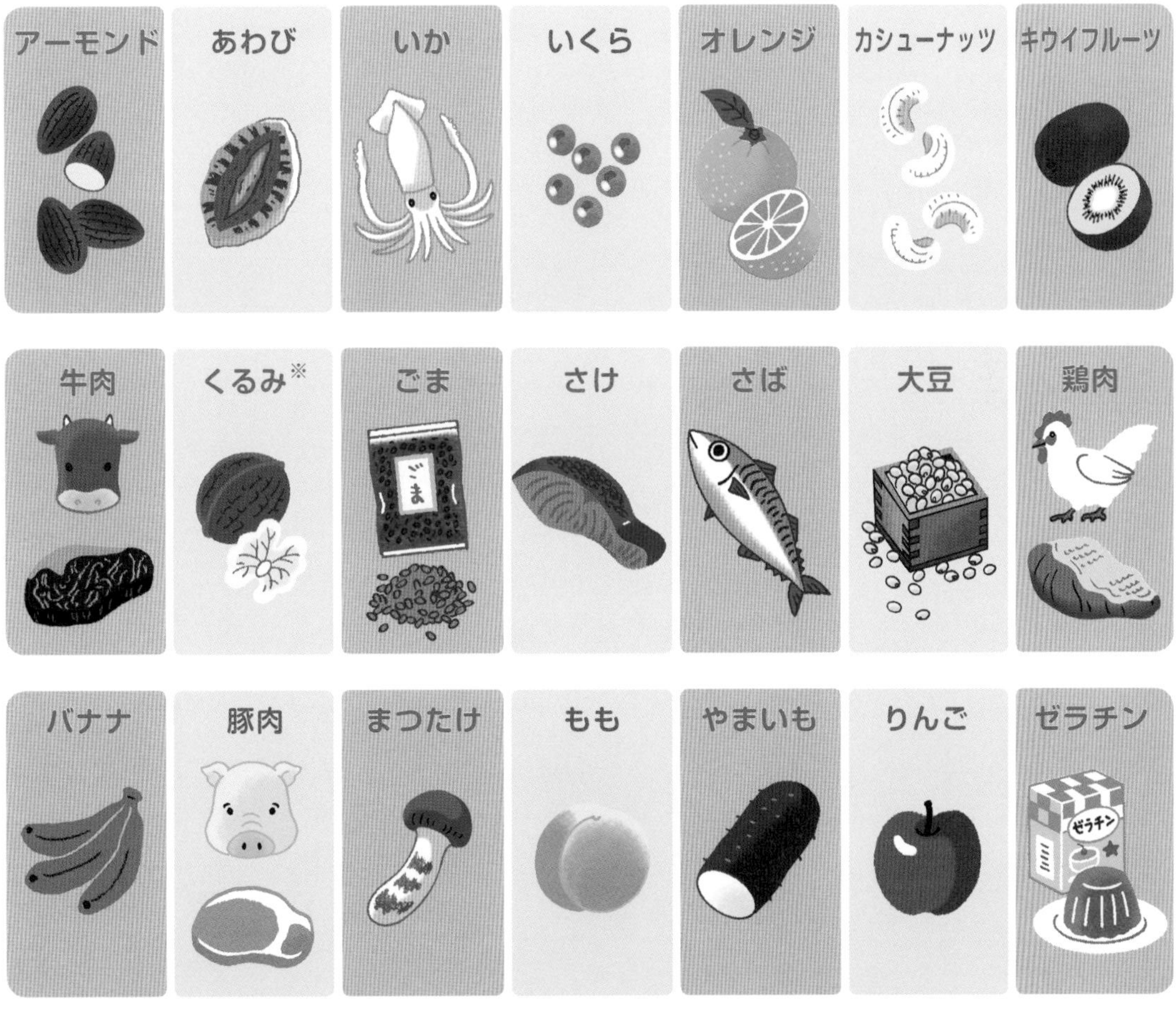
アーモンド
あわび
いか
いくら
オレンジ
カシューナッツ
キウイフルーツ
牛肉
くるみ※
ごま
ごま
さけ
さば
大豆
鶏肉
バナナ
豚肉
まつたけ
もも
やまいも
りんご
ゼラチン
ゼラチン

※くるみについては、特定原材料に加える準備が進められているところです（2021年3月現在）。

チェックを習慣づけよう！

# アレルギー表示、どこをどう見る？

## アレルギー表示の例

**基本はコレ！**

**個別表示**

個々の原材料や添加物ごとにアレルゲンが表示される個別表示が基本です。

原材料（おかず）ごとにアレルゲンを表示

| | |
|---|---|
| 名称 | バラエティ弁当 |
| 原材料名 | ごはん、鶏から揚げ（小麦・大豆を含む）、煮物（里芋、にんじん、ごぼう、しいたけ）、焼きザケ、スパゲティ（小麦・卵を含む）、肉団子（豚肉・大豆・小麦を含む）、ポテトサラダ（卵・大豆を含む）、漬物、黒ごま |
| 添加物 | 調味料（アミノ酸等）、pH 調整剤、グリシン、着色料（カラメル、赤 102）、香料、乳化剤（大豆由来）、膨張剤、保存料（ソルビン酸 K） |

アレルゲンは添加物にも表示されます

**場合によってはこの形も**

**一括表示**

表示スペースが限られる場合や、多品目で成り立っている食品などは、原材料名などの最後にまとめて表示する「一括表示」も認められています。

| | |
|---|---|
| 名称 | バラエティ弁当 |
| 原材料名 | ごはん、鶏から揚げ、煮物（里芋、にんじん、ごぼう、しいたけ）、焼きザケ、スパゲティ、肉団子、ポテトサラダ、漬物、黒ごま（一部に小麦・大豆・卵・豚肉を含む） |
| 添加物 | 調味料（アミノ酸等）、pH 調整剤、グリシン、着色料（カラメル、赤 102）、香料、乳化剤（大豆由来）、膨張剤、保存料（ソルビン酸 K） |

原材料名の最後にアレルゲンを一括で表示

### 欄外の「注意喚起表示」について

食品を製造する過程で、特定原材料等が混入するリスクが否定できない場合、原材料欄の外に、「注意喚起表示」をすることがすすめられています。一般的に、医師の指示がない場合は、注意喚起表示があっても原材料に原因食物が使われていなければ食べることができます。判断に迷う場合は、医師に相談しましょう。

**注意喚起表示の例**

「本品製造工場では小麦、卵を含む製品を生産しています。」
「本製品で使用しているシラスは、かにが混ざる漁法で採取しています。」

## 「個別表示」でも、省略に注意する

**個別表示でも、同じ特定原材料名がくり返し出てくる場合は、２回目以降、省略することが認められています。**

**省略しない表示例**

大豆と小麦はくり返し出てきますが（点線で囲んだ部分）、省略せず原材料ごとに表示してあります。

| | |
|---|---|
| 名称 | ポテトチップス |
| 原材料名 | じゃが芋（遺伝子組み換えでない）、植物油、デキストリン、粉末しょうゆ（大豆・小麦を含む）、チキンエキスパウダー（乳・豚肉を含む）、食塩、オニオンパウダー、たんぱく加水分解物、香味油（大豆・小麦を含む）調味料（アミノ酸等）、香料（大豆・小麦・りんご由来）、香辛料抽出物 |

**省略した表示例**

大豆・小麦がくり返し出てくるため、２回目以降の、香味油や香料での表示が省略されています。

| | |
|---|---|
| 名称 | ポテトチップス |
| 原材料名 | じゃが芋（遺伝子組み換えでない）、植物油、デキストリン、粉末しょうゆ（大豆・小麦を含む）、チキンエキスパウダー（乳・豚肉を含む）、食塩、オニオンパウダー、たんぱく加水分解物、香味油調味料（アミノ酸等）、香料（りんご由来）、香辛料抽出物 |

表示が省略されているため、表示を見ただけでは、香味油や香料に大豆・小麦が含まれることがわからない。

## 原材料名の欄をチェック。表示の省略に注意

加工食品などに使われている原因食物は、原材料名や添加物の欄を見ればわかります。原材料や添加物ごとに、「(大豆を含む)」などその名称が表示されています。このような表示方法を個別表示といいます。ただし、表示のスペースが小さい場合などは、原材料名の最後に「(一部に小麦粉、卵、大豆を含む)」というように、一括表示してよいことになっています。

また、個別表示でも、何度も同じ特定原材料名が出てくる場合は、2回目以降、省略できるので、見落としがないように注意が必要です。たとえば上の例の場合、「省略した表示例」では、香味油や香料に大豆・小麦が含まれていることはわかりません。小麦アレルギーはあるが、しょうゆは問題なく食べられるというときには、判断が難しくなります。

重い症状がある場合で、多品目から成る加工食品を選ぶ場合は、慎重に考えるべきでしょう。

知っておこう！
いろんな表記

# 食べてOK？わかりづらい表示

## 特定原材料の表記いろいろ

「特定原材料名」以外にも、下のような表記が認められています。

| 特定原材料名 | 代替表記 | 特定原材料名や代替表記を含む表記の例 |
|---|---|---|
| 卵 | 玉子、たまご、タマゴ、エッグ、鶏卵、あひる卵、うずら卵 | ゆで卵、厚焼き玉子、ハムエッグ |
| 乳 | ミルク、バター、バターオイル、チーズ、アイスクリーム | 乳糖、乳たんぱく、生乳、牛乳、濃縮乳、加糖れん乳、調製粉乳、アイスミルク、ガーリックバター、プロセスチーズ |
| 小麦 | こむぎ、コムギ | 小麦粉、こむぎ胚芽 |
| えび | 海老、エビ | エビ天ぷら、サクラエビ |
| かに | 蟹、カニ | 上海がに、マツバガニ、カニシュウマイ |
| 落花生 | ピーナッツ | ピーナッツバター、ピーナッツクリーム |
| そば | ソバ | そばがき、そば粉 |

### さまざまな表記で表示されるアレルゲン

アレルギー表示でわかりづらいのが、特定原材料等の表記の仕方にばらつきがあることです。たとえば「卵」の場合、「玉子」「エッグ」という言葉で表しても、特定原材料と同じだとわかるため、これらの表記が認められています（代替表記）。また、「ハムエッグ」「厚焼き玉子」のように、特定原材料名や、その代替表記を含む表記も、卵を用いた食品であることが理解できるとして、代わりの表記が認められています。

牛乳・乳製品については、特に注意が必要です。代替表記として「バター」「チーズ」「アイスクリーム」などが認められていて、「乳」の文字を含まない名称で表記される場合があるからです。さまざまな表記があることを知って、見落とさないように注意しましょう。

## 食べてもよいか迷う表示の例

症状の程度によって、注意すべき表示が異なります。医師の指示に従いましょう。

### 卵アレルギーの場合

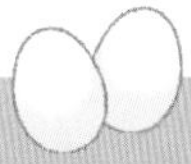

**レシチン** アレルギー表示を確認

卵黄や大豆を原料とする乳化剤。「レシチン（卵由来）」と表示されているものは食べられない。「レシチン（大豆由来）」と表記されている場合は除去不要。

**卵殻カルシウム** 食べてOK!

卵の殻を原料としているが、鶏卵のたんぱく質は含まないとされるため、一般的に除去の必要はない。

### 小麦アレルギーの場合

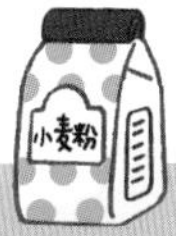


**グルテン** 除去が必要！

小麦の主要なたんぱく質であるため、食べられない。

**でんぷん** アレルギー表示を確認

食品加工用や食品添加物として使用される場合がある。「（小麦を含む）」「（小麦由来）」と表記されているものは避ける。

**大麦、ライ麦、えん麦、ハト麦** 医師に確認

すべての麦類で症状が出る人は少ない。医師に確認を。

**麦芽糖** 食べてOK!

おもに、とうもろこしやじゃがいもを原料とする。「（小麦由来）」の表記がなければ食べられる。

### 牛乳アレルギーの場合

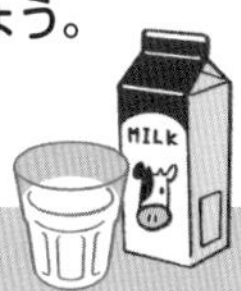


**ホエイ、カゼイン** 除去が必要！

いずれも牛乳に含まれるタンパク質なので、除去が必要。ホエイパウダー、カゼインナトリウムなどの名称で表示されることもあるが、いずれも「（乳由来）」と表記される。

**乳糖** 医師に確認

食べられる場合が多いが、まれに症状が出る人もいるので医師に確認が必要。

**乳酸菌、乳酸カルシウム、乳化剤** ※「（乳由来）」の表記がないもの 食べてOK!

「乳」とつくが、牛乳由来ではないため食べられる。ただし、「乳酸菌飲料」は乳製品なので食べられない。

**ココナッツミルク、アーモンドミルク、カカオバター** 食べてOK!

「ミルク」「バター」とつくが、牛乳以外の原材料から作られているので、食べられる。

### 原因食物から作られる調味料は食べてもよい？

- しょうゆ・みそには原材料として大豆や小麦が使われているが、製造過程で大豆・小麦たんぱく質が分解されるため、多くの場合、除去の必要はない。
- 穀物酢には原材料として小麦が使われているが、上記と同様、多くの場合、除去の必要はない。

必要事項は事前に確認して

# 食物アレルギーでも外食したい！

## 外食するときの心得

### アレルギー対応メニュー店を選ぶ

インターネットなどで、アレルギー対応メニューを提供している店を調べましょう。使われている食材など、メニューの内容も事前にチェック。

アレルギー表示があっても、調理過程のアレルゲン混入防止が徹底されているとは限らないので注意！

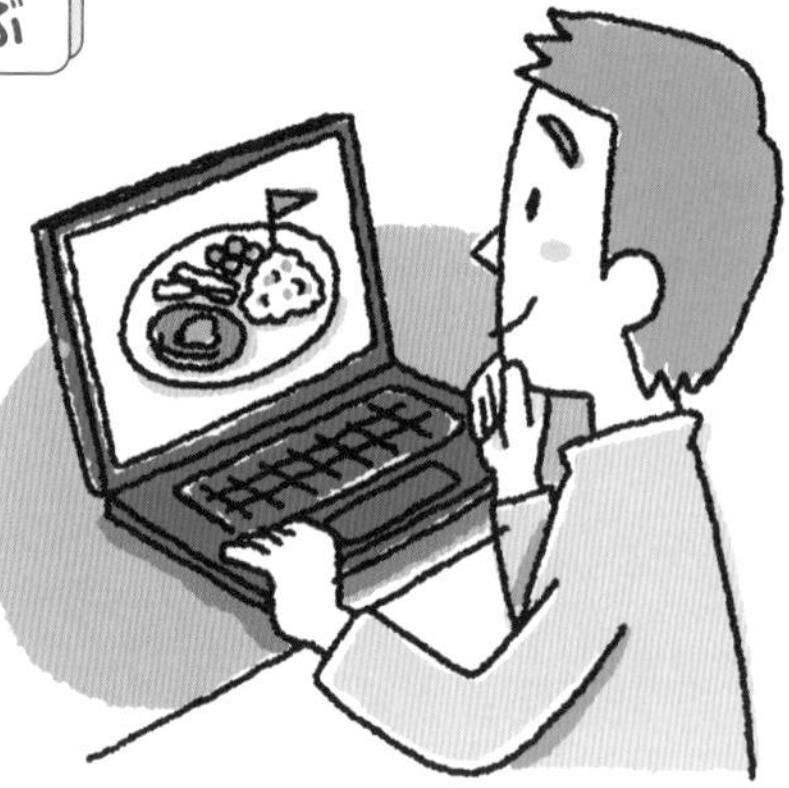

### 食物アレルギー対応の担当者がいる店を選ぶ

食物アレルギー対応の担当者を配置しているかを店に問い合わせます（できれば2名以上いるのが望ましい）。来店日に、担当者が出勤していることも確認しておきましょう。

事前に担当者とメニューについて打ち合わせをしておくと安心！

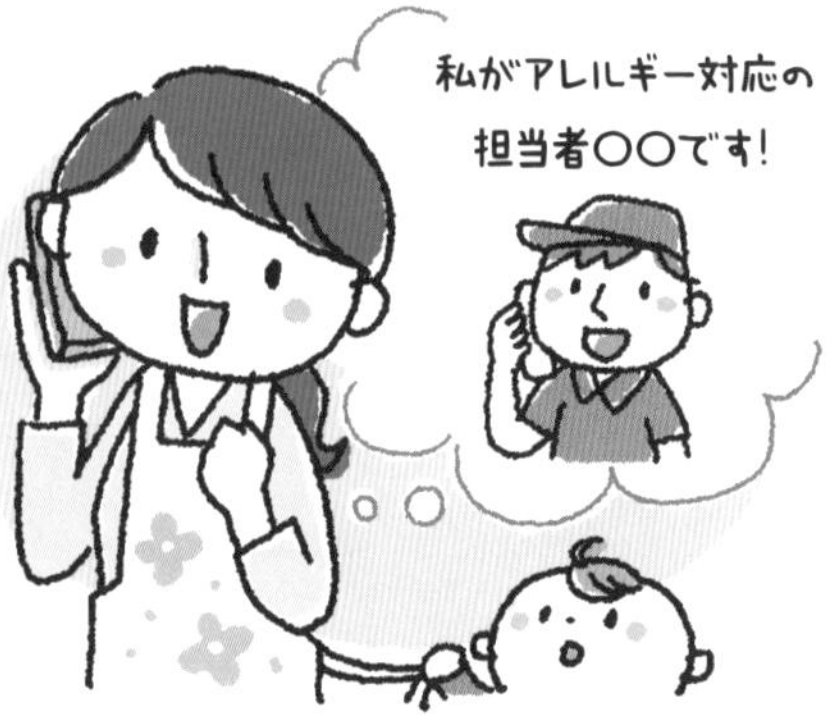


## 外食をするときの店の選び方や準備は？

飲食店の場合、使われている材料などを直接、店員に確認できるという理由から、アレルギー表示の義務がありません。最近は、メニューにアレルギー表示をしたり、アレルギー対応メニューを提供したりする店も増えています。インターネットなどで探すとよいでしょう。さらに、専門的な研修を受けた食物アレルギーの担当者がいる店であれば理想的です。

ただし、食物アレルギー対応をうたう店でも、知識や対策が充分であるとは限りません。リスクを完全には否定できないことを理解しておきましょう。重症の子どもの場合は、特に慎重に考え、ある程度耐性がつくまでは外食をしないことも一つの選択です。医師に相談のうえ、無理のない範囲で考えましょう。

## 混入のリスクがあることを理解しておく

アレルギー対応メニューを提供している店でも、食物アレルギーの知識や対策が充分ではないことがあります。

食材の仕入れから保管、調理器具や食器、提供まで、すべて別扱いの店は非常に少ないです。また、厨房環境での混入も避けることができないのが一般的です。調理スタッフのミスで原因食物が対応メニューに使用されることもあります。

原因食物混入のリスクがゼロではないことを理解して、薬を持参するなど備えておくことがたいせつです。

## 万が一に備えて、薬を持参

もし症状が出てしまったときのために、内服薬や注射薬を処方してもらい、持参しましょう。お店の近くの救急病院も確認しておくこと。

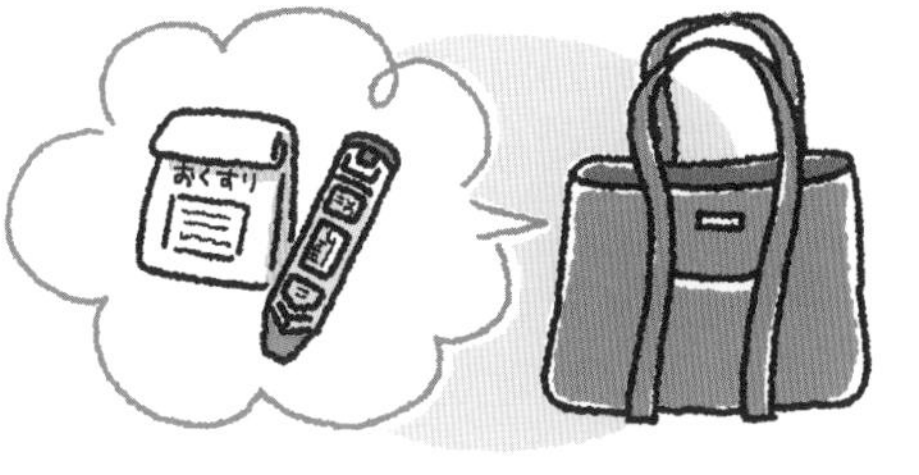
おくすり

### 旅行を楽しむための準備や注意は?

家族旅行を安心して楽しむためには、事前の計画・準備がたいせつです。

まず、食物アレルギー対応の用意があるホテルやレストランを探して、旅行先を選びましょう。インターネットなどで調べて目星をつけたら、電話をして、どのような対応が可能なのか、直接相談してみるとよいでしょう。旅行先の救急病院の場所や連絡先も確認しておくと安心です。

当日は、移動中の食事に注意。サービスエリアの屋台やフードコートの食品は、原因食物が混入するリスクが高いので、家庭から食べられる食事を持参しましょう。

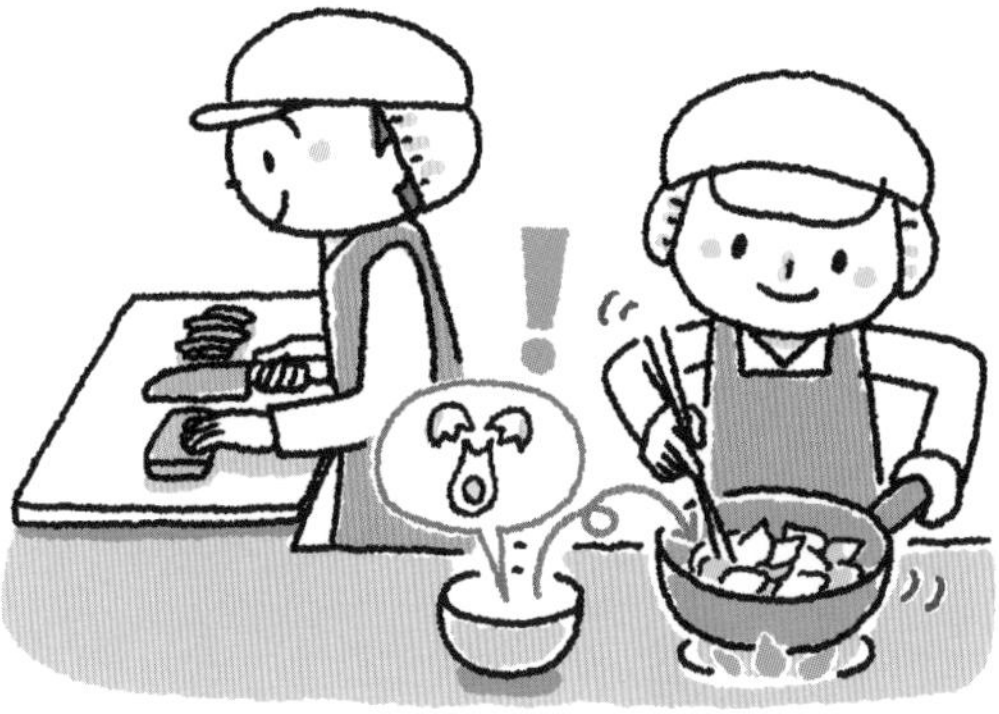

## 当日も、メニューの内容を確認

来店したときにも、直接、選んだメニューに使われている食材や調理過程の対策などについて再確認しましょう。

食事をする席に原因食物が残っていることもあります。

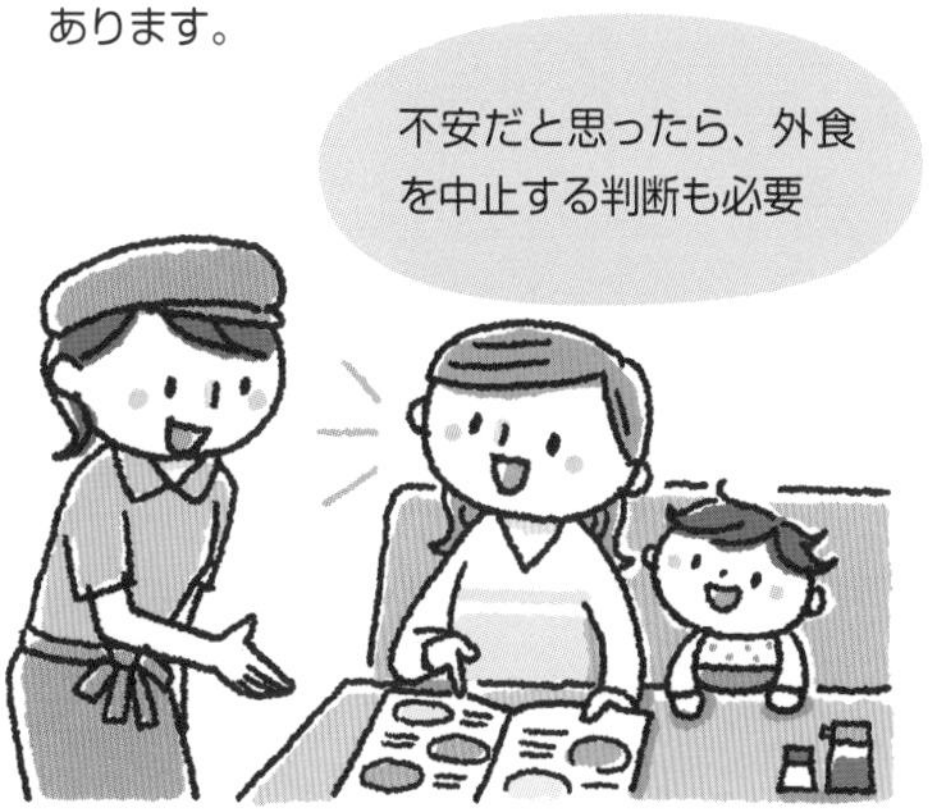
不安だと思ったら、外食を中止する判断も必要

## 家庭で作った弁当を持ち込んで食べる方法も

店のアレルギー対応に不安がある場合などは、弁当を持ち込んで食べるという方法もあります。店には事前に了承を得ておきましょう。

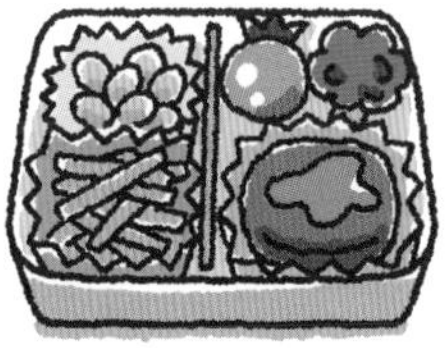

子どもの心に寄り添って

# 教育や心のケアもたいせつに…

## 子どもに教えたいことは？

### 2～4歳の子どもには……

#### 食べ物をもらったときは、食べてよいか確認しよう

保護者以外の人からもらった食べ物は、食べる前に、食べてもよいか保護者に確認する習慣を身につけさせる。

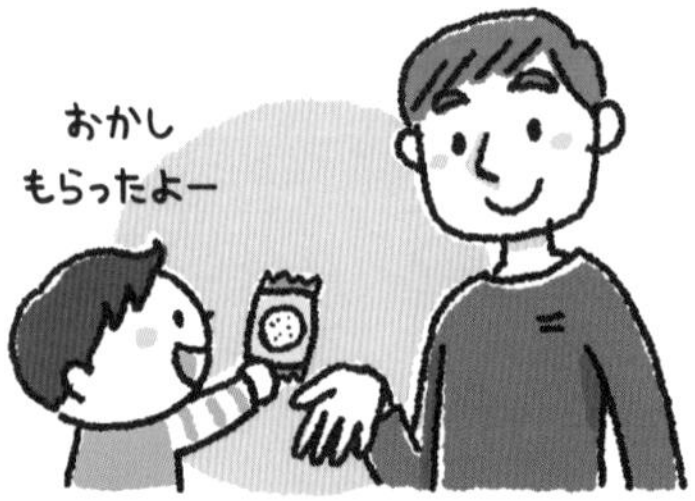
おかし
もらったよー

#### 調理しているときは、キッチンに入らない！

原因食物を口にしたり、さわったり、吸い込んだりするリスクがあるので、台所には近づかないように伝える。

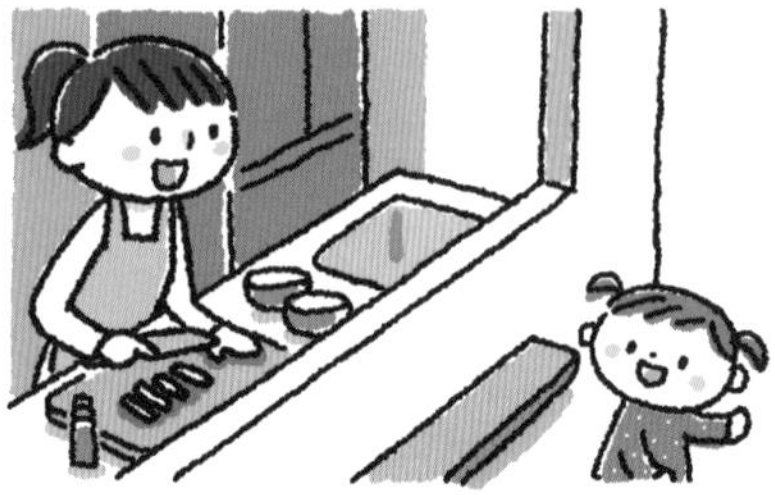

### 成長に応じて……

#### 「食物アレルギー」がどんな病気なのかを教える

本人の成長をみながら、食物アレルギーについても説明をする。

- 食物アレルギーとはどんな病気か
- 食べてはいけないものはなにか
- 食べるとどんな症状が出るのか
- 食べ物をもらったときにはどう答えるのか

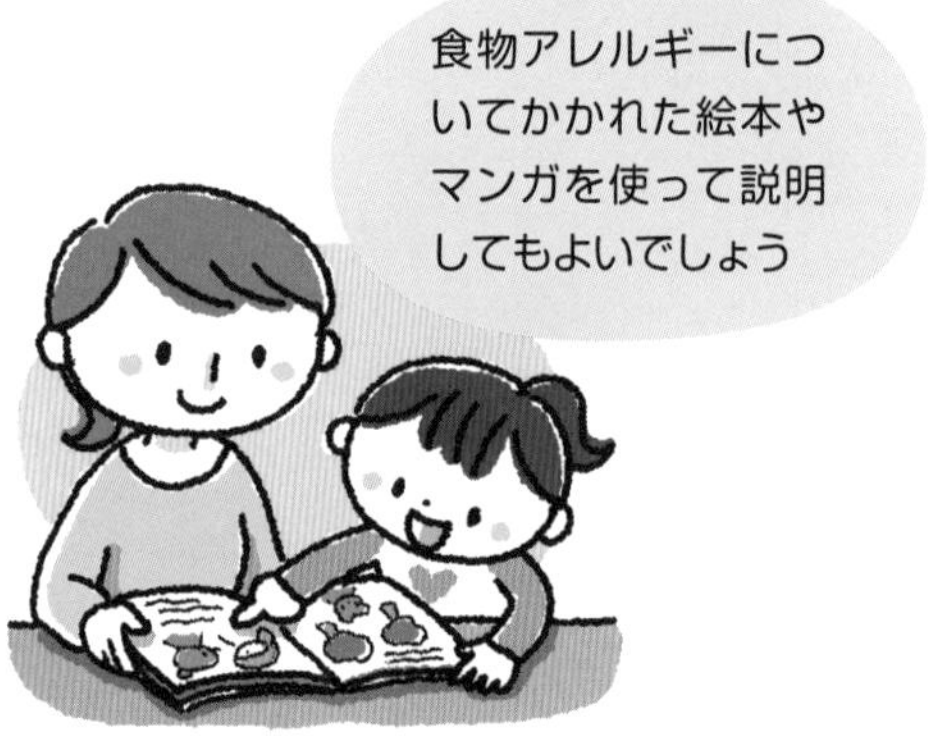
食物アレルギーについてかかれた絵本やマンガを使って説明してもよいでしょう

## 事故を防ぐ教育とともに、食事を楽しむこともたいせつ

子どもが成長するとともに、保護者の目が届かない場所で食べ物を口にする機会が増えます。家庭外での誤食を防ぐために、本人に食物アレルギーについて教えていきましょう。医師や栄養士から食事の指導を受けるさいに、子どももいっしょに話を聞くと、本人が病気の理解を深めるのに役立ちます。

子どもが食事に対してネガティブな印象をもたないようにすることもたいせつです。親が病気にばかり気をとられて不安そうにしていると、子どもも不安になりがちです。原因食物以外の食品や、加工食品などをじょうずに活用し、豊かな食事となるようにくふうをしてみましょう。そしてなによりも、家族とともに楽しく食卓を囲む時間を大事にしたいものです。

## こんなときどうする？　子どもへの接し方



### Q　原因食物を食べてもよいと言われたのに、怖がって食べてくれない

### A　家族以外の大人や、同じ経験をもつお子さんの話を聞く機会を設けてみて

無理強いは逆効果です。嫌がる原因に耳を傾けてあげましょう。家族だけでなく、医師や看護師、管理栄養士などから話をしてもらう方法があります。大人の視点が加わることで、「みんなが言うなら、食べてみようかな」と気持ちが変わることがあります。

また、同じ食物アレルギーをもつお子さんの体験談を聞くことで、「自分もがんばってみよう」という気持ちが芽生えることも。地域にあるアレルギーの患者の会やサークル、交流イベントなどを探して、参加してみるのもよいでしょう。

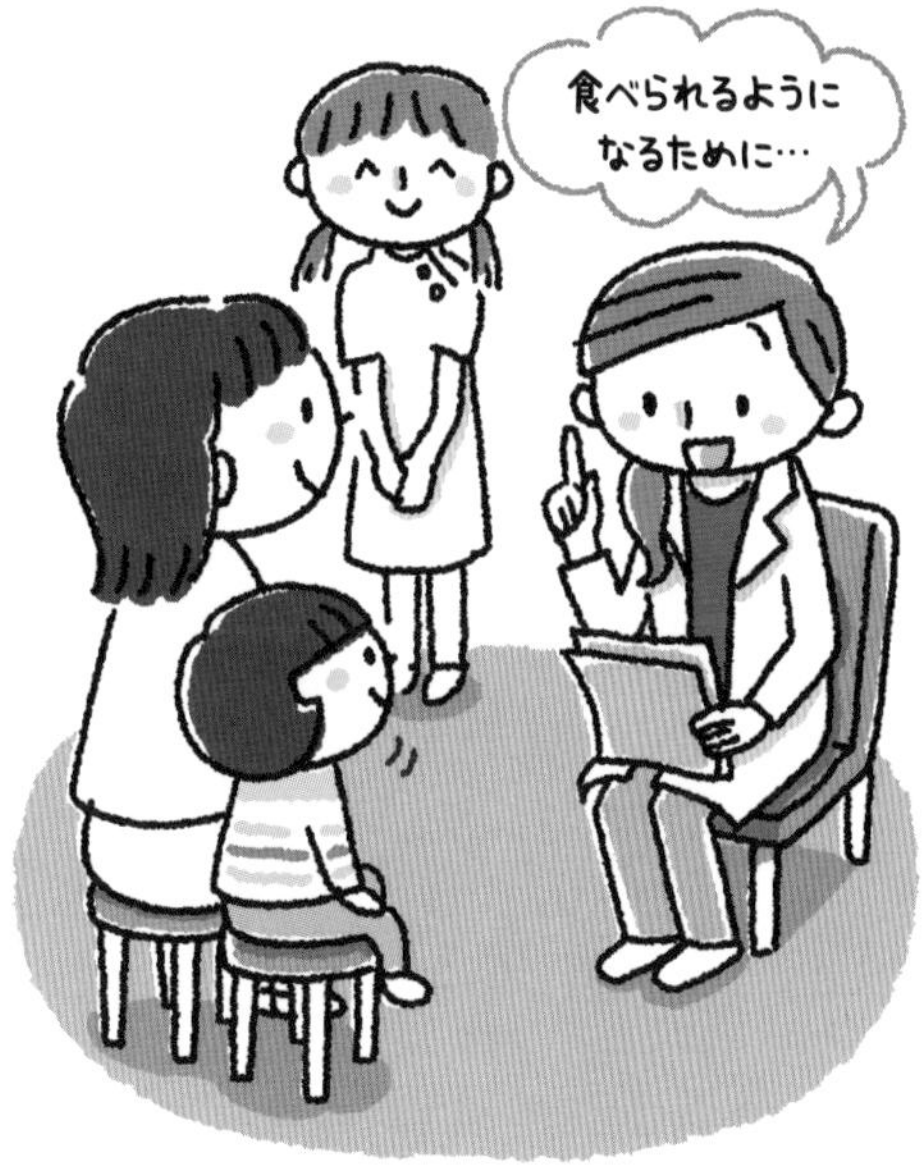


**こっそり食べ物に混ぜて食べさせてもいい？**

うまくいく場合もありますが、万が一症状が出てしまった場合、食事自体がこわくなってしまうこともあります。医師や管理栄養士に相談してみましょう。

### Q　きょうだいにはどう説明したらいい？

### A　家族みんなで話をして、食物アレルギーを知る機会を

きょうだいが話のわかる年齢になったら、家族みんなで食物アレルギーについて話す機会を作りましょう。なにを食べると、どんな症状が出るのか、「きょうだいの食事やおやつを分けてはいけない」など、注意すべきことを伝えます。そのさい、好き嫌いではなく、病気で食べられないのだということを説明することがたいせつです。

きょうだいや祖父母など家族全体が食物アレルギーについて理解していることは、家庭内での誤食やとり違えのリスクを減らし、子どものおやつや食事にかかわる大人の誤配を防ぐことにつながります。

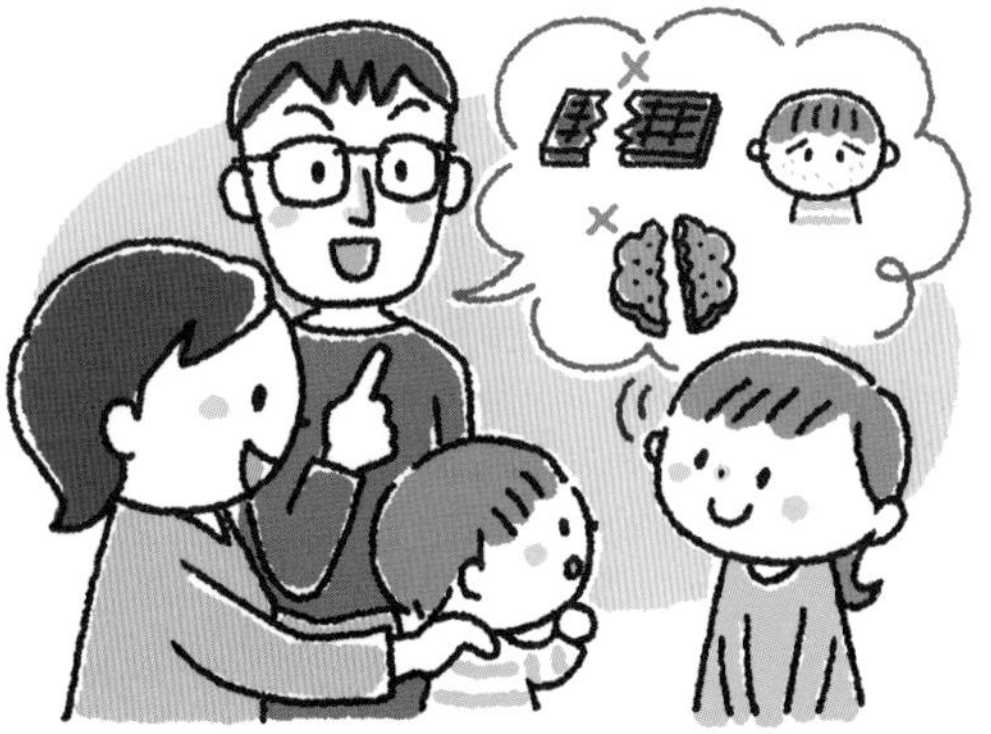

こんな事故にも要注意！

# 家庭での「ひやりはっと」事件簿

## case 1 症状が出る摂取量は体調によって変わる!?

（2歳　男児　牛乳アレルギー）

牛乳を少量なら飲めるようになっていたので、前回、問題がなかった量を与えました。すると、飲んで15分後に顔が赤くはれてしまったのです。その日はもともと体調が悪そうで、食欲がなかったのですが、医師にはそのせいだろうと言われました。

**アドバイス**

体調によって症状を誘発する量は変化することがあるので、体調が悪い日は注意しましょう。

## case 2 卵の加熱が不充分で症状が出た

（3歳　女児　卵アレルギー）

加熱した卵なら食べられるようになっていたので、スクランブルエッグを食べさせたところ、じんましんが出てしまいました。卵が中までしっかり加熱されていなかったようです。

**アドバイス**

非加熱の卵が食べられない場合は、加熱具合に気をつけましょう。オムレツやスクランブルエッグは中が半熟になることも多いので要注意。たこ焼きやホットケーキなどの卵を使った料理も中まで完全に火を通しましょう。

## case 3 お姉ちゃんの食べこぼした卵が…

（1歳　男児　卵アレルギー）

5歳の姉にだけ卵焼きを出していたのですが、ちょっと目を離したら、「だめ！」という声が。見に行くと、1歳の弟が姉の食べこぼした卵焼きのカスを少し食べてしまったとのこと。20分ほどたつと、弟の口のまわりは真っ赤にはれてしまいました。

**アドバイス**

きょうだいにも食物アレルギーのことを説明しておくことはとてもたいせつです。そのうえで、子どもの食事中はなるべく目を離さないようにしましょう。また、少量でも症状が出る場合は、家族にもなるべくアレルゲンを使わない献立を選ぶほうが安心です。

## case 4 原材料が同じだから大丈夫と思ったら…

（5歳　男児　小麦アレルギー）

うどんを4本までは食べられるので、そうめんをあげてみることに。そうめんは細いので、少し多めにあげてみたところ、約30分後、目をこすり始めたので、見てみると目が赤くなっていました。さらに、鼻水とせきも出始めたので、すぐに抗ヒスタミン薬を飲ませたら、40分後には症状がなくなりました。あとになって、そうめんにはうどんよりも小麦たんぱくの量が多く含まれていると知り、注意が必要だったと反省しました。

**アドバイス**

同じ原料で作られていても、含まれるアレルゲンの量は食品によって違うので、医師に確認してから与えるようにしましょう。

## case 5 まさかこんなところからアレルゲンが…

（1歳　女児　卵アレルギー）

お昼寝の間に少し目を離したところ、突然、娘の大きな泣き声。あわてて子どものもとに戻ると、顔や手にじんましんが。卵を食べさせた覚えがないので、なぜだろうと思っていると、子どもの手に卵の殻がついているのに気がつきました。どうやら、キッチンのゴミ箱をあさってしまったようです。

**アドバイス**

子どもの行動範囲はどんどん広がります。ゴミの捨て場所は、子どもの手が届かない場所、開けられない場所を選びましょう。アレルゲンの入ったものを飲んだり食べたりしたあとのスプーンや食器、ストローも放っておかず、すぐに片づけましょう。

## case 6 リニューアルの表示がなく、パッケージもそのままで…

（9歳　男児　小麦アレルギー）

これまで子どもが何度も食べたことがあるスナック菓子だったのですが、食べて2時間後、突然、じんましんや強いせき込みなどの激しい症状が現れました。あわてて処方されていた薬を服用させたところ、しばらくして症状は治まりました。どうやら商品がリニューアルされていたようです。パッケージがそのままだったので気づかずに食べさせてしまったのが原因でした。

**アドバイス**

原材料の変更があっても、パッケージに表示がない場合があります。食べ慣れた加工食品でも、毎回表示を確認する習慣をつけましょう。

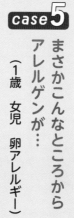

COLUMN

いざというときのために！

# 災害時に備えて準備しておくことは？

地震や台風などの災害が起こると、アレルギー対応食品や常用薬が手に入りにくくなったり、炊き出しで提供される食事によって誤食が起こりやすくなったりすることが予想されます。アレルギーミルクや、アレルギー対応アルファ化米、レトルト食品など、長期保存できるアレルギー対応食品は、１週間分以上、用意しておくと安心です。自治体で食物アレルギー対応の非常食料を備蓄している場合もありますが、あまり多くはありません。備蓄があるかどうか事前に調べておくとよいでしょう。

症状をおさえる薬や注射薬（エピペン®）は、期限切れにも注意してきちんと管理し、すぐ手の届くところに置いておきます。

そのほか、周囲に食物アレルギーであることを知らせる「サインプレート」や、万が一、症状が出てしまったとき、周囲の人に適切な対応をしてもらうための情報を書き込んだ「緊急時カード」も用意しておくとよいでしょう。避難所では、子どもに携帯させるようにします。

避難所で困ったことがあったら、遠慮せずに行政の担当者に相談しましょう。

### サインプレートの例

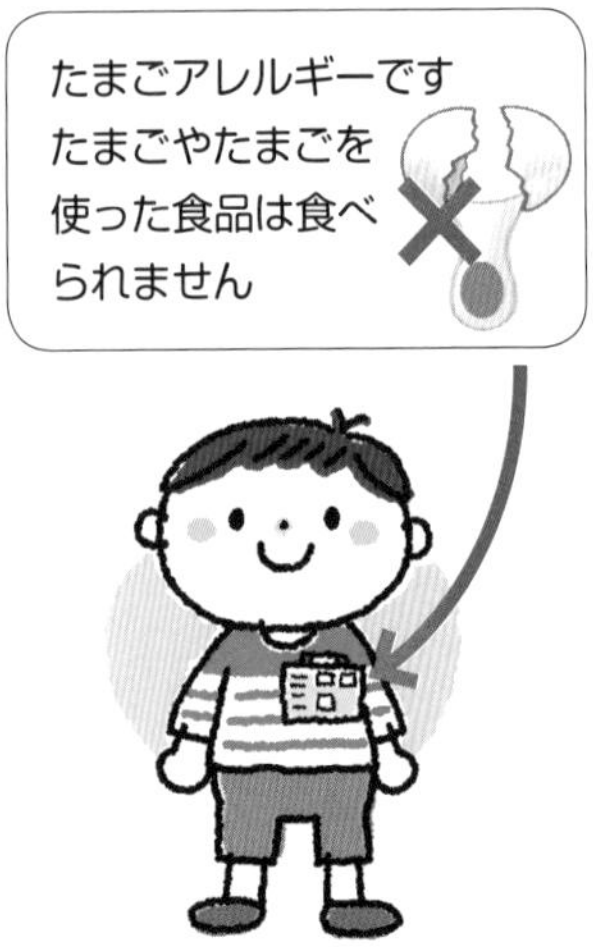
たまごアレルギーです
たまごやたまごを
使った食品は食べ
られません

### 緊急時カードの例

認定 NPO 法人 アレルギー支援ネットワーク
「緊急時（災害時）のおねがい」カード
https://alle-net.com/bousai/bousai01/bousai01-06/

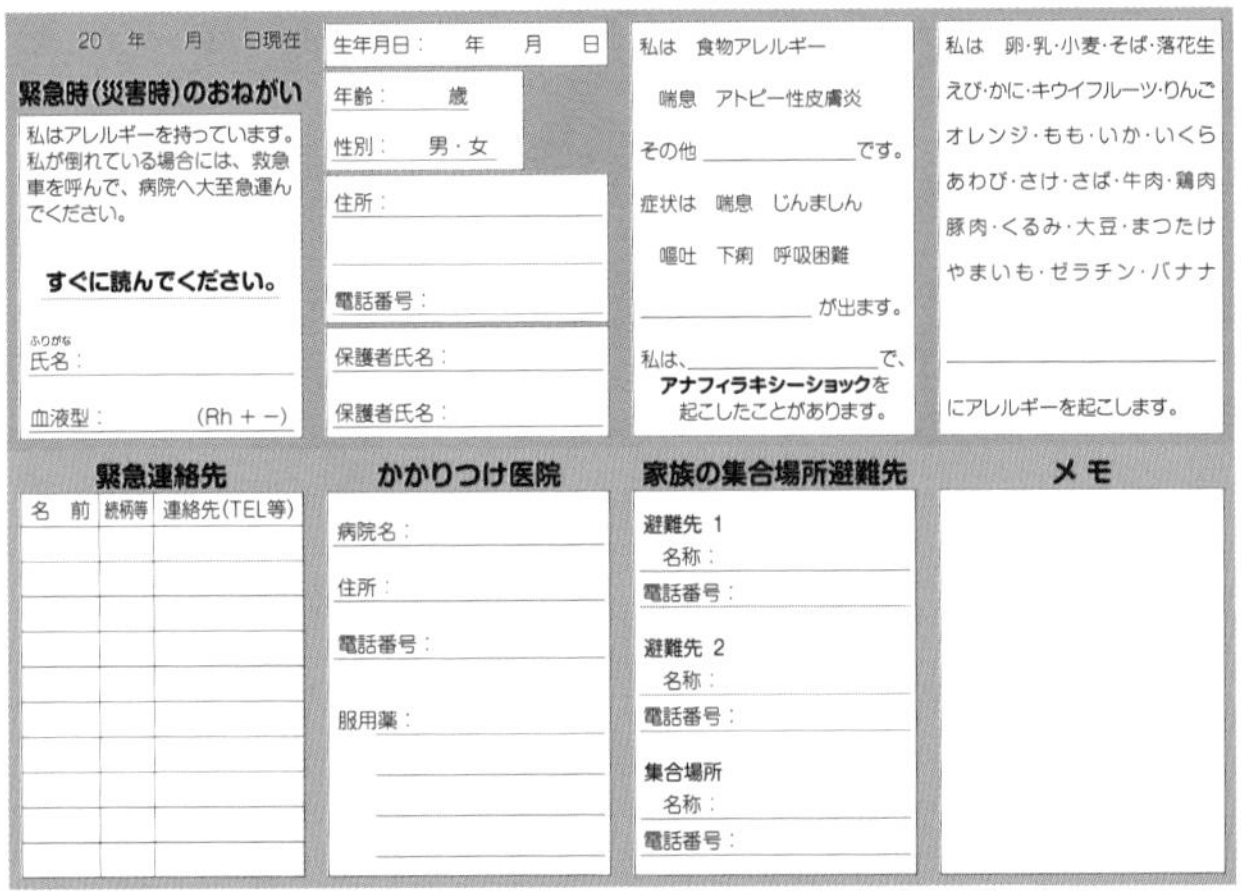

20　年　月　日現在

**緊急時(災害時)のおねがい**

私はアレルギーを持っています。私が倒れている場合には、救急車を呼んで、病院へ大至急運んでください。

**すぐに読んでください。**

ふりがな
氏名：

血液型：　(Rh + −)

生年月日：　年　月　日

年齢：　歳

性別：　男・女

住所：

電話番号：

保護者氏名：

保護者氏名：

私は　食物アレルギー
　喘息　アトピー性皮膚炎
その他 ＿＿＿＿＿ です。
症状は　喘息　じんましん
　嘔吐　下痢　呼吸困難
＿＿＿＿＿ が出ます。
私は、＿＿＿＿＿ で、
**アナフィラキシーショック**を
起こしたことがあります。

私は　卵・乳・小麦・そば・落花生
えび・かに・キウイフルーツ・りんご
オレンジ・もも・いか・いくら
あわび・さけ・さば・牛肉・鶏肉
豚肉・くるみ・大豆・まつたけ
やまいも・ゼラチン・バナナ
＿＿＿＿＿
にアレルギーを起こします。

**緊急連絡先**

| 名　前 | 続柄等 | 連絡先(TEL等) |
| --- | --- | --- |
| | | |
| | | |
| | | |
| | | |
| | | |
| | | |
| | | |
| | | |
| | | |
| | | |

**かかりつけ医院**

病院名：

住所：

電話番号：

服用薬：

**家族の集合場所避難先**

避難先 1
　名称：
電話番号：

避難先 2
　名称：
電話番号：

集合場所
　名称：
電話番号：

**メ モ**

災害時への
備えについては、
こちらも参考に

日本小児アレルギー学会「災害時のこどものアレルギー疾患対応パンフレット」
https://www.jspaci.jp/gcontents/pamphlet/

日本小児臨床アレルギー学会「アレルギー疾患のこどものための「災害の備え」パンフレット」
http://jspca.kenkyuukai.jp/special/?id=28829

PART
# 4

# 保育園・幼稚園に預けるときは？

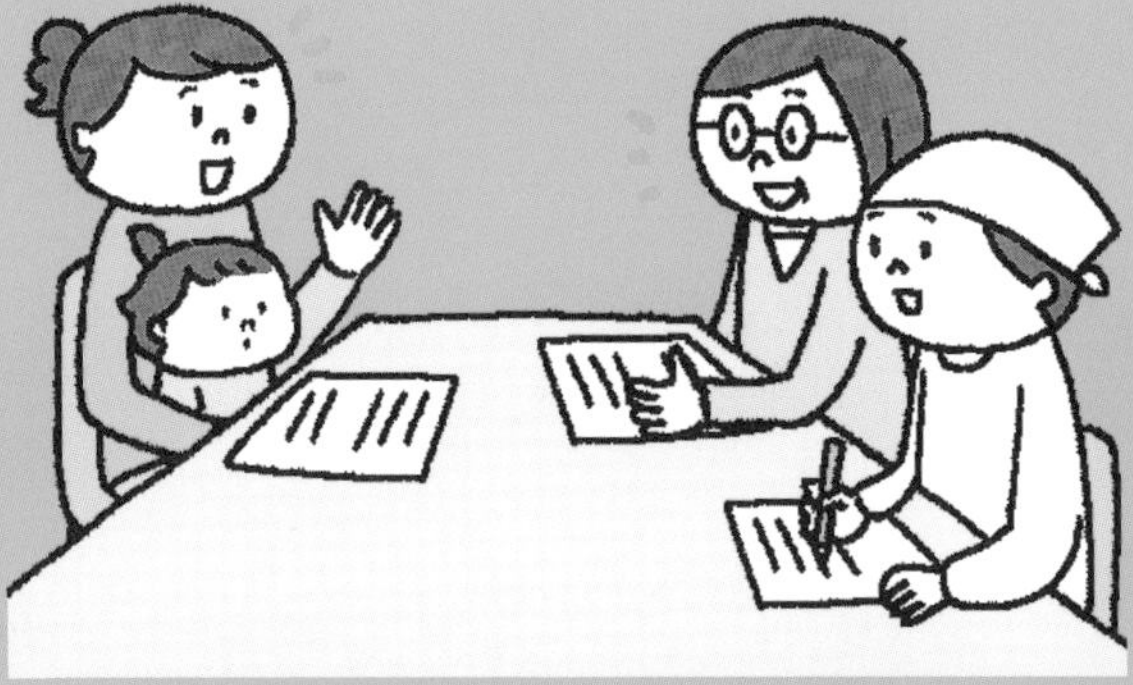

初めての集団生活、「給食の対応は？」「誤食の危険は？」と不安もたくさん。子どもが安全に楽しく園生活を送るために、対応の基本など知っておきたいことをまとめました。

集団生活での対応は？

# 保育園での食物アレルギー対応

## 国が定めたガイドラインがある

**国（厚生労働省）**

**「保育所におけるアレルギー対応ガイドライン」**

アレルギー疾患に対する適切な対応の基本をまとめたもの。

※ガイドラインは厚生労働省のホームページで公開されています。
【2019 年改訂版】
https://www.mhlw.go.jp/content/000511242.pdf

↓

**保育園**

**ガイドラインに基づいて対応**

食物アレルギー対応委員会などを設置し、
組織的に誤食などの事故を防ぐ

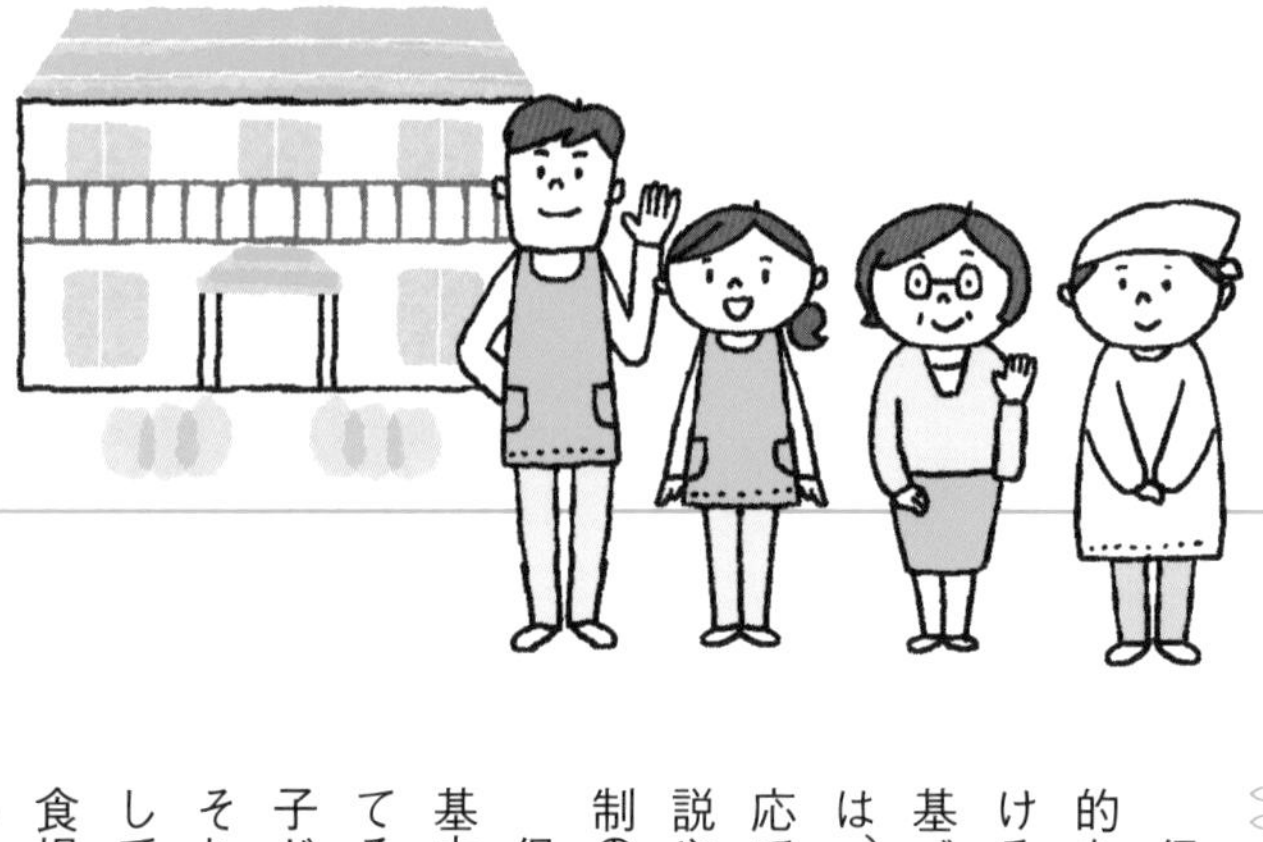

## 国のガイドラインに基づいた対応が基本

保育園での食物アレルギーへの基本的な対応は、国が定めた「保育所におけるアレルギー対応ガイドライン」に基づいています。このガイドラインには、職員が共通理解をもって適切に対応できるように、アレルギー疾患の解説や対応策、園でのアレルギー対策体制のあり方などがまとめられています。

保育園では、子どもの健康な生活の基本として「食を営む力」の基礎を育てる食育に力を入れており、すべての子どもに給食を提供することが原則。それは、食物アレルギーの子どもに対しても同じです。そのため園では、給食提供を前提として、ガイドラインをもとに、アレルギーの症状が出るのを防ぐことを目標としたとり組みを行なっています。

## 食物アレルギー対応の基本

**保育園での食物アレルギーの具体的な対応は、医師が診断して記載した「生活管理指導表」（88 ～ 89 ページ参照）をもとに話し合われ、決定されます。**

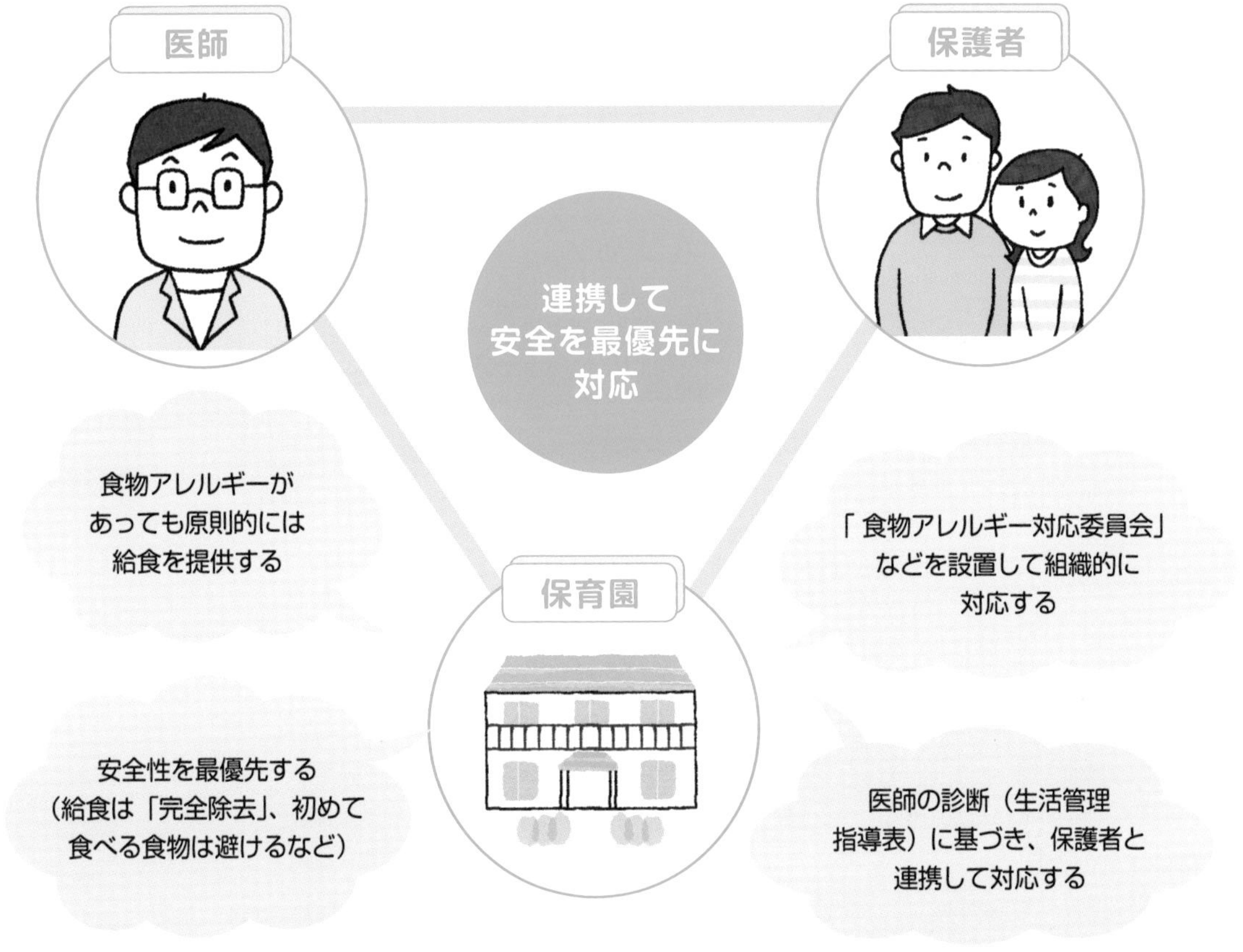
医師
保護者
連携して
安全を最優先に
対応
食物アレルギーが
あっても原則的には
給食を提供する
「食物アレルギー対応委員会」
などを設置して組織的に
対応する
保育園
安全性を最優先する
（給食は「完全除去」、初めて
食べる食物は避けるなど）
医師の診断（生活管理
指導表）に基づき、保護者と
連携して対応する

### 給食の誤食を防ぐ園の対策は？

保育園での食物アレルギーへの対応で特に重要なのが、給食での誤食の予防です。園によってやり方はさまざまですが、調理・配膳・食事中・片づけと、工程ごとに対策を実施しています。

たとえば、調理中の混入を防ぐため、作業工程が複雑な献立は避ける、指差しや声出しによる確認を徹底するなどです。配膳では、食事のとり違えを防ぐため、食物アレルギーの子どもの食事には専用の食器やトレーを使用する、氏名と原因食物を記したプレートを置くといったくふうも行なわれています。

### 「初めて食べる」は家庭で

食べた経験がない食物に対するアレルギーの有無は、食べてみなければわかりません。保育園でアレルギー症状が起こるリスクを最小限にするために、園で初めて食べることは避けましょう。

献立を確認し、食べたことのない食物がある場合は、事前にまず家庭で、給食で提供するくらいの量を2回以上食べさせ、症状が出ないことを確かめると安心です。

どうやって誤食を防ぐの？

# 安全のため、給食は「完全除去」が基本

## 給食は「完全除去」と「除去しない」の二択

保育園の給食

食物アレルギーがある子ども

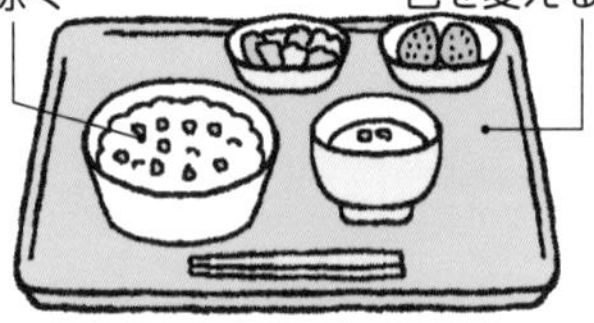


完全除去

（原因食物を完全に除去した食事）

食物アレルギーのない子ども
食物アレルギーが治った子ども

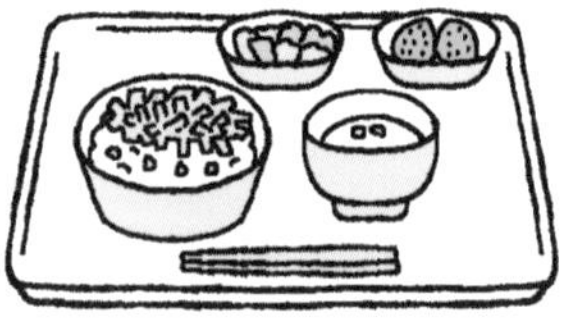

除去なし

## もし部分除去で対応すると……

症状に合わせて何種類も調理

Aちゃん用
卵を不使用

Bちゃん用
卵黄1個

Cちゃん用
卵1/2個

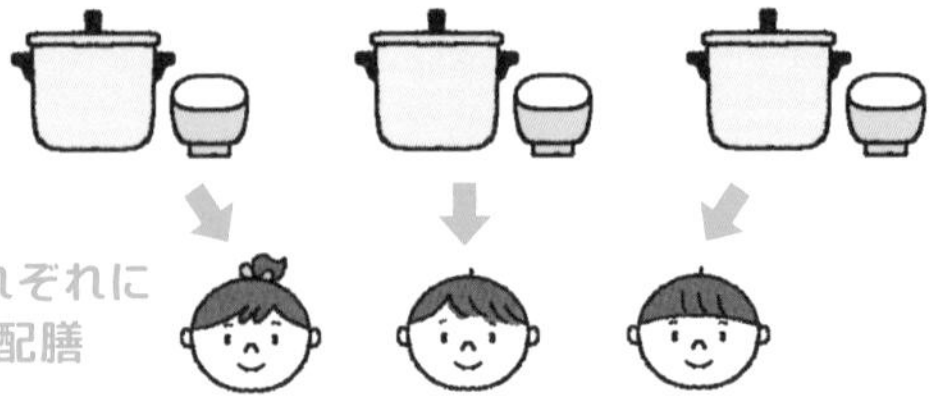

それぞれに配膳

調理や配膳の手間が多く複雑になり、ミスが起こりやすい

↓

誤食事故が起こりやすい

### 対応が複雑になると事故の原因に

食物アレルギーがある子どもの場合、保育園の給食は安全を考慮して、「完全除去」が原則となります。

本来、食物アレルギーでは、「必要最小限の除去」が基本ですが、それはあくまでも家庭の場合。集団給食で部分除去を行なうと、事故のリスクを高めることになります。一人一人のアレルゲンや食べられる量が異なるため、調理や配膳などの手順・管理が非常に複雑になり、誤食につながりやすいのです。

完全除去の方法としては、特定の食物を除去した「除去食」、除去した食材の代わりに別の食材を加えたり、調理法を変えたりして栄養を調整した「代替食」があります。主食やくだものなど食事の一部を、家庭から持参することが必要な場合もあります。

## 除去解除の手順

**食物経口負荷試験などの結果をもとに、医師が除去解除を許可**

↓

**「除去解除申請書」を保護者が記入し、保育園に提出**

**(参考例)** 厚生労働省「保育所におけるアレルギー対応ガイドライン(2019年改訂版)」より

除去解除申請書(定型①)

年　月　日

(施設名)

(クラス等)

(児童氏名)

本児は生活管理指導表で「未摂取」のため除去していた(食品名：　　　　)に関して、医師の指導の下、これまでに複数回食べて症状が誘発されていないので、保育所における完全解除をお願いします。

(保護者氏名)

除去解除申請書(定型②)

年　月　日

(施設名)

(クラス等)

(児童氏名)

本児は生活管理指導表で「未摂取」以外を理由に除去していた(食品名：　　　　)に関して、医師の指導の下、これまでに複数回食べて症状が誘発されていないので、保育所における完全解除をお願いします。

(保護者氏名)

未摂取のため除去していたものを解除するときと、それ以外の理由で除去していたものを解除するときで、違う書類を用います。

※除去解除申請書の書式は、園によって違います。

↓

**除去解除**
(除去なしの給食に切り替える)

## 医師に「除去解除」を認められたら、手続きを

保育園の給食では、事故防止のため、部分解除は推奨されていません。食事療法を行なうなかで、家庭では原因食物を「少量」や「中等量」は食べられるようになっていたとしても、園の給食では完全除去を続けます。

保育園の給食で食物アレルギーに関する除去を解除するのは、医師が「除去解除」を認めた場合のみです。通常、「日常摂取量」の食物経口負荷試験で陰性の結果が出て、さらに家庭でくり返し食べ続けても症状が出ないことが確認されると、「除去解除」となります(45ページ参照)。

給食での除去解除を行なうさいには、生活管理指導表の再提出や、医師の診断書の提出は必要ありません。ただし、口頭のやりとりだけで解除を行なうことはなく、かならず保護者が「除去解除申請書」を書いて園に提出することになっています。食物除去の解除をする手順は、幼稚園、小学校の場合も基本的に同じです。

保育園に伝えるべきことは？

# 「生活管理指導表」で情報を共有！

## 生活管理指導表とは？

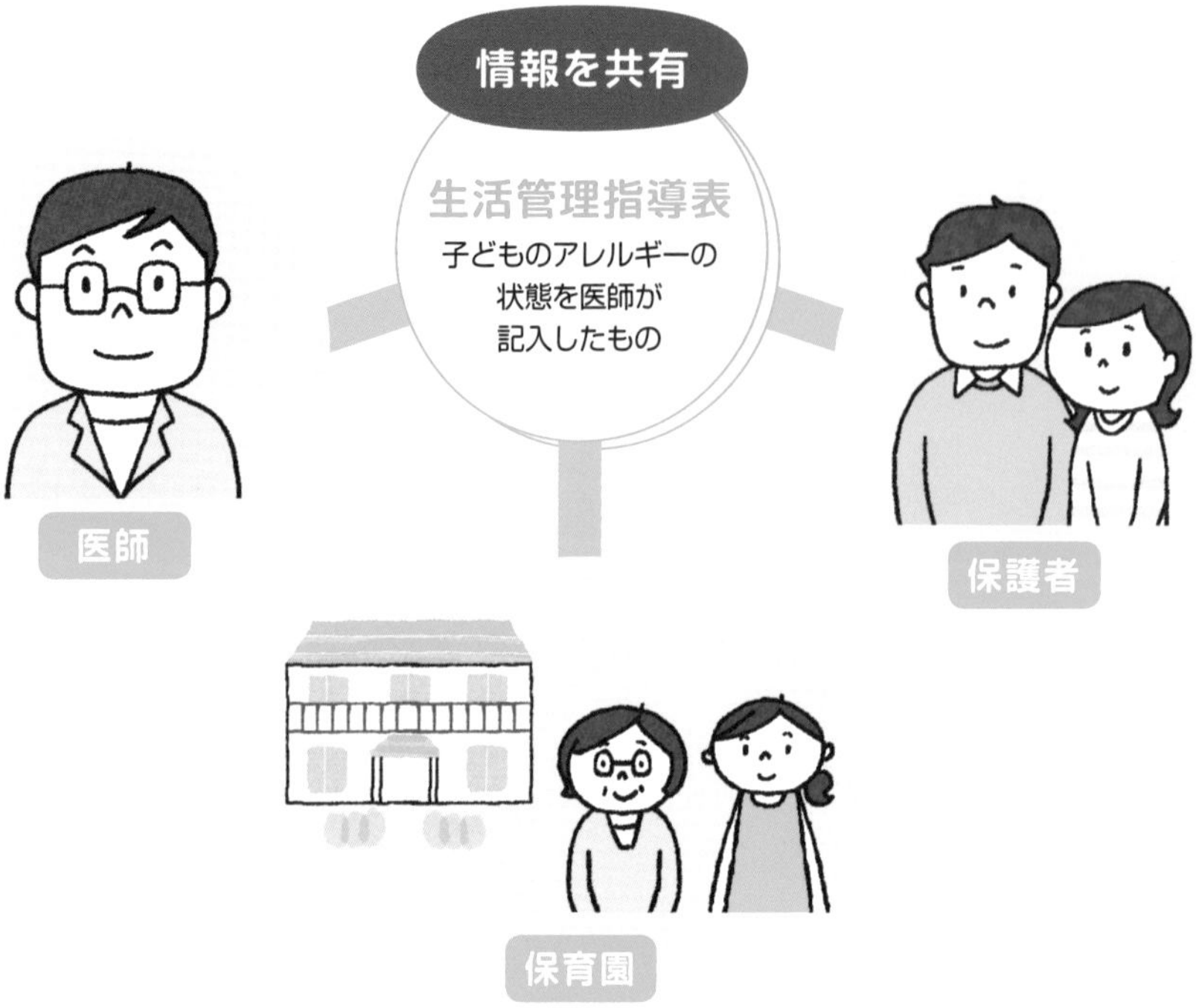


保育園では、生活管理指導表の内容に合わせた対応が基本となる

※生活管理指導表は、食物アレルギーだけでなく、気管支ぜんそくやアトピー性皮膚炎など、ほかのアレルギー疾患がある場合も記入します。

### 医師に記入してもらう 生活管理指導表

食物アレルギーに対して適切な対応をしてもらうためには、保育園に入園する前に、医師、保護者、保育園の間で必要な情報を共有する必要があります。そのとき、情報共有ツールとなるのが、「生活管理指導表」です。

生活管理指導表は、アレルゲンや配慮が必要な事柄などを記載した書類で、医師が作成します。書類の書式は各自治体で多少違いますが、記載内容は共通です（88〜89ページ参照）。

保育園から書類が配布されたら、かかりつけ医に記入してもらいましょう。また、乳幼児期の食物アレルギーは、徐々に改善していくことも多く、病状が変化します。子どもの状態に応じて、年に1回以上、再提出を行なう必要があります。

## 生活管理指導表の活用の流れ

### アレルギー疾患をもっている子どもの把握

入園面接のときに、アレルギー疾患で特別な配慮が必要な場合は、保護者から申し出る

↓

生活管理指導表の内容は次のページ！

### 園から保護者へ生活管理指導表を渡す

↓

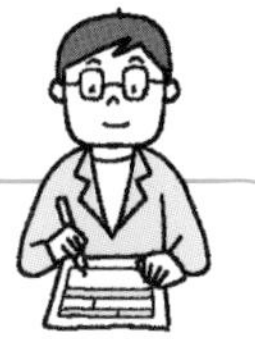

### 医師による生活管理指導表の記入

保護者が、食物アレルギーを診てもらっているかかりつけ医に生活管理指導表の記載を依頼

↓

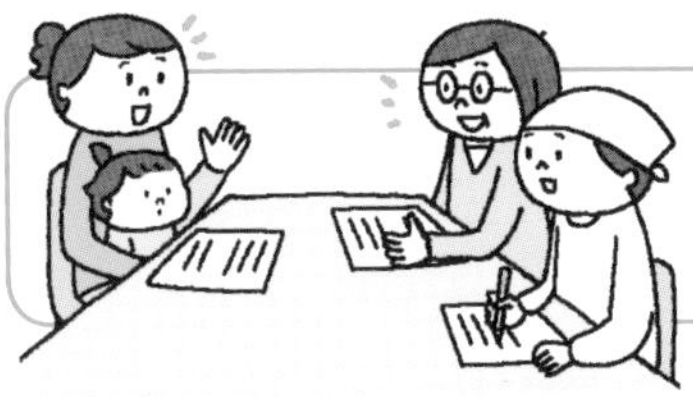

### 保育園と保護者の面談

生活管理指導表をもとに、保育園の給食での具体的な対応や必要な環境整備などについて話し合い、対応を決める

↓

### 保育園職員の共通理解

保護者との面談をふまえて実施計画書などを作成し、対応について職員や嘱託医が共通理解をもつ

↓

### 対応の見直し（年に1回以上）

子どもの状況に合わせて１年に１回以上、保護者が生活管理指導表を再提出。園は対応の見直しを行なう

## 入園前の面談で話しておくべきこと

生活管理指導表を提出後は、保育園で、園長や担当保育士、調理員などの職員と面談を行います。生活管理指導表の内容をもとに、保育園での食事の具体的な対応や、服薬の管理などについて話し合い、対応を決めていきます。

面談では、具体的に次のような内容について協議します。

- **食物アレルギーの病状について**
  アレルゲンやこれまでに現れたアレルギー症状、診療のスケジュール、治療経過など
- **食事の対応について**
  完全除去する以外に、特別な配慮が必要かを確認し、対応を決める
- **緊急時の対応について**
  保護者や病院などの連絡先と連絡方法、緊急時の処方薬の扱い
- **食事以外の対応について**
  保育活動や環境などについて、配慮が必要なことはないか、不安に思っていることはないか

## 6 アレルギー用調製粉乳

乳児の場合、アレルギー用調製粉乳の利用が必要か不要か。必要なら、具体的なアレルギー用ミルク名を選択または記入。

## 7 除去食品においてより厳しい除去が必要なもの

「原因食品・除去根拠」の欄に記載した原因食品について、ごく微量に含まれている食品まで除去が必要な場合、除去が必要なものに○をつける。

厳しい除去が必要なものがあると、給食対応が難しく、弁当が必要になる場合もあります。

9年改訂版）

**食物アレルギー・アナフィラキシー・気管支ぜん息）**

提出日　　　年　　月　　日

_歳____ヶ月）　____________組

が必要となった子どもに限って、医師が作成するものです。

緊急連絡先
★保護者
電話：
★連絡医療機関
医療機関名：
電話：

保育所での生活上の留意点

A. 給食・離乳食
1.　管理不要
2.　管理必要（管理内容については、病型・治療のC. 欄及び下記C. E欄を参照）

B. アレルギー用調整粉乳
1.　不要
2.　必要　下記該当ミルクに○、又は（ ）内に記入
ミルフィーHP ・ ニューMA-1 ・ MA-mi ・ ペプディエット ・ エレメンタルフォーミュラ
その他（　　　　　　　　）

C. 除去食品においてより厳しい除去が必要なもの
病型・治療のC. 欄で除去の際に、より厳しい除去が必要となるもののみに○をつける
※本欄に○がついた場合、該当する食品を使用した料理については、給食対応が困難となる場合があります。
1. 鶏卵：　卵殻カルシウム
2. 牛乳・乳製品：　乳糖
3. 小麦：　醤油・酢・麦茶
6. 大豆：　大豆油・醤油・味噌
7. ゴマ：　ゴマ油
12. 魚類：　かつおだし・いりこだし
13. 肉類：　エキス

D. 食物・食材を扱う活動
1. 管理不要
2. 原因食材を教材とする活動の制限（　　）
3. 調理活動時の制限　（　　　　）
4. その他　（　　　　）

E. 特記事項
（その他に特別な配慮や管理が必要な事項がある場合には、医師が保護者と相談のうえ記載。対応内容は保育所が保護者と相談のうえ決定）

記載日
年　　月　　日
医師名
医療機関名
電話

保育所での生活上の留意点

A. 寝具に関して
1. 管理不要
2. 防ダニシーツ等の使用
3. その他の管理が必要（　　　　）

B. 動物との接触
1. 管理不要
2. 動物への反応が強いため不可
動物名（　　　　）
3. 飼育活動等の制限（　　　　）

C. 外遊び、運動に対する配慮
1. 管理不要
2. 管理必要
（管理内容：　　　　）

D.特記事項
（その他に特別な配慮や管理が必要な事項がある場合には、医師が保護者と相談のうえ記載。対応内容は保育所が保護者と相談のうえ決定）

記載日
年
医師名
医療機関名
電話

表に記載された内容を保育所の職員及び消防機関・医療機関等と共有することに同意しますか。

保護者氏名

## 9 特記事項

保育園の生活で特別な配慮や管理が必要なことがある場合には、保護者と相談のうえ、医師がここに記載する。

## 8 食物・食材を扱う活動

原因食物をさわったり吸い込んだりすることで症状が出るケースもあるため、給食以外の活動について制限が必要かどうかを記載。

生活管理指導表は厚生労働省「保育所におけるアレルギー対応ガイドライン（2019年改訂版）」より転載

## よくわかる！「生活管理指導表」

生活管理指導表は、医師に依頼して作成してもらうものです。保護者は、上部の子どもの名前や生年月日などのほか、下部の同意署名、緊急連絡先の保護者の欄のみ記入します。

### 1 食物アレルギー病型

「食物アレルギーの関与する乳児アトピー性皮膚炎」「即時型」など、食物アレルギーのタイプ。

### 2 アナフィラキシー病型

過去にアナフィラキシーを起こしたことがある場合の原因食物。

### 3 原因食品・除去根拠

除去が必要な食品に○をつけるとともに、当てはまる除去根拠の数字をすべて書き入れる。

食べたことがない食品（未摂取）は、かならずしも除去が必要なわけではありません。場合によって、医師が子どもの病状や体質をみて、除去が必要と判断することがあります。

### 4 緊急時に備えた処方薬

症状が現れたときのために、保育園で管理・使用する必要がある薬。

### 5 給食・離乳食

保育園で提供する食事で、原因食物の除去が不要か（管理不要）、完全除去の対応が必要か（管理必要）を選択。

（参考様式）　※「保育所におけるアレルギー対応ガイドライン」（201

**保育所におけるアレルギー疾患生活管理指導表**

名前＿＿＿＿＿＿＿＿＿　男・女　＿＿＿年＿＿月＿＿日生（

※ この生活管理指導表は、保育所の生活において特別な配慮や管理

食物アレルギー（あり・なし）
アナフィラキシー（あり・なし）

病型・治療

A. 食物アレルギー病型
1. 食物アレルギーの関与する乳児アトピー性皮膚炎
2. 即時型
3. その他　（新生児・乳児消化管アレルギー・口腔アレルギー症候群・食物依存性運動誘発アナフィラキシー・その他：　　）

B. アナフィラキシー病型
1. 食物　（原因：　　）
2. その他　（医薬品・食物依存性運動誘発アナフィラキシー・ラテックスアレルギー・昆虫・動物のフケや毛）

C. 原因食品・除去根拠
該当する食品の番号に○をし、かつ《　》内に除去根拠を記載
1. 鶏卵　《　》
2. 牛乳・乳製品《　》
3. 小麦　《　》
4. ソバ　《　》
5. ピーナッツ　《　》
6. 大豆　《　》
7. ゴマ　《　》
8. ナッツ類*　《　》（すべて・クルミ・カシューナッツ・アーモンド・　）
9. 甲殻類*　《　》（すべて・エビ・カニ・　）
10. 軟体類・貝類*《　》（すべて・イカ・タコ・ホタテ・アサリ・　）
11. 魚卵*　《　》（すべて・イクラ・タラコ・　）
12. 魚類*　《　》（すべて・サバ・サケ・　）
13. 肉類*　《　》（鶏肉・牛肉・豚肉・　）
14. 果物類*　《　》（キウイ・バナナ・　）
15. その他　（　）

「*は（　）の中の該当する項目に○をするか具体的に記載すること」

[除去根拠]
該当するもの全てを《　》内に番号を記載
①明らかな症状の既往
②食物負荷試験陽性
③IgE抗体等検査結果陽性
④未摂取

D. 緊急時に備えた処方薬
1. 内服薬（抗ヒスタミン薬、ステロイド薬）
2. アドレナリン自己注射薬「エピペン®」
3. その他（　）

気管支ぜん息（あり・なし）

病型・治療

A. 症状のコントロール状態
1. 良好
2. 比較的良好
3. 不良

B. 長期管理薬
（短期追加治療薬を含む）
1. ステロイド吸入薬
剤形：
投与量（日）：
2. ロイコトリエン受容体拮抗薬
3. DSCG吸入薬
4. ベータ刺激薬（内服・貼付薬）
5. その他（　）

C. 急性増悪（発作）治療薬
1. ベータ刺激薬吸入
2. ベータ刺激薬内服
3. その他

D. 急性増悪（発作）時の対応
（自由記載）

● 保育所における日常の取り組み及び緊急時の対応に活用するため、本
・ 同意する
・ 同意しない

記載内容を保育園の職員、消防機関・医療機関などで共有することに保護者が同意して、署名をすることを前提としています。同意がない場合は、園での適切な対応を受けることができません。

# もしものときに備えておくこと

緊急時の対応は事前に確認！

## 症状をおさえる薬を保育園に預けておく

### 症状をおさえる薬

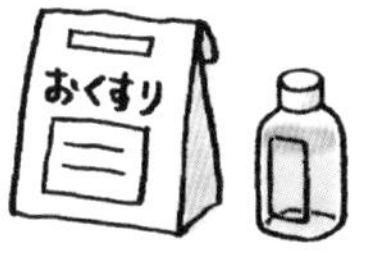


**抗ヒスタミン薬などの内服薬**

抗ヒスタミン薬は、皮膚のかゆみやじんましんをやわらげる。そのほか、気管支狭窄によるせき込みに効く気管支拡張薬などがある。

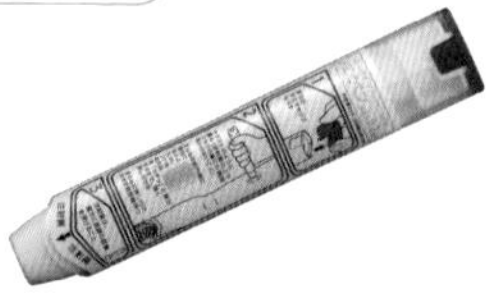

**アドレナリン自己注射薬「エピペン®」**

アナフィラキシー（48ページ参照）の危険性が高い場合などに処方される。処方には、体重が15kg以上あることが必要。

**症状が出たが、緊急性が高くない場合**

処方されている内服薬があれば、飲ませて安静にさせる

↓

少なくとも5分ごとに症状をチェックして、改善しない場合は医師の診療を受ける。

**緊急性が高い症状が出た場合**

保育園の職員が子どもの代わりにエピペン®を打つ

職員は万が一に備えて、打つ練習を！

### 緊急時のための薬を保育園に預ける

万一、保育園でアレルギー症状が現れたときのために、症状をおさえる薬を保育園に預けておくことができます。入園前にかかりつけ医に相談し、子どもの状態に合わせて必要な内服薬やエピペン®を処方してもらいましょう（46ページ参照）。

エピペン®は、アナフィラキシーなどの緊急性の高い症状が起こったときに使用する自己注射薬ですが、乳幼児の場合、本人が打つことはできません。そのため、保育園で症状が現れた場合は、職員が代わりに注射をしてもよいことになっています。本来、医師法では「医師でなければ、医業をなしてはならない」と決められていますが、この場合、やむを得ない緊急的な措置として、医師法違反とはなりません。

# 緊急時個別対応票の例

保育園に薬を預ける場合は、緊急時個別対応票に、薬の扱いについても明記します。書式は、保育園によって多少違います。

（表面）

■ 緊急時個別対応票（表）　＿＿＿＿年　月　日作成

| 組 | 名　前 | 原因食品 |
|---|---|---|
| 組 | | |

**緊急時使用預かり**

| | | |
|---|---|---|
| 管理状況 | エピペン® | 有・無 |
| | | 保管場所（　　　）　有効期限（　年　月　日） |
| | 内服薬 | 有・無 |
| | | 保管場所（　　　） |

**緊急時対応の原則**

以下の症状が一つでもあれば**エピペン®を使用し、救急車を要請**

全身の症状
□ぐったり
□意識もうろう
□尿や便を漏らす
□脈が触れにくいまたは不規則
□唇や爪が青白い

呼吸器の症状
□のどや胸がしめ付けられる
□声がかすれる
□犬が吠えるような咳
□息がしにくい
□持続する強い咳き込み
□ゼーゼーする呼吸

消化器の症状
□持続する強い（がまんできない）お腹の痛み
□繰り返し吐き続ける

**緊急時の連絡先**

| 医療機関・消防機関 | | |
|---|---|---|
| 救急（緊急） | 119 | |
| 搬送医療機関 | 名称 | |
| | 電話 | （　　） |
| 搬送医療機関 | 名称 | |
| | 電話 | （　　） |

| 保護者連絡先 | | |
|---|---|---|
| 名前・名称 | 続柄 | 連絡先 |
| | | |
| | | |
| | | |

**医療機関、消防署への伝達内容**

1.年齢、性別ほか患者の基本情報
2.食物アレルギーによるアナフィラキシー症状が現れていること
3.どんな症状がいつから現れて、これまでに行った処置、またその時間
※特に状態が悪い場合は、意識状態、顔色、心拍、呼吸数を伝えられると良い
※その際、可能であれば本対応票を救急隊と共有することも有効

**保護者への伝達・確認内容**

1.食物アレルギー症状が現れたこと
2.症状や状況に応じて、医療機関への連絡や、救急搬送すること
3.（症状により）エピペン使用を判断したこと
4.保護者が園や病院に来られるかの確認
5.（救急搬送等の場合）搬送先を伝え、搬送先に保護者が来られるか確認

（裏面）

■緊急時個別対応票（裏）　**経過記録票**

（氏名）＿＿＿＿＿＿　（生年月日）　年　月　日（　歳　か月）

| | | |
|---|---|---|
| 1．誤食時間 | 年　月　日　時　分 | |
| 2．食べたもの | | |
| 3．食べた量 | | |
| 4．保育所で行った処置 | 【エピペン®】 | エピペン®の使用　あり・なし　時　分 |
| | 【内服薬】 | 使用した薬（　　　）　時　分 |
| | 【その他】 | ・口の中を取り除く・うがいをさせる・手を洗わせる・触れた部位を洗い流す |

5．症状
※「症状チェックシート」（ガイドラインP●）参照

◆症状のチェックは緊急性が高い、左の欄から行う（■⇒■⇒■）

| | | | |
|---|---|---|---|
| 全身 | □ぐったり<br>□意識がもうろう<br>□尿や便を漏らす<br>□脈が触れにくいまたは不規則<br>□唇や爪が青白い | | |
| 呼吸器 | □のどや胸が締め付けられる<br>□声がかすれる<br>□犬が吠えるような咳<br>□息がしにくい<br>□持続する強い咳き込み<br>□ゼーゼーする呼吸 | □数回の軽い咳 | |
| 消化器 | □持続する（がまんできない）お腹の痛み<br>□繰り返し吐き続ける | □中等度のお腹の痛み<br>□1～2回の嘔吐<br>□1～2回の下痢 | □軽い（がまんできる）お腹の痛み<br>□吐き気 |
| 目・鼻・口・顔 | 上記の症状が1つでも当てはまる場合 | □顔全体の腫れ<br>□まぶたの腫れ | □目のかゆみ、充血<br>□口の中の違和感<br>□くしゃみ、鼻水、鼻づまり |
| 皮膚 | | □強いかゆみ<br>□全身に広がるじんま疹<br>□全身が真っ赤 | □軽度のかゆみ<br>□数個のじんま疹<br>□部分的な赤み |
| | ↓ | 1つでも当てはまる場合 | 1つでも当てはまる場合 |
| | ただちに緊急対応 | 速やかに医療を受診 | 安静にし、注意深く経過観察 |

6．症状の経過
※少なくとも5分ごとに注意深く観察

| 時間 | 症状 | 脈拍（回／分） | 呼吸数（回／分） | その他の症状・状態等把握した事項 |
|---|---|---|---|---|
| ： | | | | |
| ： | | | | |
| ： | | | | |
| ： | | | | |
| ： | | | | |
| ： | | | | |
| ： | | | | |

7．記録者名

8．医療機関

| 医療機関名 | 主治医名 | 電話番号 | 備考（ID番号等） |
|---|---|---|---|
| | | | |

厚生労働省「保育所におけるアレルギー対応ガイドライン（2019年改訂版）」より

## 面談で緊急時対応を確認。必要事項を書類に記入

生活管理指導表を提出したさいの面談では、薬の扱いを含め、緊急時の対応を確認しておく必要があります。その内容を記入しておく書類が、緊急時個別対応票です。緊急時の連絡先などのほか、エピペン®などの薬を園に預かってもらう場合には、薬の種類と保管場所も記入します。裏面には、実際に症状が起こったときに、時間と症状の変化などの経過を記録します。

保育園では、保護者と緊急時の対応を確認したうえで、対応の準備を進めます。緊急時に備えて求められる園の準備は、以下のようなことがあります。

- **緊急時の役割分担**（子どもの症状を観察する人、エピペン®を準備する人、救急や保護者に連絡をする人、記録をする人など）
- **エピペン®の使用法の研修、緊急時の訓練**
- **エピペン®や緊急時に必要な書類の保管場所の情報共有**

思わぬところにアレルゲンが…

# 給食以外の場面で注意すべきこと

## 給食以外で注意が必要な活動

### 小麦粉ねんどを使った工作や遊び

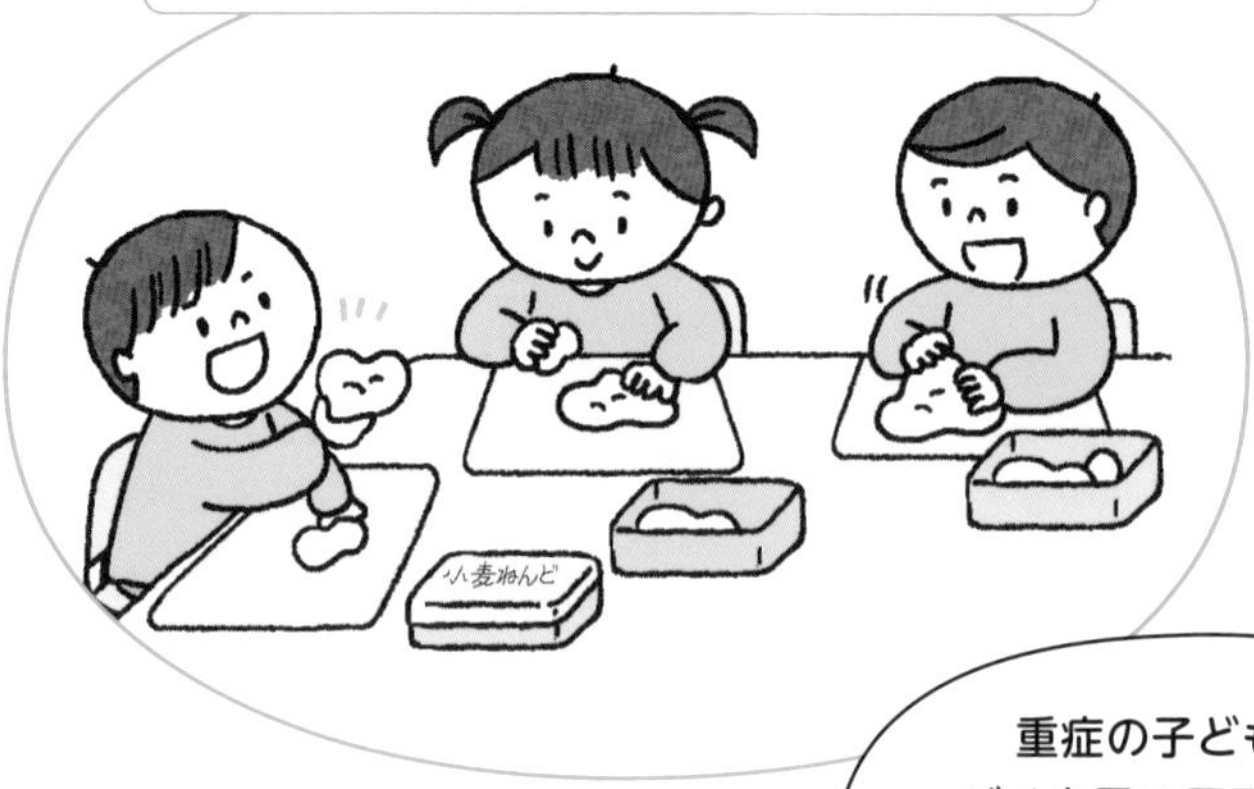


### 卵や牛乳のパック、ペットボトルなど、食べ物の空き容器を使った工作や遊び

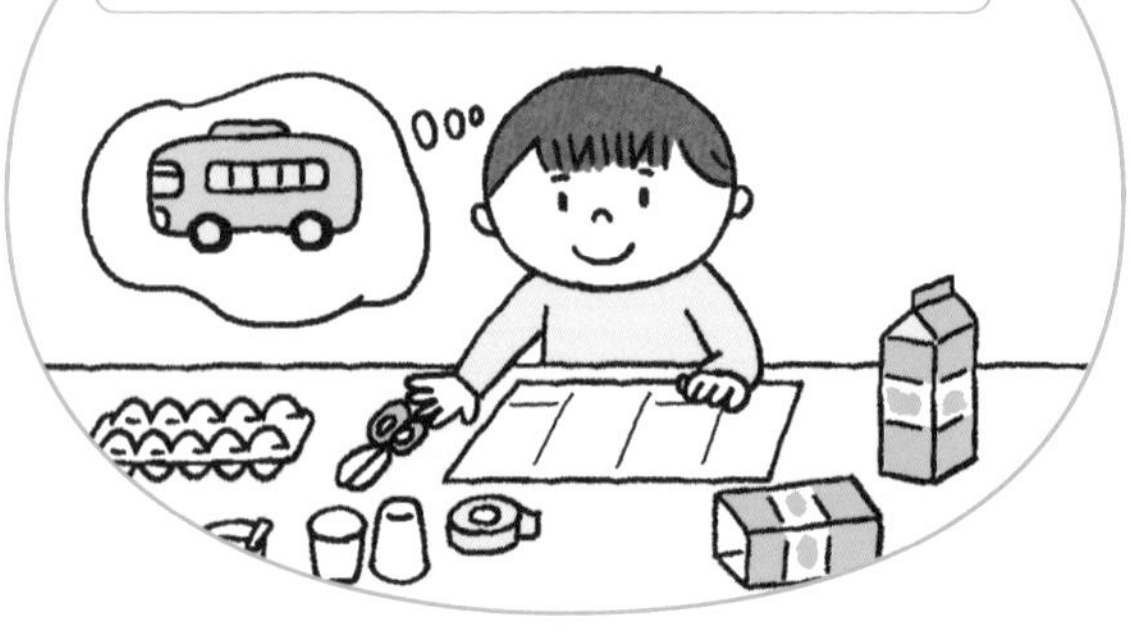

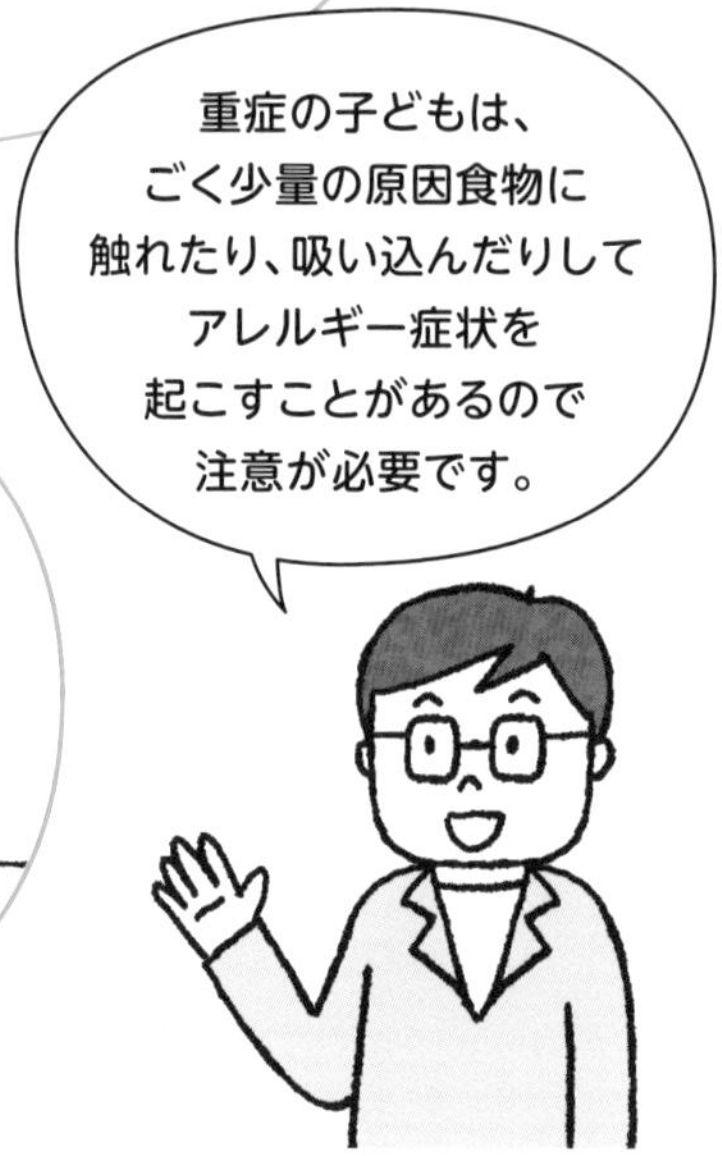
重症の子どもは、
ごく少量の原因食物に
触れたり、吸い込んだりして
アレルギー症状を
起こすことがあるので
注意が必要です。

## 遊びや工作で使う材料にも要注意！

給食以外の活動でも、原因食物に触れる機会は意外にあります。たとえば、小麦粉が原材料の「小麦粉ねんど」を使うとき。一般的に、小麦アレルギーの人が小麦粉ねんどを使っても症状が出ないことがほとんどですが、なかには、アレルギー症状が出てしまう子どももいます。重症の子どもの場合、原因食物を口に入れなくても、わずかな量を触れたり吸い込んだりして症状が出てしまうことがあるのです。卵の殻や牛乳パック、食品の成分が入っている絵の具を使う場合も同じです。

小麦粉ねんどなどでも症状が出てしまうリスクがあると医師が判断した場合には、生活管理指導表の「食材・食物を扱う活動」の欄に記載しておく必要があります。

運動会や遠足などのイベント

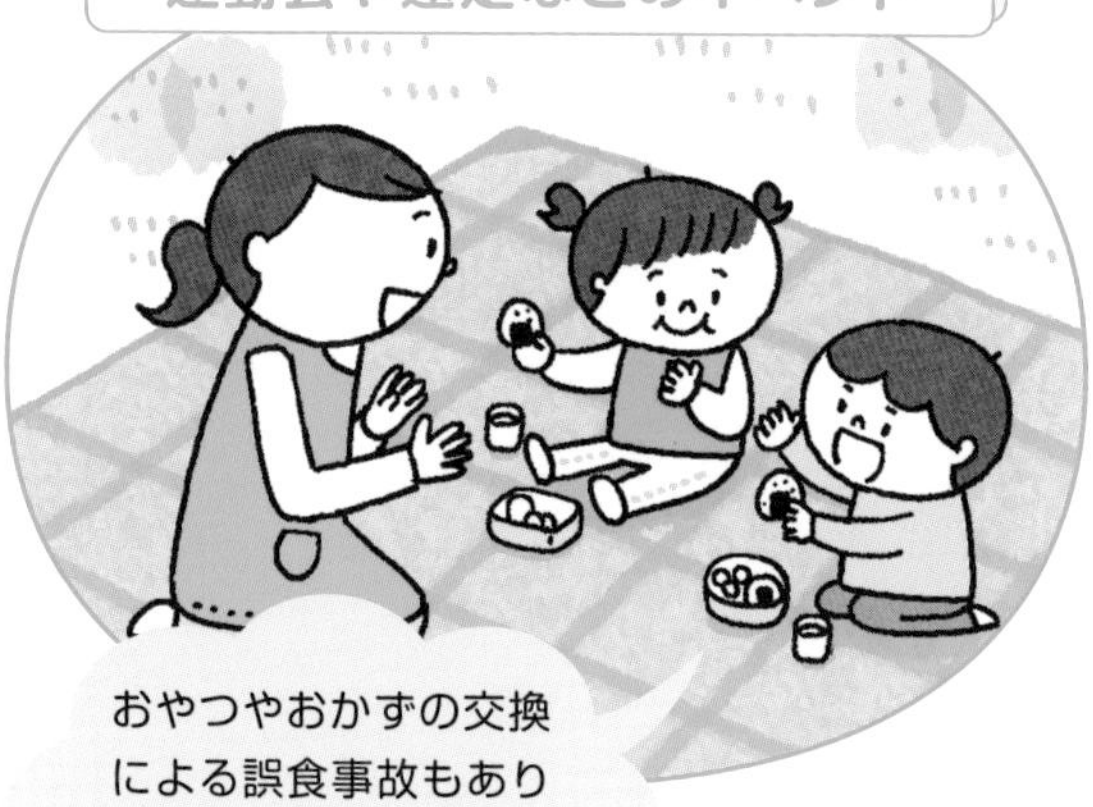

おやつやおかずの交換による誤食事故もありえます。子ども本人にも注意するよう伝えて。

食品成分の入った絵の具を使った遊び

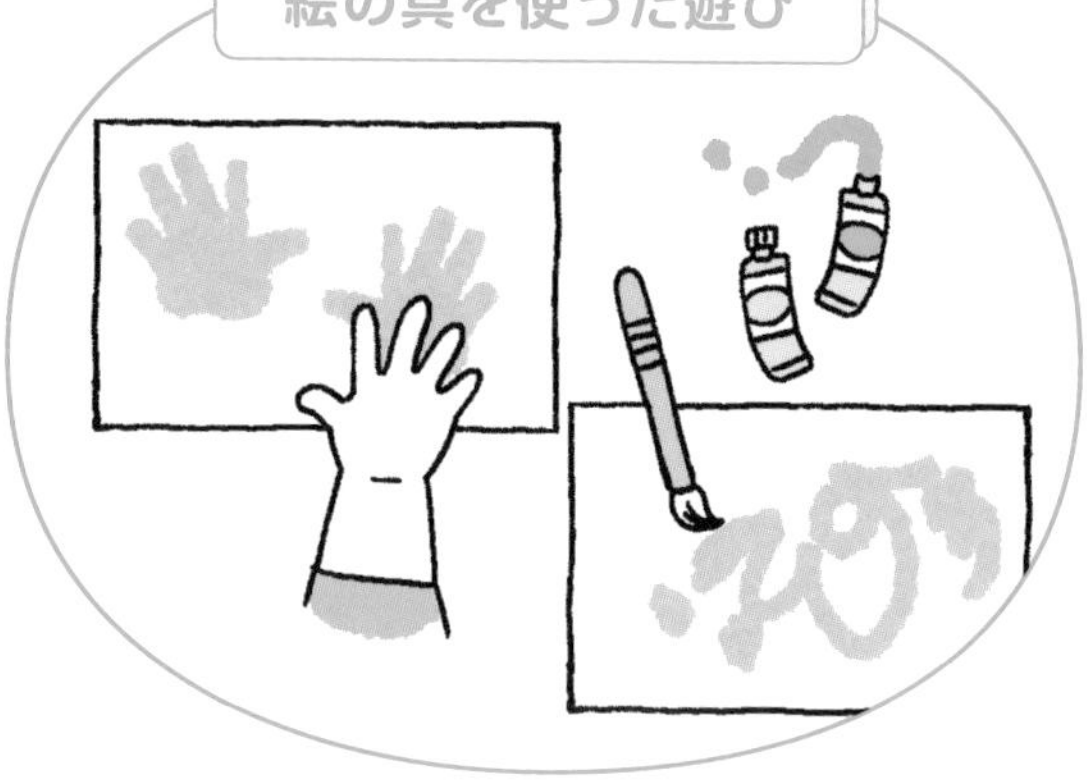

豆まき

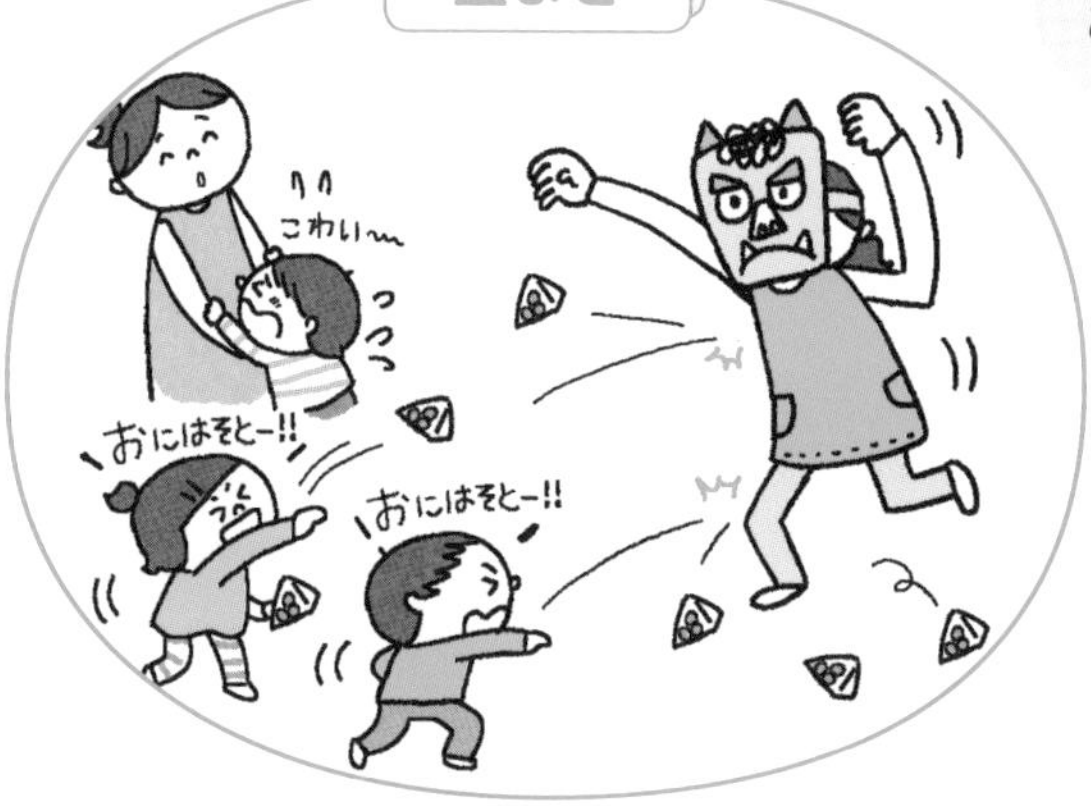


小麦粉やそば粉の粒子を吸い込むだけでアレルギー症状が起こる場合もあります。

調理体験

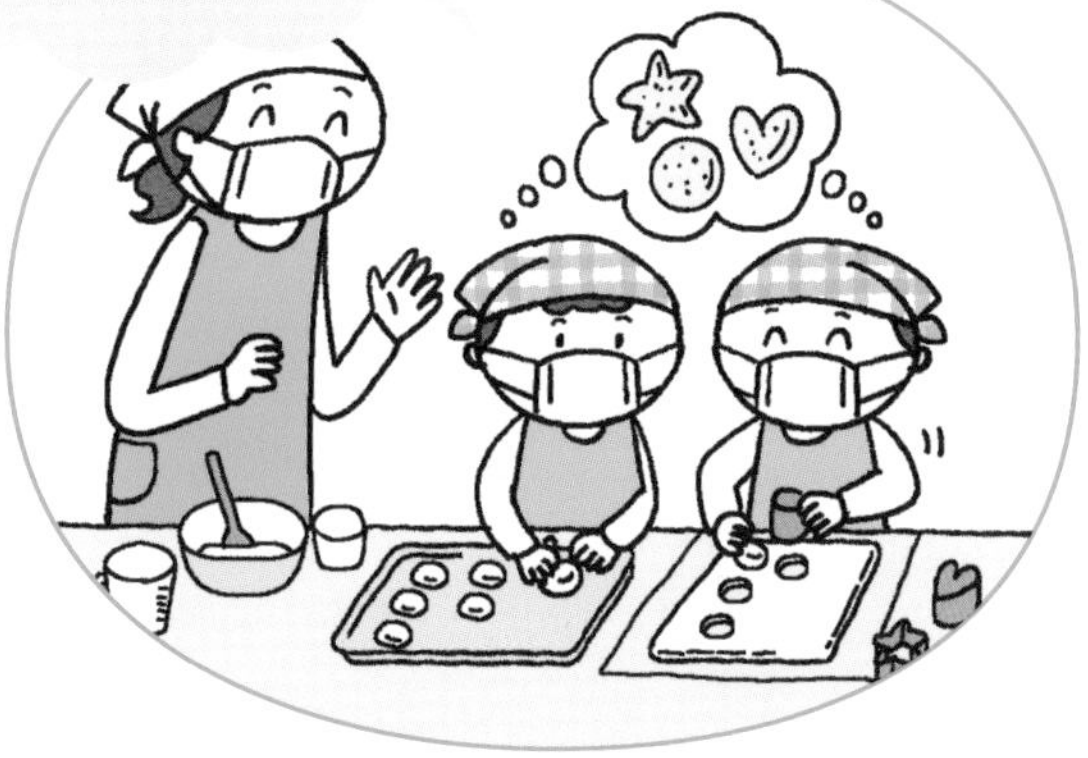

## イベントごとのさいは子どもにも声かけを

節分の豆まきや調理体験など、食べ物を扱う活動にも、当然、注意が必要です。豆まきのさいは大豆を使うのが一般的ですが、地域によってはピーナッツなどほかの食物を使用する保育園もあるので気をつけましょう。おやつ作りなどの調理体験では、直接アレルゲンをさわらなくても、空気中に舞った小麦粉やそば粉を吸い込んでアレルギー症状を起こすこともあります。使う材料を確認し、重症度に合わせた対応をすることが必要です。

直接、食べ物を扱う活動でなくても、運動会や遠足などのイベントでは、いつもと違う環境、状況のなかで、子どもに目が行き届かず、思わぬ誤食事故が起こることもあります。保育園に改めて事故防止の対応をお願いすると同時に、話が通じる年齢であれば、子ども本人にも、「もし、お友だちから食べ物をもらったときは、食べてもいいかどうか、先生に聞いてね」など、注意をうながす声かけをするとよいでしょう。

# 幼稚園での食物アレルギー対応

保育園との違いはある？

## 幼稚園の食事の対応

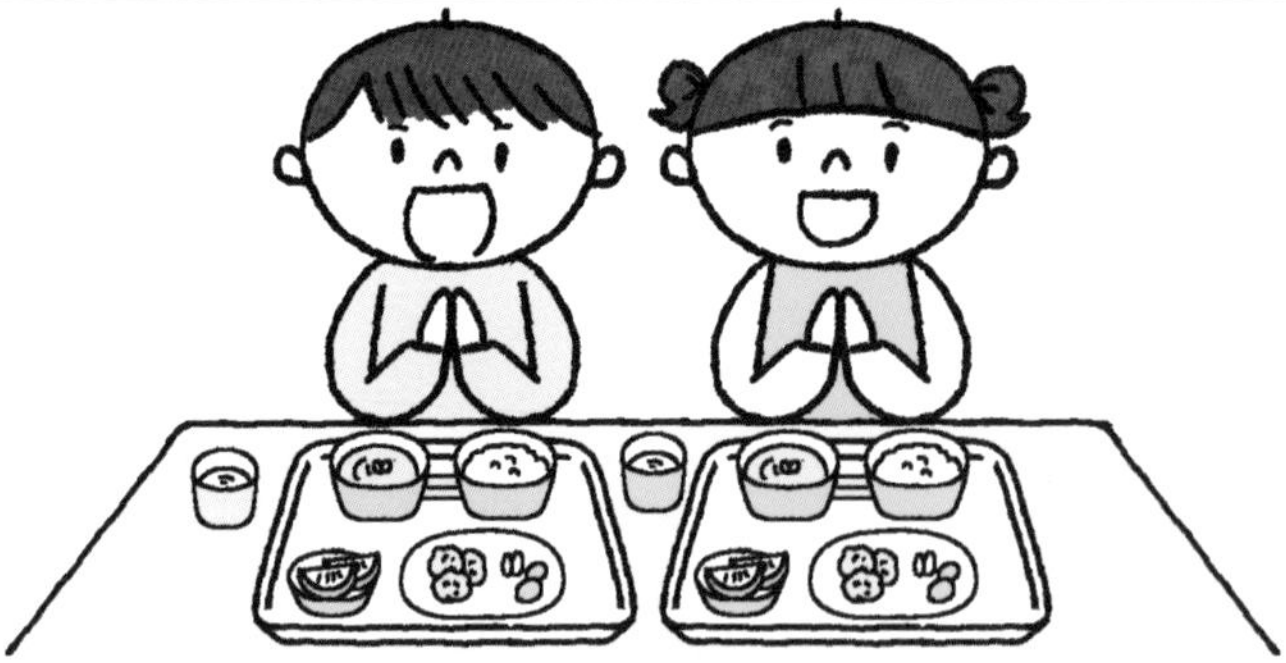

**幼稚園での食物アレルギーの子の食事**

**給食を提供しない園**

「弁当持参」
家庭ごとにアレルゲンを除去した弁当を作って持参する。

給食がなくても、ほかの子の食べこぼしを口に入れてしまうなど、誤食のリスクがあるので、食物アレルギーがあることはかならず園に伝える必要があります。

**給食を提供する園**

「完全除去」（84ページ参照）
除去食や代替食で対応。

外部業者に委託した給食でアレルギー対応が難しい場合など、家庭からの弁当持参が必要なこともあります。

## 学校生活管理指導表に基づいた対応が基本

幼稚園では、文部科学省監修のもと作成された「学校のアレルギー疾患に対する取り組みガイドライン」（公益財団法人日本学校保健会）に基づいた対応を行います。基本は保育園と同じで、医師が作成した「学校生活管理指導表（アレルギー疾患用）」をもとに保護者と面談し、園での対応を決定します。

保育園との大きな違いは、給食を提供しない園もあることです。給食を提供しない園では、アレルゲンを除去した弁当を家庭ごとに用意することになります。給食を提供する園の場合は保育園と同じで、「完全除去」か「除去なし」のどちらかになります。ただし、外部業者に委託した給食を提供する園など、アレルギー対応が難しい場合は、家庭から弁当を持参することになります。

## 「学校生活管理指導表」（アレルギー疾患用）の内容

学校生活管理指導表の活用の流れは、保育園と同じです（87 ページ参照）。かかりつけ医に記載してもらい、園に提出。その内容をもとに、幼稚園職員と面談し、対応策を決めていきます。1年に1回は、内容を見直し、再提出します。

【食物アレルギーの部分のみ抜粋】

**表 学校生活管理指導表（アレルギー疾患用）**

名前＿＿＿＿＿＿＿＿（男・女）＿＿＿年＿＿月＿＿日生　＿＿年＿＿組　　提出日＿＿＿年＿＿月＿＿日

※この生活管理指導表は、学校の生活において特別な配慮や管理が必要となった場合に医師が作成するものです。

アナフィラキシー（あり・なし）／食物アレルギー（あり・なし）

**病型・治療**

**A 食物アレルギー病型（食物アレルギーありの場合のみ記載）** ❶
1．即時型
2．口腔アレルギー症候群
3．食物依存性運動誘発アナフィラキシー

**B アナフィラキシー病型（アナフィラキシーの既往ありの場合のみ記載）** ❷
1．食物（原因　）
2．食物依存性運動誘発アナフィラキシー
3．運動誘発アナフィラキシー
4．昆虫　（　）
5．医薬品（　）
6．その他（　）

**C 原因食物・除去根拠**　該当する食品の番号に○をし、かつ《　》内に除去根拠を記載 ❸
1．鶏卵　《　》
2．牛乳・乳製品《　》
3．小麦　《　》
4．ソバ　《　》
5．ピーナッツ《　》
6．甲殻類　《　》（すべて・エビ・カニ　）
7．木の実類《　》（すべて・クルミ・カシュー・アーモンド　）
8．果物類《　》（　）
9．魚類　《　》（　）
10．肉類　《　》（　）
11．その他1《　》（　）
12．その他2《　》（　）

［除去根拠］該当するもの全てを《　》内に記載
① 明らかな症状の既往　② 食物経口負荷試験陽性
③ IgE抗体等検査結果陽性　④ 未摂取
（　）に具体的な食品名を記載

**D 緊急時に備えた処方薬** ❹
1．内服薬（抗ヒスタミン薬、ステロイド薬）
2．アドレナリン自己注射薬（「エピペン®」）
3．その他（　）

**学校生活上の留意点**

**A 給食** ❺
1．管理不要　2．管理必要

**B 食物・食材を扱う授業・活動** ❻
1．管理不要　2．管理必要

**C 運動（体育・部活動等）** ❼
1．管理不要　2．管理必要

**D 宿泊を伴う校外活動** ❽
1．管理不要　2．管理必要

**E 原因食物を除去する場合により厳しい除去が必要なもの** ❾
※本欄に○がついた場合、該当する食品を使用した料理については、給食対応が困難となる場合があります。
鶏卵：卵殻カルシウム
牛乳：乳糖・乳清焼成カルシウム
小麦：醤油・酢・味噌
大豆：大豆油・醤油・味噌
ゴマ：ゴマ油
魚類：かつおだし・いりこだし・魚醤
肉類：エキス

**F その他の配慮・管理事項(自由記述)** ❿

**【緊急時連絡先】**
★保護者
電話：
★連絡医療機関
医療機関名：
電話：

記載日
年　月　日
医師名　㊞
医療機関名

公益財団法人日本学校保健会 作成

### ❶食物アレルギー病型
食物アレルギーのタイプ。

### ❷アナフィラキシー病型
過去にアナフィラキシーを起こしたことがある場合の原因食物。

### ❸原因食物・除去根拠
除去が必要な原因食物と、除去する根拠。

### ❹緊急時に備えた処方薬
症状が現れたときに使用する薬。

### ❺給食
管理不要・管理必要のいずれかを選択。

### ❻食物・食材を扱う授業・活動
管理不要・管理必要のいずれかを選択。

### ❼運動（体育・部活動等）
管理不要・管理必要のいずれかを選択。

「食物依存性運動誘発アナフィラキシー」（27ページ参照）の場合、運動の制限が必要になることがあります。

### ❽宿泊を伴う校外活動
管理不要・管理必要のいずれかを選択。

通常、食物アレルギーの場合は、宿泊先での食事の対応や、緊急時に備えた医療施設の確認、薬の管理などが必要になります。

### ❾原因食物を除去する場合により厳しい除去が必要なもの
原因食物がごく微量に含まれている食品まで除去が必要な場合、除去が必要なものに○をつける。

### ❿その他の配慮・管理事項
幼稚園や学校で特別な配慮が必要なことがあれば、保護者と相談のうえ医師が記載する。

保育園の「生活管理指導表」と記載内容はほぼ同じなので、88～89 ページの説明も参考にしてください。

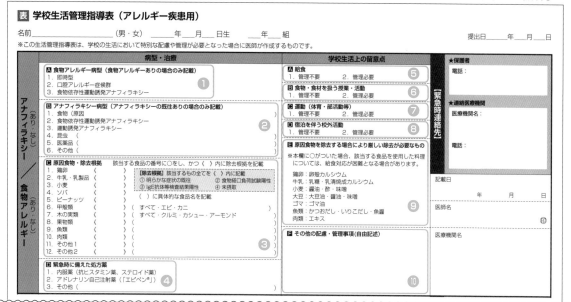

新しい環境への不安を解消！

# 小学校入学にあたっての心がまえ

## 給食対応は学校や子どもの重症度によってさまざま

（小学校の給食対応の例）

### 一部お弁当

除去食や代替食が提供できない献立のみ、代わりになるものを持参

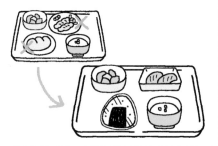

### 完全弁当

学校では除去対応ができないため、給食の代わりに家庭で弁当を用意する

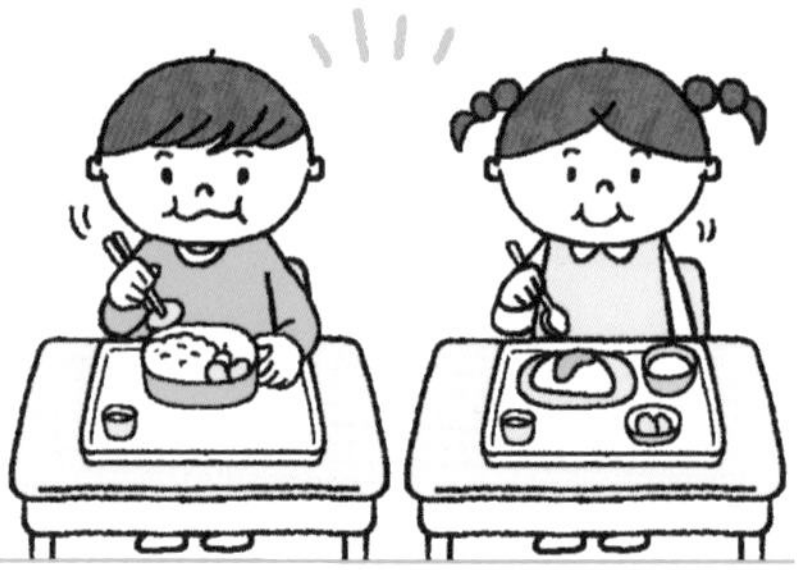

### 代替食を提供

除去した食物の代わりとなる食材を使った献立を提供する

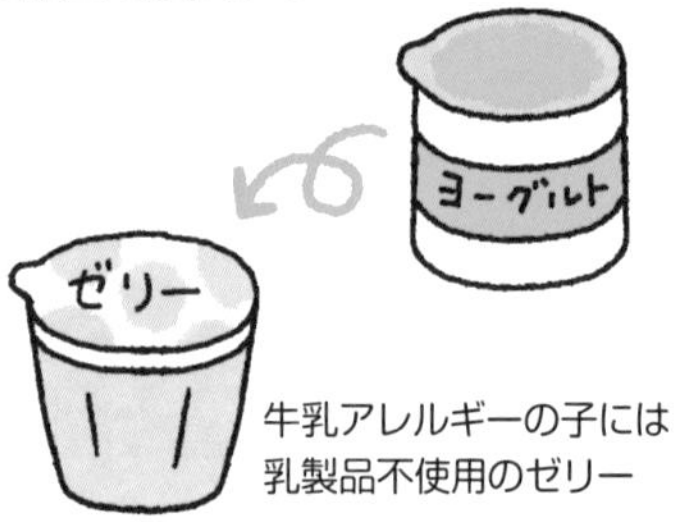


牛乳アレルギーの子には乳製品不使用のゼリー

### 除去食を提供

原因食物を給食から除いて提供する

かきたま汁

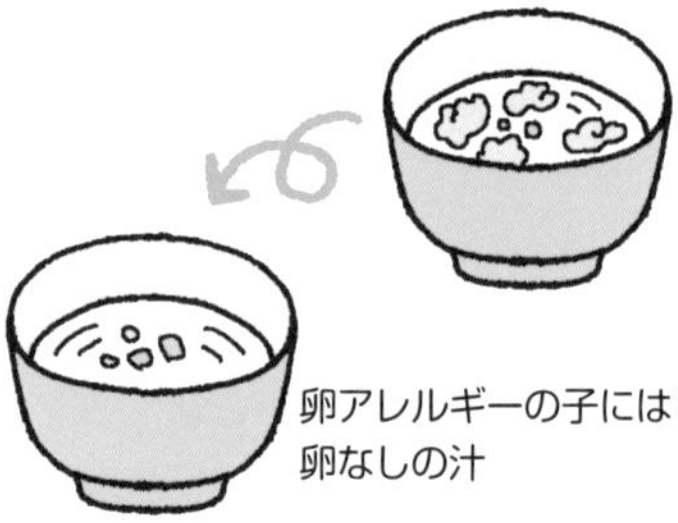

卵アレルギーの子には卵なしの汁

## 小学校もガイドラインに基づいて対応

子どもの小学校入学は、親にとってうれしいことである反面、環境の変化に対する不安も大きいもの。小学校は子どもの数が多く、休み時間や登下校時など子どもだけで過ごす時間もあって、食物アレルギーに充分な対策ができるのか不安だとの声も聞かれます。

しかし実際には、小学校の食物アレルギーへの対応が不充分だということはありません。小学校でも、ガイドライン（「学校のアレルギー疾患に対する取り組みガイドライン」）に基づいた対応が基本です。学校生活管理指導表を提出し、その内容をもとに、学校と保護者で話し合って、対応策を決めていきます。学校によっては、独自の調査表の記入・提出が必要な場合もあります。

## 小学校入学にあたってやっておきたいこと

### 子どもが自分のアレルギーについて周囲の人に説明できるようにする

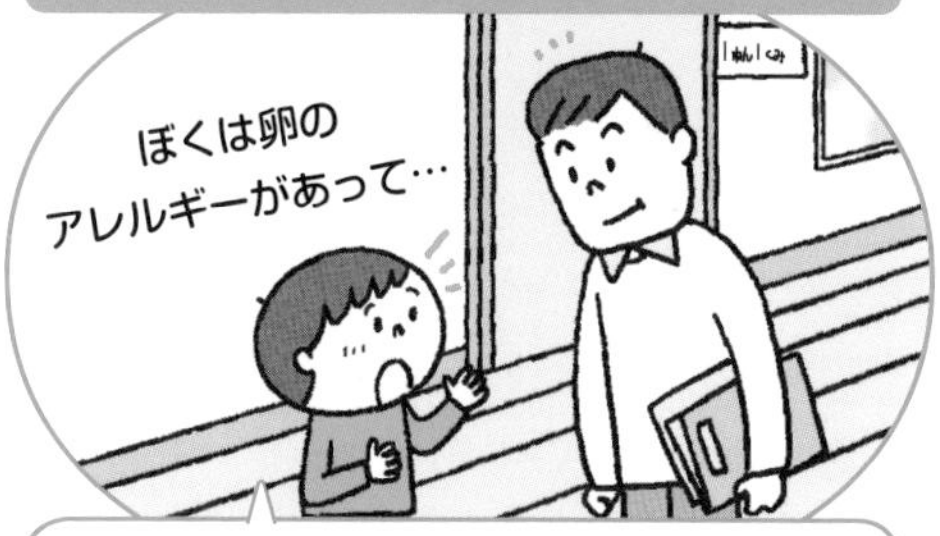
ぼくは卵の
アレルギーがあって…

病気のことを自分で説明できるようにしておくと、体調が悪くなったときなども、先生やまわりの人に伝えやすくなります。

### ガイドラインに目を通して、学校の対応の基本を知る

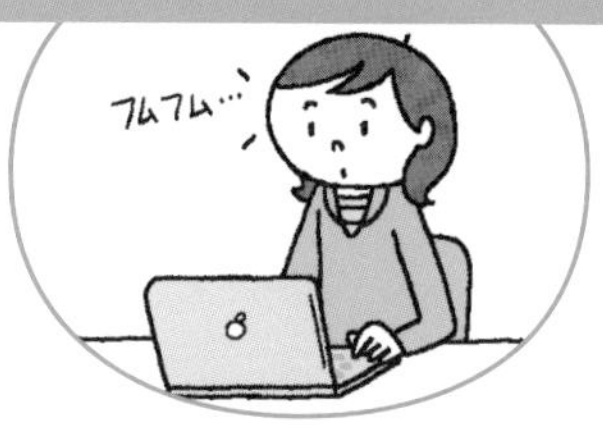
フムフム…

「学校のアレルギー疾患に対する取り組みガイドライン」
https://www.gakkohoken.jp/books/archives/226

### 食物アレルギーについてまわりの児童が理解できるよう、学校に指導をお願いする

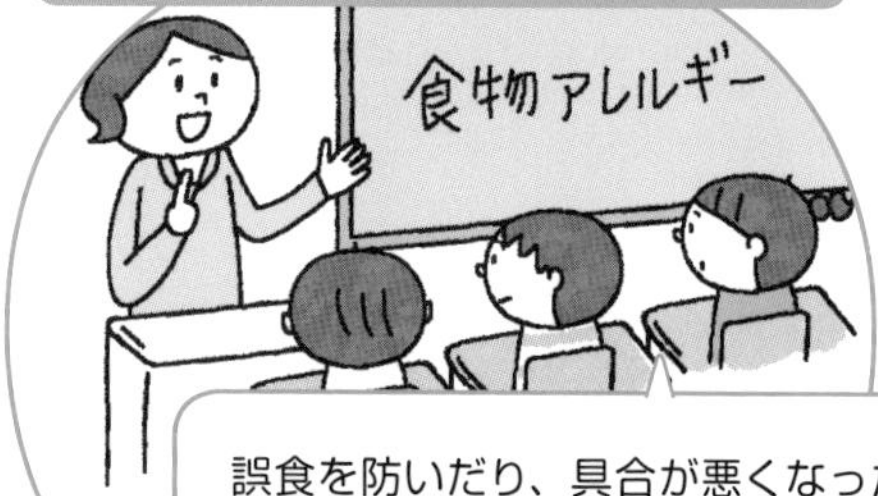
食物アレルギー

誤食を防いだり、具合が悪くなったときに助けてもらったりするために、まわりのお友だちにも病気についてよく理解してもらう必要があります。

### 信頼できる医師との治療で、入学前の不安をやわらげる

小学生になると、食物アレルギーの治療のために学校を休ませるのにも気を使うようになってきます。保育園や幼稚園の時期は、信頼できる医師を見つけて、適切な治療に積極的にとり組むチャンスともいえるのです。症状には個人差がありますが、頼れる医師とともにケア体制を整えることで、小学校入学への不安も軽くなるでしょう。

## 安全性が最優先。個々の希望には添えないことも

小学校でも、給食は完全除去が基本ですが、自治体や学校によって対応の仕方はさまざまです。「給食センターで除去対応してもらえない」「除去食は提供してもらえるが代替食はなく、持ち込みも不可」ということもあります。保育園と比べて対応が手厚くないと感じるかもしれませんが、このように学校によって対応に違いがあるのは、安全性を最優先する意図もあります。

もし、学校の対応に不安を感じた場合は、まずガイドラインを確認し、そのうえで、疑問を感じるところがあれば学校に相談するとよいでしょう。担任や養護教諭の先生とは、日ごろからコミュニケーションをとるように心がけ、気になることを伝え合えるような信頼関係を築いておくことが大事です。

また、発達に応じて、子どもに自分のアレルギーについて理解させることも必要。食べられる食品の選択や、食べられない理由の説明などが自分でできれば、事故を避けやすくなります。

COLUMN

安心して預けられる？

# 保育園・幼稚園の見学で確認したいポイント

保育園や幼稚園を選ぶときは、子どもが安心・安全に生活が送れるよう、最終的には見学してから入園先を決める人が多いかと思います。そのとき、園の保育内容や先生がたの子どもへの接し方、施設や設備だけではなく、食物アレルギーに対するとり組みについても、直接、確認しましょう。

かならず質問しておきたいのが、「これまでに食物アレルギーの子どもを受け入れた実績があるか」です。あまり食物アレルギーの子を預かったことのない園だと、食物アレルギーに関する知識が不充分だったり、対応に慣れていなかったりする可能性もあります。新しい園も増えているので、その点をふまえて慎重に選んだほうがよいでしょう。

もう一つ、聞いておきたいのが「給食でのアレルギー対応」です。園や学校の給食は完全除去が基本ですが、弁当が必要になるケースがあるかなど、どの程度、アレルギーに対応してくれるのかを確認する必要があります。もし、完全除去ではなく、個別に部分除去で対応している園があったら、その園ではガイドラインに沿った対応をしていないということ。つまり、適切な対応ができていないと判断できます。

このほか、アレルギー症状が現れたときに備えてどんな準備をしているか、どんな役割分担をしているかなど、緊急時の対応も聞いておきたい点です。

「失礼にあたるのではないか」「忙しそうだから悪い」と、質問しづらく思う人もいるでしょう。けれども、入園後、「思っていたのと違った」と後悔しないように、聞くべきことはきちんと聞くことがたいせつです。

時間は限られているので、ポイントを押さえて質問できるように準備しておきましょう。あらかじめホームページなどをチェックしたうえで、聞きたいことをメモしておくと、むだな質問や聞き忘れを防ぐことができます。

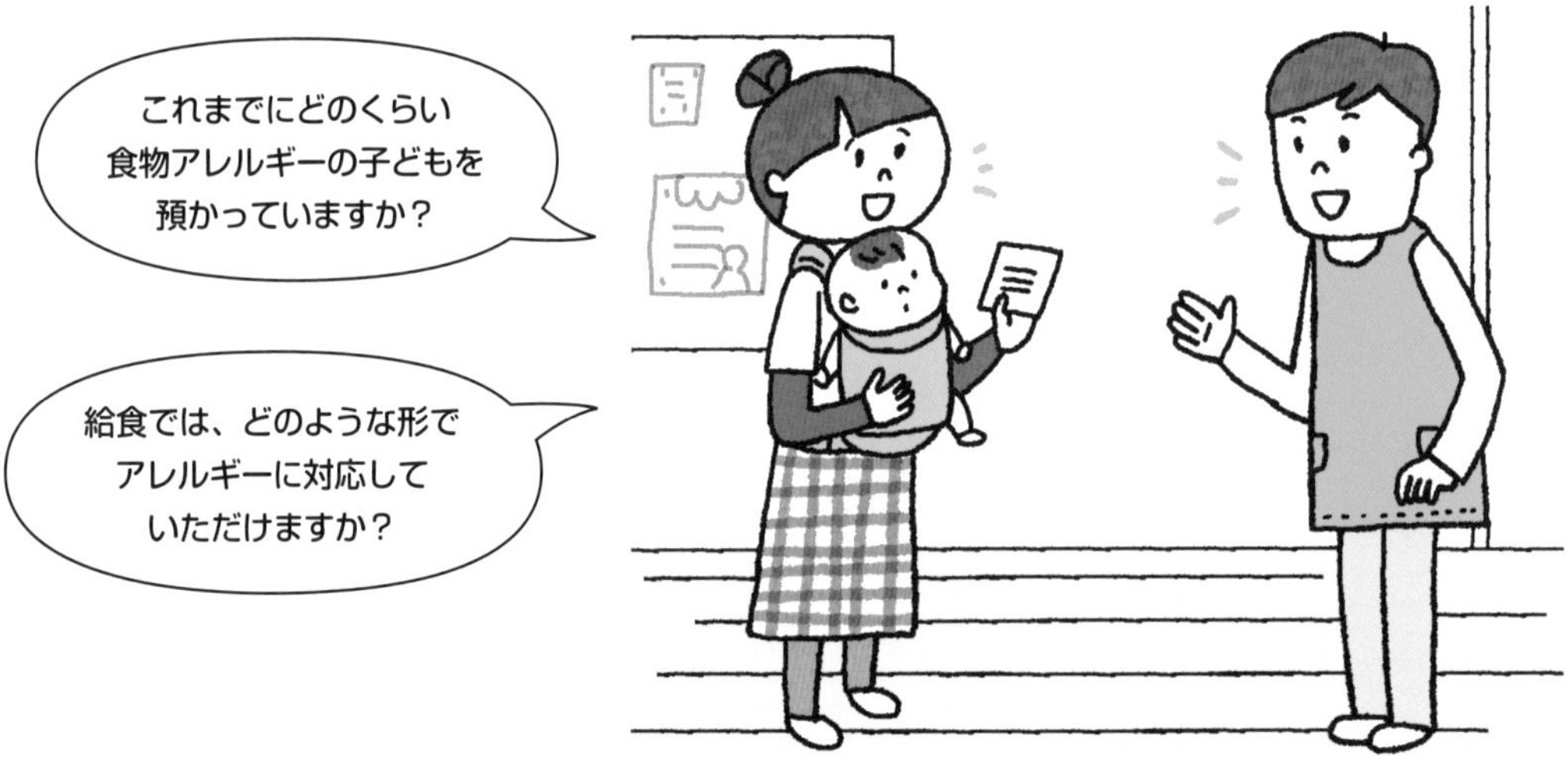

これまでにどのくらい食物アレルギーの子どもを預かっていますか？
給食では、どのような形でアレルギーに対応していただけますか？

PART
# 5

# 祖父母・シッターに預けるときは？

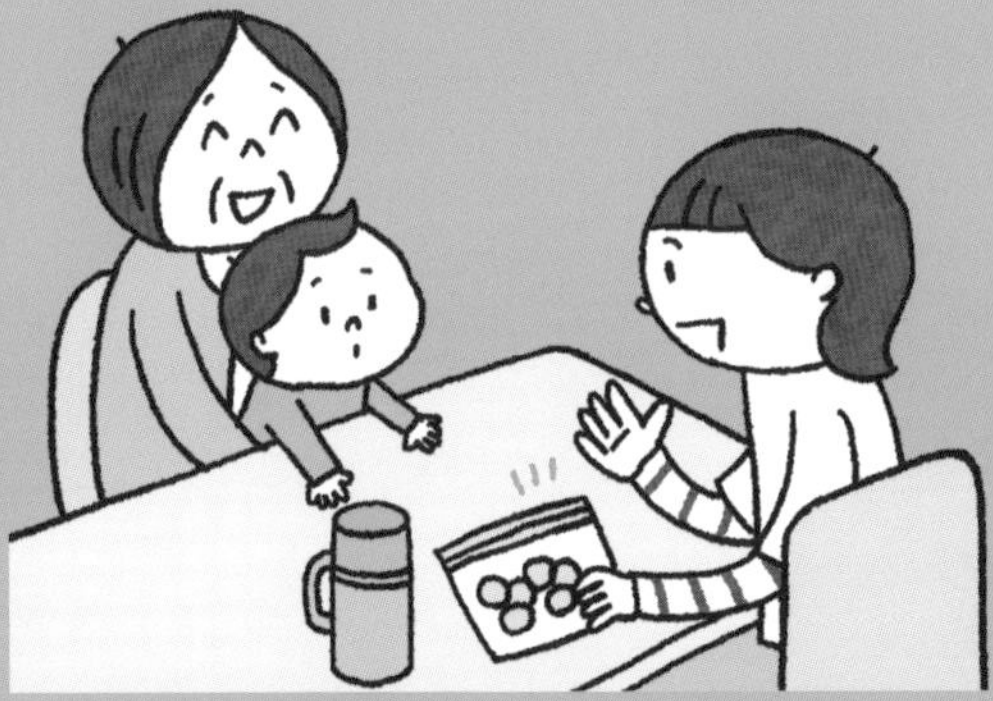

仕事や用事で子どもを預けなければならないとき、心配なのが食物アレルギーのこと。預けるほうも預かるほうも安心できるように、大事なポイントをまとめました。

# おさえておきたい！ 伝えるポイント5か条

## 伝えるべきことは簡潔に文書にして渡そう

食物アレルギーのある子どもを祖父母やシッターさんなどに預けるときは、事前の準備や打ち合わせがたいせつ。誤食事故を防ぐために、食物アレルギーやその対応について理解してもらいましょう。食物アレルギーについては日進月歩で研究が進んでいるため、まちがった思い込みをしている人も少なくありません。自分の子どもに即した対応をしっかりと伝えてください。

かならず伝えておきたいことを、5つのポイントにまとめました。口頭で説明するだけでなく、紙にまとめたものを渡して、見えるところにはっておいてもらうのがおすすめです。

**※105ページは、コピーして必要事項を書き込んで使えます。**

### その1 アレルギーの原因となるものは、絶対に食べさせないでください

食物アレルギーの原因食物がなにかを伝えたうえで、絶対に食べさせないようにお願いしましょう。加工食品は原材料を見て確認し、わからない場合は食べさせないようにしてほしいと伝えます。

祖父母の場合、原因食物であることをわかっていても食べさせてしまうケースがよく見られるので、食べるとどれだけ危険か理解してもらうことが必要です。

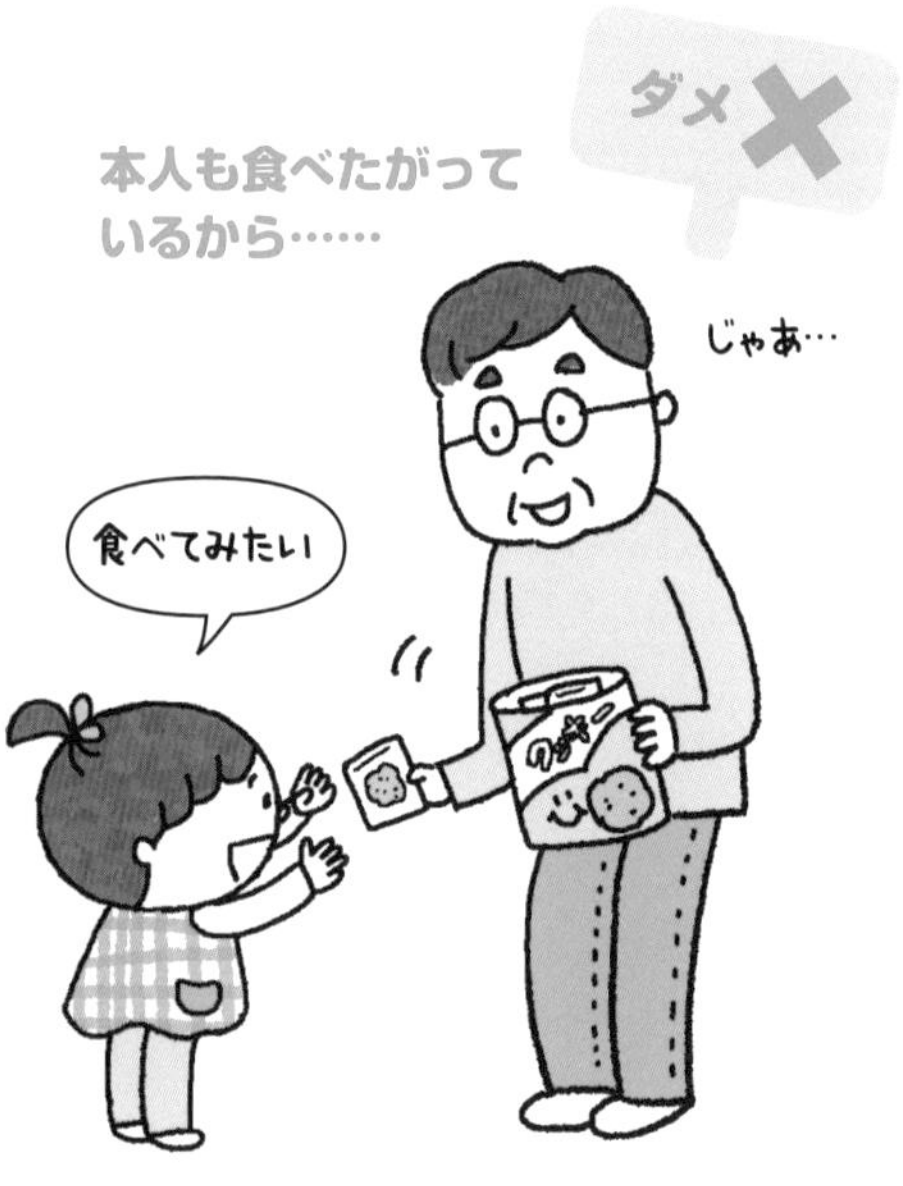

ダメ
本人も食べたがっているから……
じゃあ…
食べてみたい


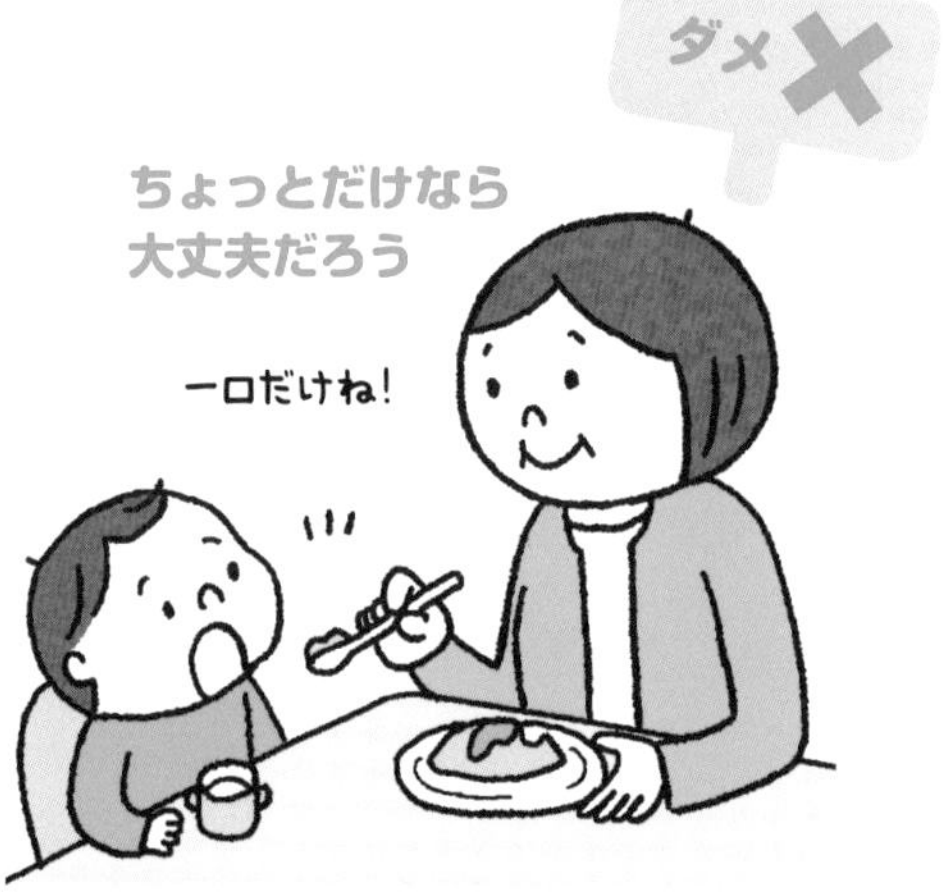

ダメ
ちょっとだけなら大丈夫だろう
一口だけね！


食べたときに起こる症状や、ときには命にかかわる危険な症状が起こることも説明しておきましょう。

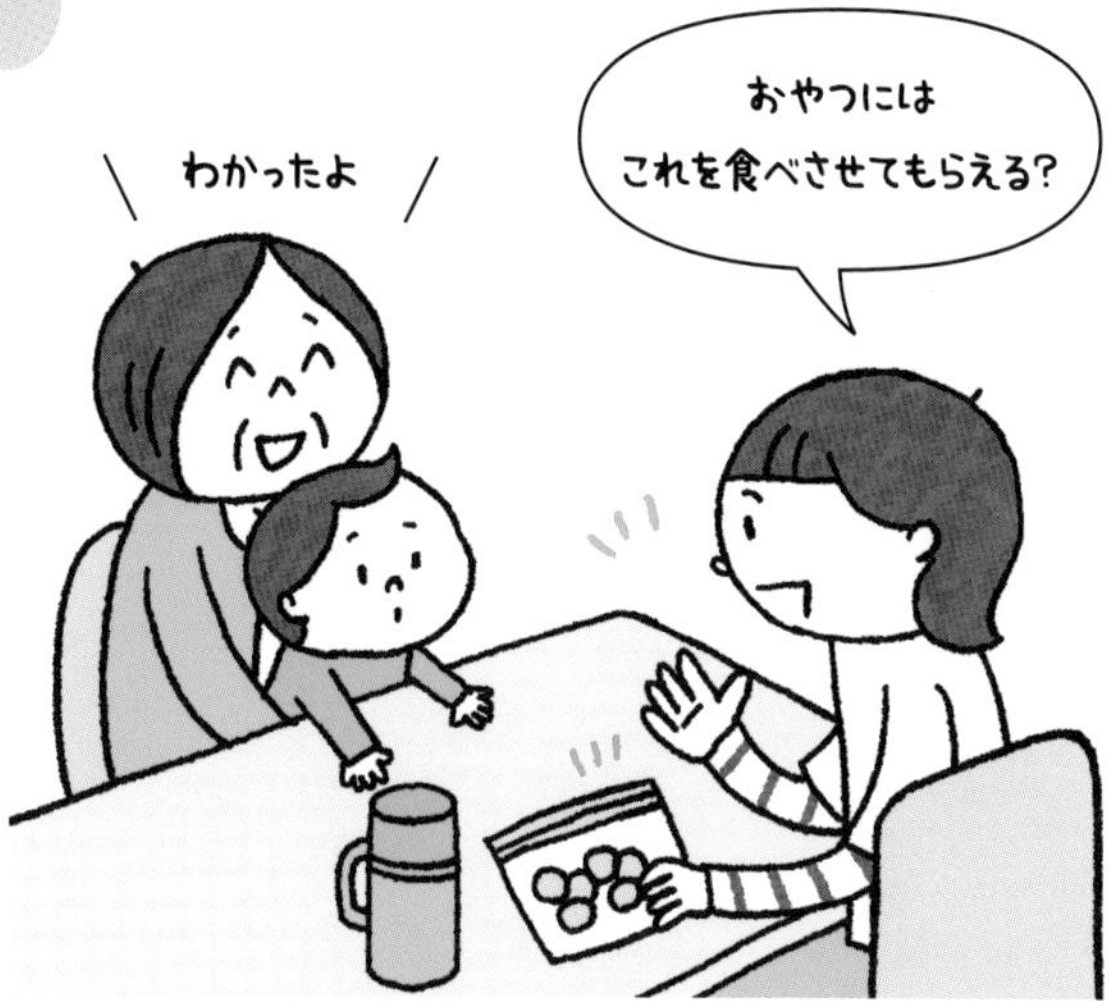
わかったよ
おやつには
これを食べさせてもらえる?

食品表示から食べられるものを見分けるのは、いつも見ている親でも難しいもの。渡したものだけを食べさせてもらうのが確実です。

## その2 おやつや飲み物などは、用意したもの、事前に確認したもの以外、あげないでください

「米粉パン」という商品に小麦が含まれているなど、思いがけないものにアレルギーの原因物質が入っていることがあります。また、いつも食べているものに似ていても、味の種類やメーカーなどが違うと、原因食物が含まれている場合があります。加工食品について、正しく判別するのは非常に難しいものです。おやつとして食べるお菓子や飲み物は、親が用意したものを食べさせてもらうようにしましょう。

食事を食べさせてほしいときも、自分で準備したものをわたすのが安全です。できない場合は、事前にメニューを確認するなどして、よく話をしておくようにします。

## その3 食事中はなるべく目を離さないようにしてください

食事中は、なるべく子どもから目を離さず、子どもの様子をよく見てほしいとお願いします。人の食べ残しや食べこぼしを食べてしまうのを防いだり、万が一症状が出たときにすぐに対応したりするためです。

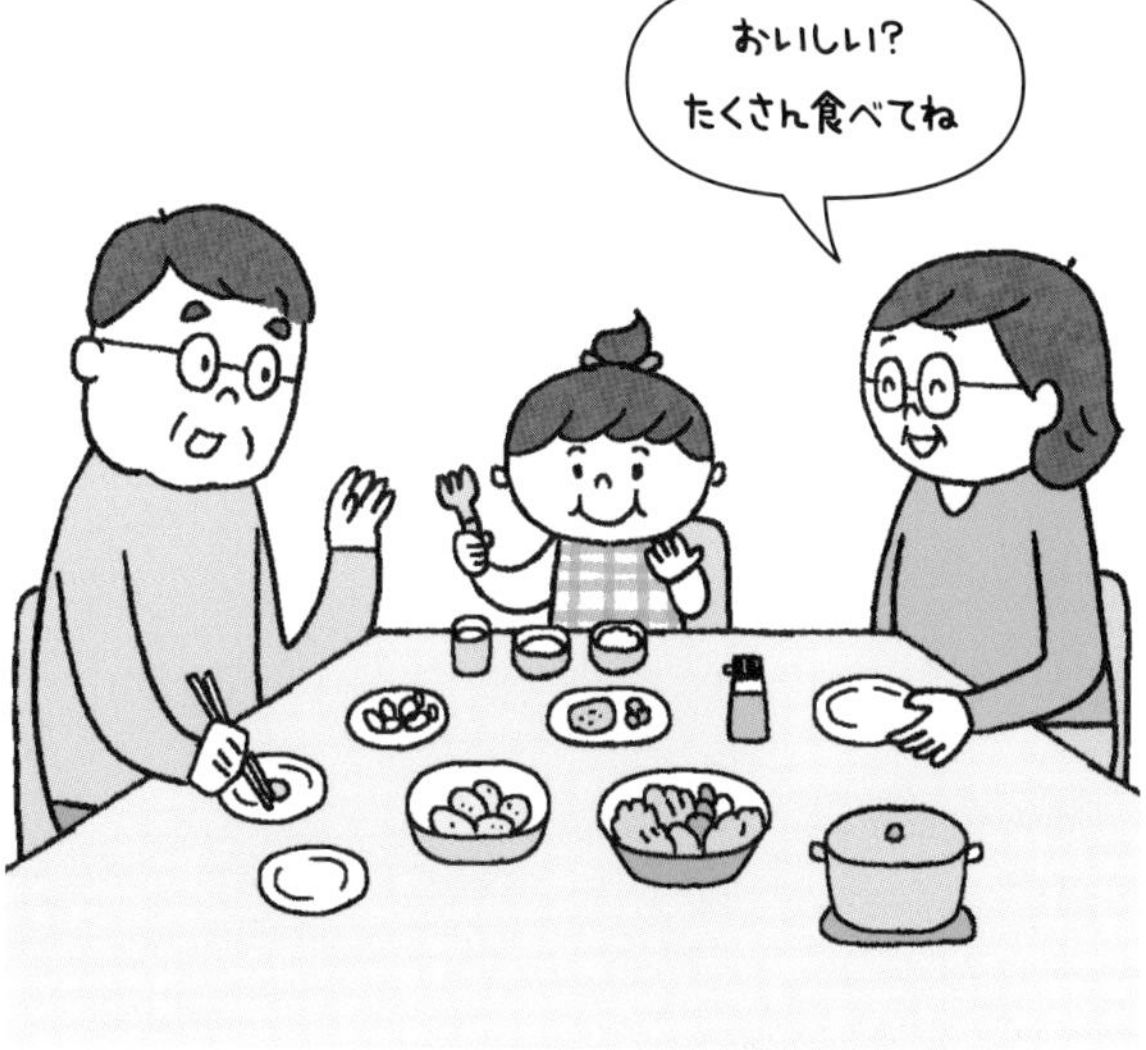
おいしい?
たくさん食べてね

誤ってほかの人の食べ物を食べてしまうことがないように注意してほしいことを伝えましょう。

## その4　症状が出た場合は、決めておいたとおりに対応してください

症状が出てしまったときの対応は、事前に決めておく必要があります。どんな症状が出る可能性があるのか、そのときはどんな順番で、なにを行えばよいかを、伝えておきましょう（106～107ページ参照）。緊急時はあわててしまいがちなので、あとから確認できるように、書面にまとめて渡しておくと安心です。

薬を預ける場合は、服用する量や飲ませ方といった情報も共有しておきます。薬の袋などに明記しておくとよいでしょう。

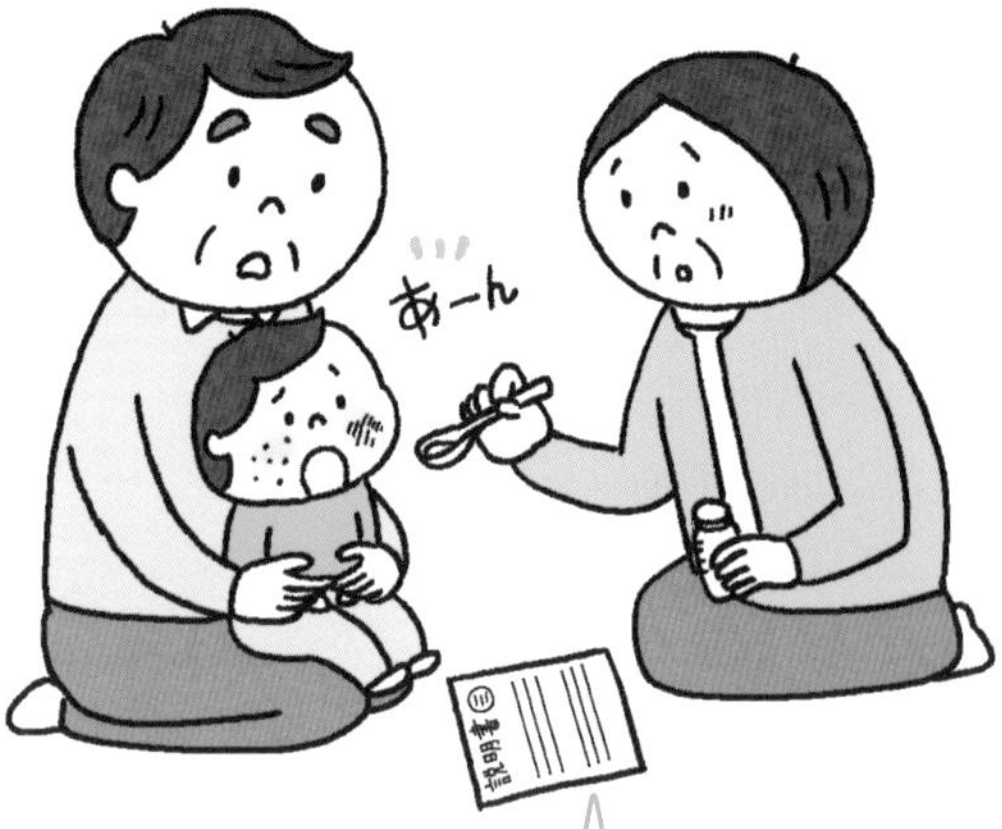
あーん
説明書

ドライシロップなど、祖父母が扱いなれていない薬は、飲ませ方の説明書もいっしょに渡しておきます。

## その5　わからないことがあったら、かならず、親に確認してください

どうするか迷ったとき、困ったときには、かならず親に確認をとるようにお願いしておきます。「たぶん、大丈夫だろう」という自己判断が事故につながることもあるので、遠慮せずに連絡するように伝えましょう。

携帯電話の番号のほかに、連絡がつきやすい電話番号も教えておきましょう。

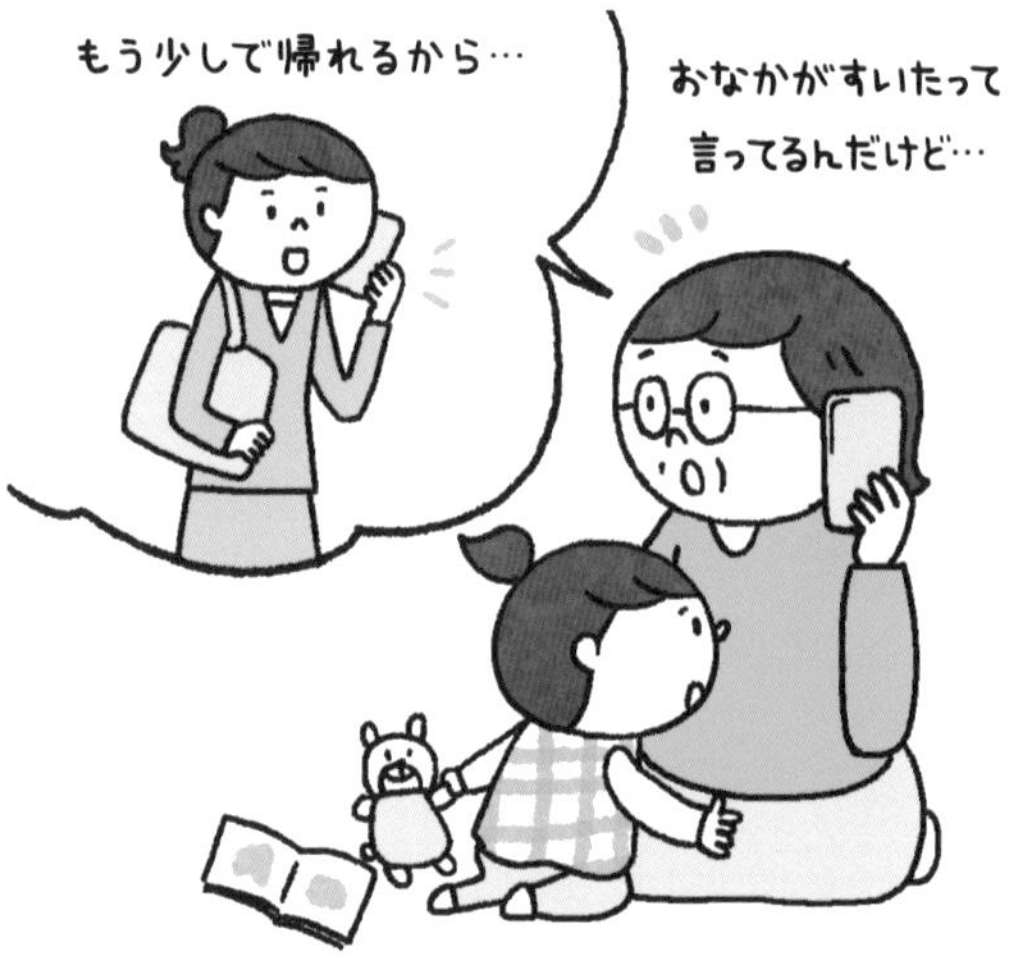
もう少しで帰れるから…
おなかがすいたって言ってるんだけど…

### 「経験があるから安心…」という思い込みや油断にも注意

食物アレルギーの診療や管理は常に進歩しています。さらに、子どもごとに、必要な対応がまったく異なります。「これまでも食物アレルギーの子どもを預かった経験があるから大丈夫ですよ」という祖父母やシッターさんは頼もしい存在ですが、一方で、情報が古くなっていたり、別の子どもの経験での対応を当てはめて考えて判断してしまったりする可能性もあります。

預ける側も預かる側も過信せず、ていねいに、対応の仕方を伝える姿勢がたいせつです。

COLUMN

段階を踏んで少しずつ…

# 預け先とのコミュニケーションのコツ

アレルギーは見えないものだけに、預かる祖父母も不安を感じやすいものです。また逆に、目に見えないことから危機感がもてず、大事に至らなければ大丈夫だろうと適当に考えている人も意外に多くいます。いずれにしても、預ける相手は食物アレルギーのことを「わからない」「知らない」という前提でコミュニケーションをとることがたいせつです。

かといって、最初からこと細かにすべて伝えると、相手が負担に感じて、預かることを断られてしまうこともあり得ます。まずは重要度の高いことを確実に伝えましょう。大事なことは遠慮せずにしっかり伝えること。本書の「伝えるポイント５か条」を参考にしてください。

細かい対応の仕方は、少しずつ、慣れてもらいながら伝えていくのがよいでしょう。預かってもらうことへの感謝の気持ちを忘れずに、負担にならないようにお願いするのがポイントです。たとえば、「食事はアレルゲンに配慮して作っていただけそうですか？ 難しければこちらで用意した食事をお持ちします」というように、代替案を用意しながら伝えると、相手も対応しやすくなります。最初は無理でも慣れてきたら引き受けてもらえることもあります。

働きながら食物アレルギーの子どもを育てるのは大変で、悩むことも多いものです。周りの人とコミュニケーションをとり、じょうずに助けを借りることができるようになると、親自身も、必要なことに優先順位をつける力がつき、ストレスにも強くなっていきます。最初は難しいかもしれませんが、預け先などにうまくお願いできるよう、練習を重ねていきましょう。

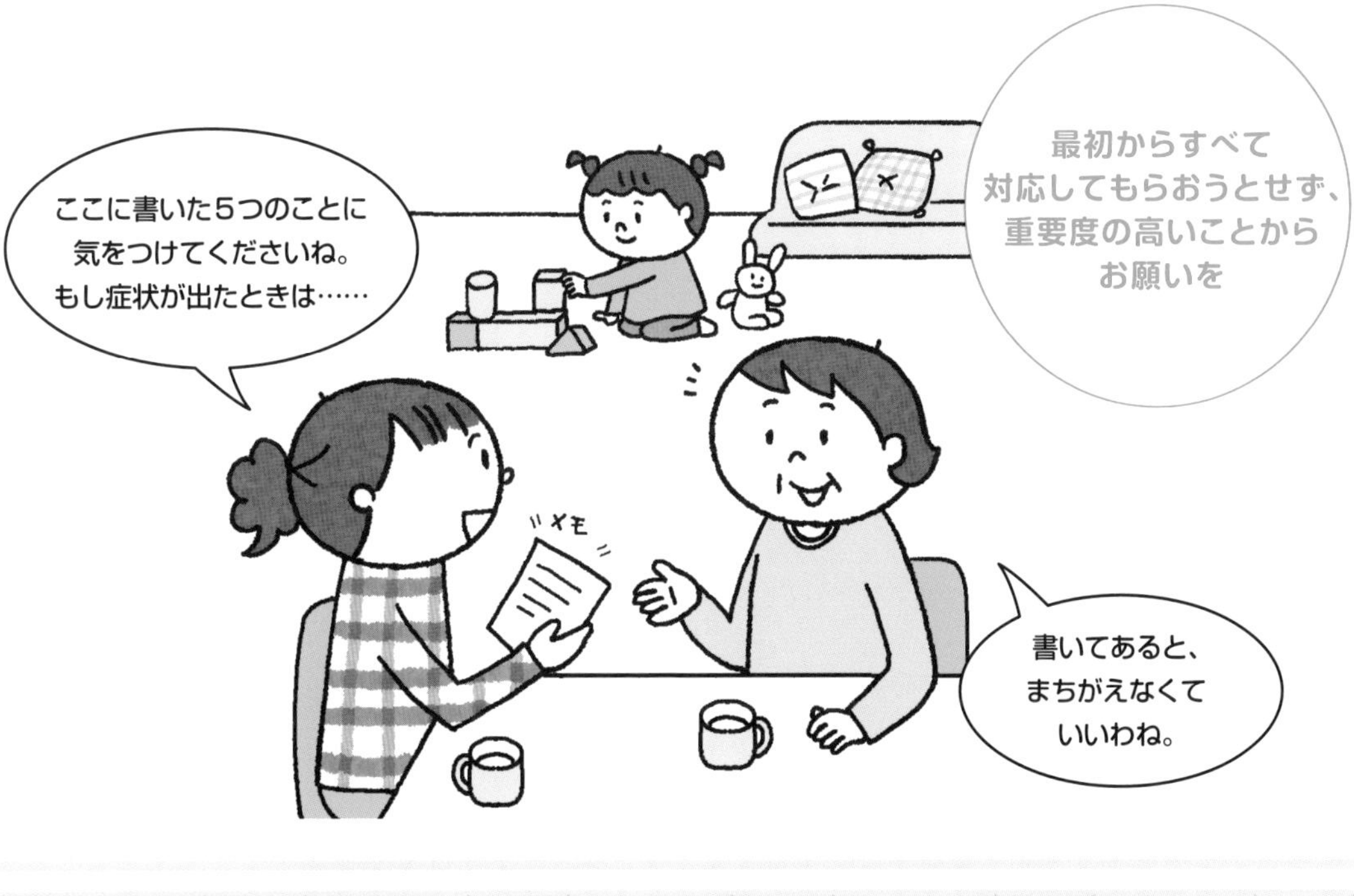
最初からすべて対応してもらおうとせず、重要度の高いことからお願いを
ここに書いた５つのことに気をつけてくださいね。もし症状が出たときは……
メモ
書いてあると、まちがえなくていいわね。

## 「伝えるポイント5か条」リストの使い方

食物アレルギーのある子どもを預けるときにおさえておきたい「伝えるポイント5か条」を105ページにまとめました。コピーして必要事項を記入し、祖父母やシッターさんに渡して使ってください。目につくところにはっておくようにお願いするとよいでしょう。

### 子どもについてのお願い

**1.** アレルギーの原因となる食べ物は 卵 です。

> ❗ 絶対に食べさせないでください。命にかかわります！
> 原材料がわからないものは、食べさせないでください。

**2.** おやつや飲み物などは、用意したもの、事前に確認したもの以外、あげないでください。

※本人が「食べたい」「食べられる」といっても、ほかのものは与えないでください。

**3.** 食事中はなるべく目を離さないでください。

※ほかの人の食べものを食べてしまわないように、注意して見ていてください。

**4.** 症状が出た場合は、決めておいたとおりに対応してください。

よく見られる症状：じんましん、せき込み

対応の仕方：①渡してある薬を飲ませて、安静にさせる
②親に連絡する
③ぐったりしている、苦しそう →救急車を呼ぶ

**5.** わからないことがあったら、かならず、親に確認してください。

（連絡先①）
氏名 栄大 花子　続柄 母
電話番号① 090-00XX-00XX
電話番号② 03-XXXX-0000

（連絡先②）
氏名 栄大 一郎　続柄 父
電話番号① 090-00XX-00XX
電話番号②

**食物アレルギーの原因となる食べ物（アレルゲン）**
複数あればすべて記入する。

**よく見られる症状**
アレルゲンを食べたりしたときに起こる代表的な症状を記入する。

**症状が出たときの対応の仕方**
なにをするか、実施する順に番号をつけて箇条書きにするとわかりやすい。

**連絡すべき人の名前、続柄**
連絡するときの優先順位がわかるように、まず連絡してほしい親の名前を（連絡先①）に書く。（連絡先②）には、①がつながらなかった場合連絡してほしい人を記入する。

**連絡先の電話番号**
携帯電話につながらなかったときのために、会社の電話番号なども、あれば書いておくとよい。

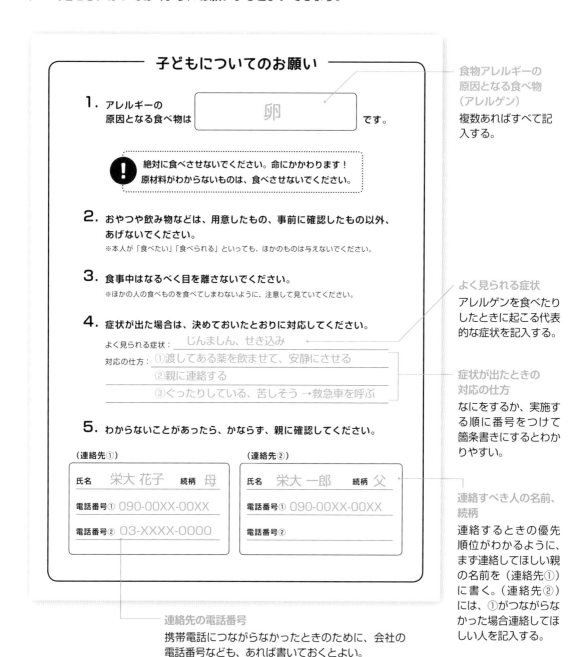

# 子どもについてのお願い

**1.** アレルギーの
原因となる食べ物は ＿＿＿＿＿＿＿＿ です。

絶対に食べさせないでください。命にかかわります！
原材料がわからないものは、食べさせないでください。

**2.** おやつや飲み物などは、用意したもの、事前に確認したもの以外、あげないでください。

※本人が「食べたい」「食べられる」といっても、ほかのものは与えないでください。

**3.** 食事中はなるべく目を離さないでください。

※ほかの人の食べものを食べてしまわないように、注意して見ていてください。

**4.** 症状が出た場合は、決めておいたとおりに対応してください。

よく見られる症状：＿＿＿＿＿＿＿＿＿＿

対応の仕方：＿＿＿＿＿＿＿＿＿＿

＿＿＿＿＿＿＿＿＿＿

＿＿＿＿＿＿＿＿＿＿

**5.** わからないことがあったら、かならず、親に確認してください。

（連絡先①）

氏名　　　　　　　　　続柄

電話番号①

電話番号②

（連絡先②）

氏名　　　　　　　　　続柄

電話番号①

電話番号②

備えあれば
憂いなし！

# 緊急時の対応は、事前に確認！

## 緊急時に備えて準備しておくこと

### 1 症状が出たときの対応を決めておく

**薬を服用させる**

症状が改善しなかったり、悪化したりした場合は、医療機関を受診

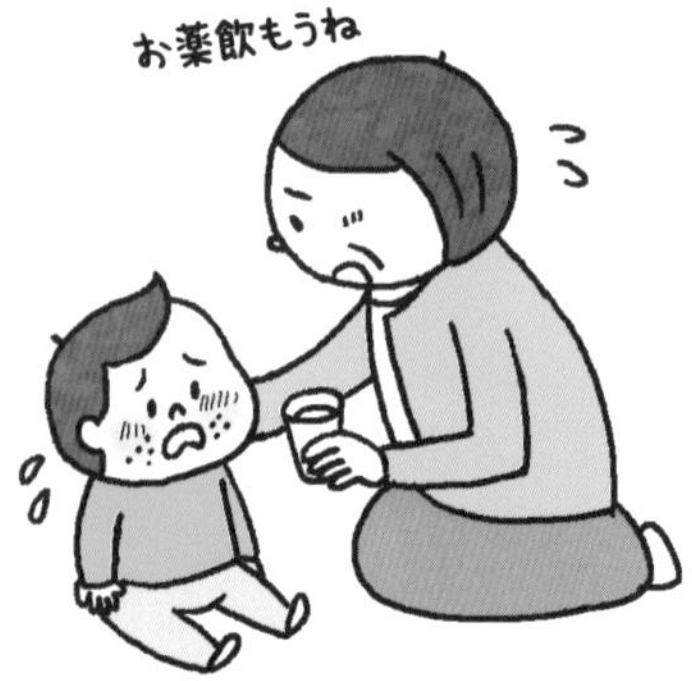


**親に連絡する**

たいしたことのなさそうな軽症でも連絡するようにお願いしておく

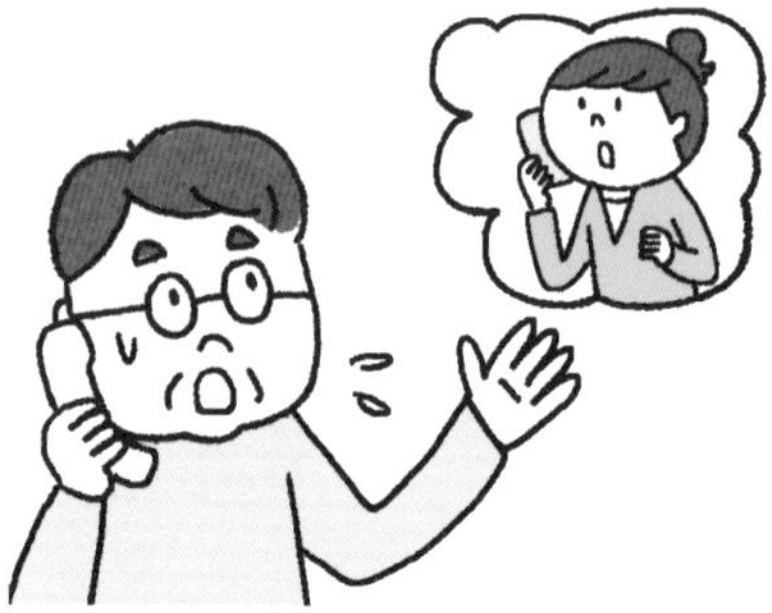

**症状が重そうなら救急車を呼ぶ**
（エピペン®があれば使用）

救急車を呼ぶべき症状についても説明しておくとよい

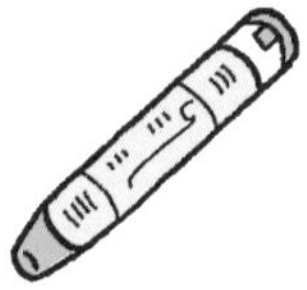

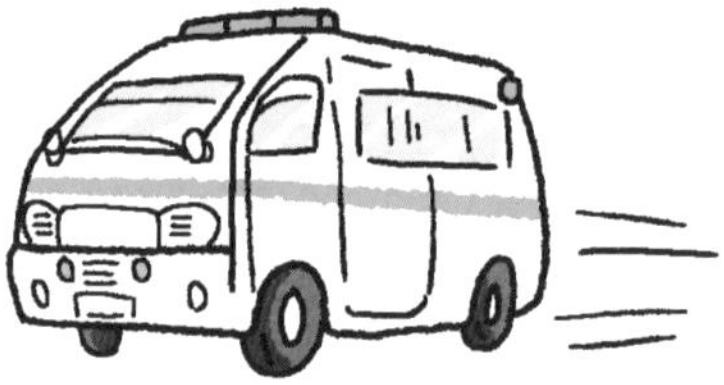

### 症状が出たときの対応の仕方を伝えておく

子どもを預けるときには、前もってアレルギー症状が出たときの対応を決め、それを預け先と共有しておく必要があります。症状が出たら、なにを、どんな順番で行えばよいかがわかるように説明しましょう。

一般的な対応は、「①処方されている薬を飲ませて、安静にさせる」「②親に連絡をする」「③症状が改善しなかったり悪化したりしたら、医療機関を受診する」という手順になります。

もし、重い症状が出た場合には、すみやかに救急車を要請することが必要となります。合わせて、エピペン®が処方されていれば使用してもらうのがベストです。シッターの場合、エピペン®が打てるかどうかは規約によるので、事前に確認しておきます。

## 2 対応の仕方を書面にして渡す

よく見られる症状や、親の連絡先もあわせて記入しておく（105 ページを活用してもよい）

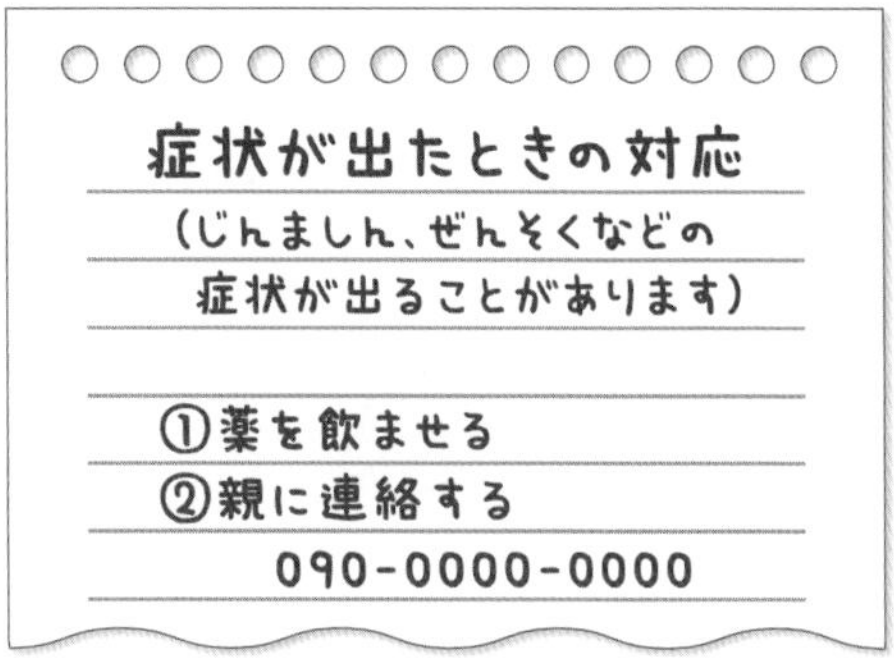
症状が出たときの対応
（じんましん、ぜんそくなどの
症状が出ることがあります）
①薬を飲ませる
②親に連絡する
090-0000-0000

## 3 危険な症状が起こる可能性を説明

アナフィラキシーやアナフィラキシーショックについて説明し、理解してもらう

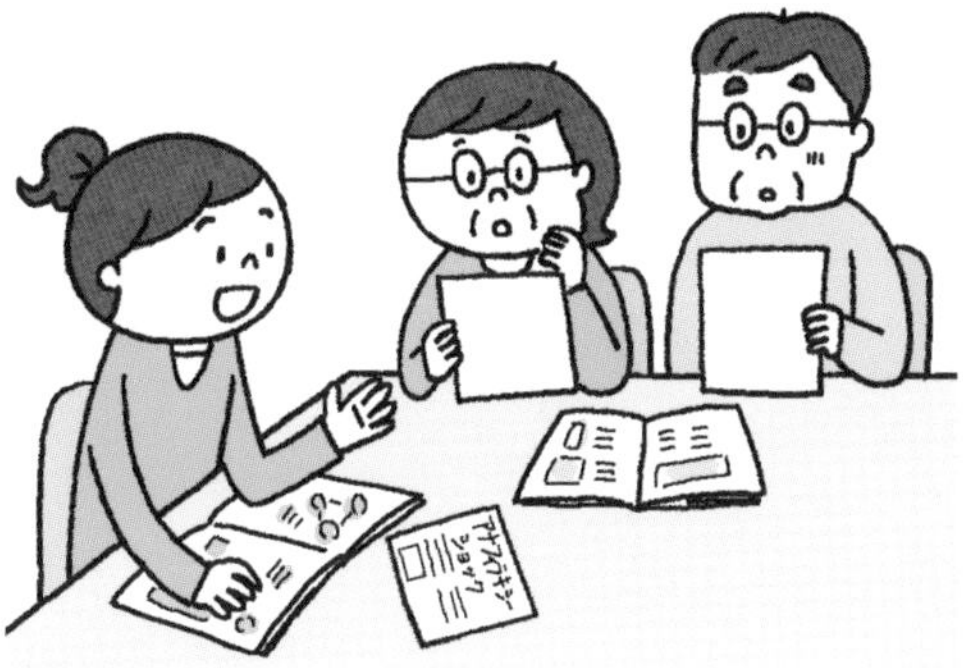

## 4 処方されている薬と保険証のコピーを渡す

エピペン®が処方されている場合は、事前に使用方法を説明しておきます。できれば、緊急時に備えて練習してもらうとよいでしょう。

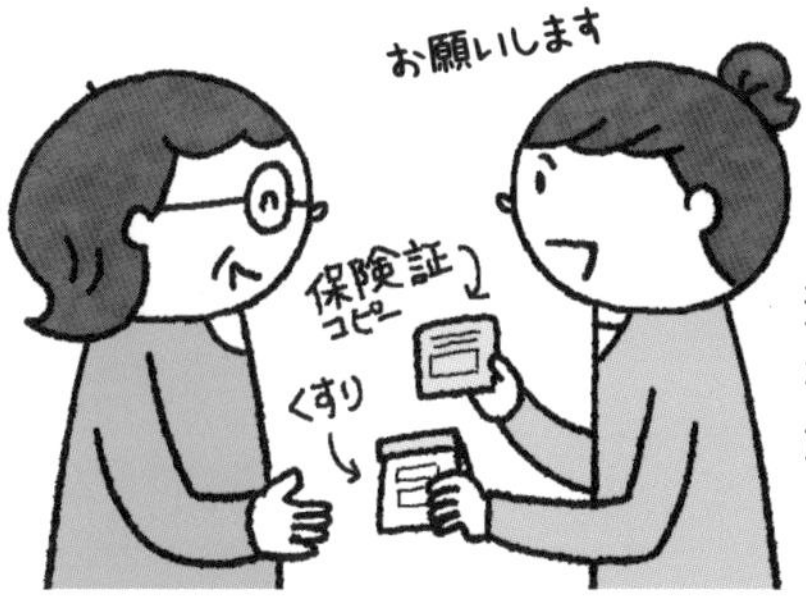
お願いします
保険証コピー
くすり

預ける当日に、忘れずに渡す。薬の飲み方も伝える

## 危険な症状が起こる可能性も説明して

緊急時の対応を説明するさいには、どんな症状が出る可能性があるかもいっしょに伝えておきます。アナフィラキシーやアナフィラキシーショックといった危険な症状が起こる可能性があることも説明しましょう。

緊急時の対応は、文書にして渡しておくこともたいせつです。そこには親の連絡先も記入しておきます。救急車を呼ぶべき症状についてくわしく説明したい場合は、50ページの「症状が出たときの対応の手順」の図をコピーして渡すのもよいでしょう。当日は、処方されている薬と保険証のコピーを預けることも忘れずに。

エピペン®を預ける場合は、事前に使用方法を説明しておきます。51ページの図を見せて説明するのもよいですし、医療機関によっては使い方のDVDを貸し出してくれるところもあります。可能であれば、練習用のエピペンを使って実際に注射を打つ練習もしておけると理想的です。

実際のケースに学ぼう！

# 預け先での「ひやりはっと」事件簿

## case 1 食べ残し、飲み残しには注意が必要！

（2歳　男児　牛乳アレルギー）

祖父がいつものくせで、飲みかけのカフェオレをテーブルに置いたまま席をはずしてしまったそう。すると、子どもがそれを飲んでしまい、じんましんやせきが起こってしまいました。

**アドバイス**

食べ残した食べ物や飲み物だけでなく、使った食器や調理器具をさわったり、なめたりして症状が出ることもあります。使った食器類は、テーブルに置きっぱなしにしないようにお願いしましょう。

## case 2 小麦ねんどで遊ばせて症状が出てしまった！

（4歳　女児　小麦アレルギー）

食べ物には気をつけてくれている祖父母ですが、子どものために用意してくれたおもちゃのなかに「小麦ねんど」がありました。ねんど遊びを始めて10分ほどでじんましんが出てしまったとのこと。手で目をこすったのか、目のまわりも赤くはれてしまいました。預けていた薬をのませたら、症状はおさまりました。

**アドバイス**

食べ物からの摂取だけでなく、アレルゲンをさわったり、吸い込んだりしても症状が出ることがあることを説明しておきましょう。

## case 3 置いてあったクッキーを知らない間に…

（5歳　女児　アーモンドアレルギー）

ダイニングの棚にあった、かわいい缶入りのクッキーに興味をもち、祖父母が見ていないうちに開けて食べてしまった娘。本人は、見た目からアーモンドが入っていないと思ったようですが、そのクッキーにはアーモンドパウダーが使われていて、顔と体にじんましんが出てしまいました。薬を飲ませてから、病院へ連れて行ってもらいました。

**アドバイス**

見た目だけではアレルゲンが含まれているかわからない食品も多くあります。子どもを預けるときには、なるべく手が届く場所に食べ物を置かないようにお願いしましょう。

## case 4 とり除けばよいと かんちがいしていて…

（3歳　男児　卵アレルギー）

祖父母に預けるとき、卵や卵を使った食品は食べさせないように伝えていましたが、「作ったあとで、卵だけをとり除けばだいじょうぶ」とかんちがいしていたようです。ゆで卵といっしょに煮た鶏肉を食べて、症状が出てしまいました。そのときは、ちょっと口のまわりが赤くなった程度ですみましたが、もっとくわしく説明しておくべきだったと後悔しました。

**アドバイス**

原因食物といっしょに調理した料理には、微量のアレルゲンがしみこんでいます。調理後にとり除いても、アレルゲンを摂取してしまうことになると、知っておいてもらいましょう。

分けて調理してもらうのが難しい場合などは、子どもの食事は親が用意したほうがよいですね。

## case 5 本人が「大丈夫」と 言っても食べさせないで

（5歳　女児　牛乳アレルギー）

祖母と子どもでコンビニに買い物に行ったときのこと。子どもが「食べたことがあるから大丈夫」と言うので、表示を見ずにお菓子を買って与えたそう。すると食べて30分後に、じんましんが発症。あとで確認すると、そのお菓子は、パッケージがよく似た別の商品で、アレルゲンが入っていました。

**アドバイス**

子どもが「食べられる」と言っても、間違えていたり、かんちがいしていたりするかもしれません。販売地域によって微妙な違いがあったり、商品がリニューアルして原材料が変わっていたりすることも。加工食品を与える場合は、毎回、かならずアレルゲン表示を確認するようにお願いしましょう。

### こんなアレルギーにも注意！

## 食べ物が原因で ダニアレルギー!?

（5歳　男児　牛乳アレルギー）

祖父母宅に預けていた子どもに、じんましんやせき込みが起こりました。しかし、その日は自宅でお好み焼きを食べただけだといいます。医師の診察を受けると、パンケーキ症候群の可能性があるとのこと。

パンケーキ症候群というのは、開封済みの小麦粉やホットケーキのもと、お好み焼き粉、から揚げ粉などに侵入したダニが増殖して、それを食べることで引き起こされるダニのアレルギー症状だそうです。場合によってはアナフィラキシーを起こすこともあると聞き、驚きました。

**アドバイス**

粉ものは、封を開けたら常温保存はNG。密閉容器に入れてすぐに冷蔵庫で保存してください。早めに使い切ることもたいせつです。

こんなとき、どうすればいい？

# 預けるときの困りごとQ＆A

## 困りごと1
### 家が散らかっていて症状が……

祖父母の家は掃除が行き届いていないので、預けると子どもの調子が悪くなってしまいます。どうしたらよいでしょうか。

**アドバイス**

部屋にものが多かったり、散らかっていたりすると、誤食の危険があることを伝えてみましょう。「かかりつけの医師から、アレルギーの症状が出るのを防ぐために、家の掃除や片づけはこまめにするよう言われた」などと話してみてはどうでしょうか。

そのうえで「子どもを預けることもあるから」と、祖父母宅の掃除を手伝うのもよいでしょう。

## 困りごと2
### 別のなべで調理してほしい

家では子どもの分は別なべで作っていますが、祖父母の家では同じなべで調理しているのが気になります。

**アドバイス**

アレルギーのある子どもの分を別のなべで作るのは手間がかかることで、親御さんは毎日、とてもたいへんだと思います。同じことを祖父母にお願いするのは気が引けるでしょう。また、祖父母に負担がかかり、孫を預かることを躊躇するようになるリスクもあるので避けたいところです。

そこで祖父母には、みんなでいっしょに食べられるような、原因食物を使わないメニューを提案してみてはいかがでしょうか。たとえば、この本から簡単に作れるレシピを選んで渡したり、便利な加工品を使ってもらったりするとよいでしょう。

それも難しいのであれば、子どもの分の食事は親が用意して、預けるときに祖父母に渡すようにすることも考えてみましょう。

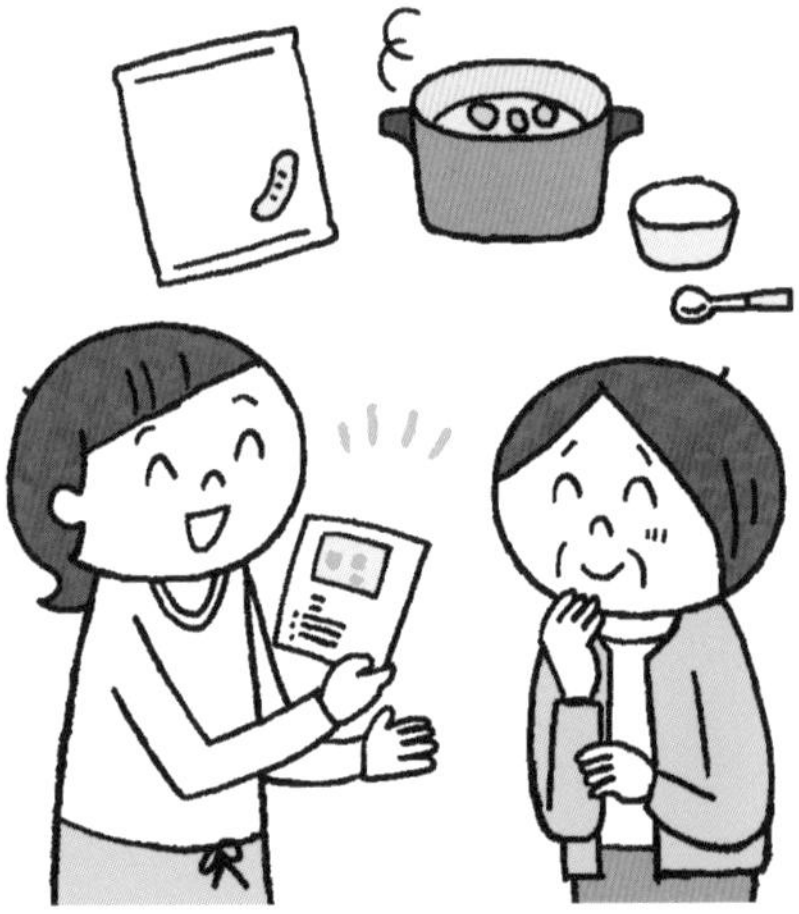

## 困りごと 3

### 原因食物を食べさせてしまう

祖父母に預けると、いくらお願いしても「ちょっとくらいならいいでしょ」と、原因食物を食べさせてしまいます。

**アドバイス**

原因食物を食べたらどうなるのかを具体的に説明することが重要です。実際に起きた食物アレルギーの事故や「ひやりはっと」の事例をもとに、話をするとよいでしょう。本書に掲載している事例のほか、インターネットでも探すことができます。

それも難しい場合は、診療に同行してもらうのもよいと思います。かかりつけ医に頼んで、病気について説明してもらいましょう。

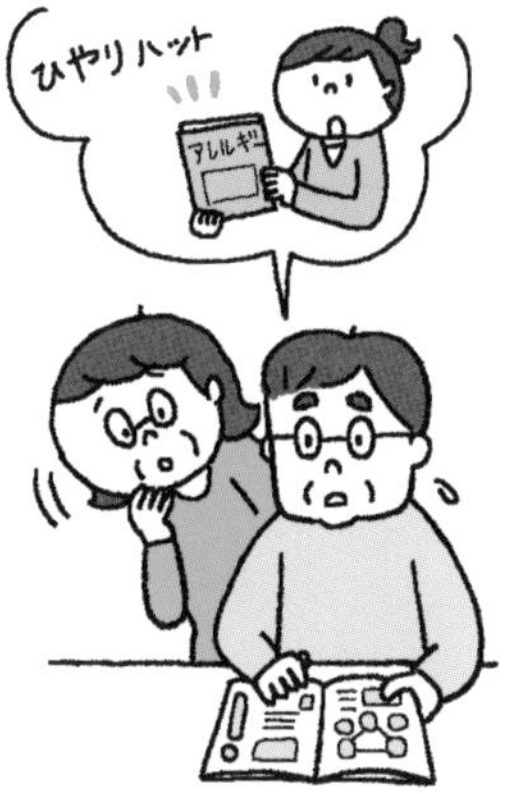


## 困りごと 4

### 使っている調味料も気になる

調味料にアレルゲンが含まれていることがあるため、なにを使っているか気になりますが、細かいことを聞くと気を悪くさせそうで聞きづらいです。

**アドバイス**

まず、アレルゲンが含まれる調味料でも、すべて除去しなければいけないとは限りません。除去の必要があるかどうかは医師の指導に従います。もし除去すべき調味料があれば、それは祖父母やシッターさんにもかならず伝えてください。

食事を用意してもらうかどうかは、かかる手間によって判断するとよいでしょう。使用できない調味料が多いなど、ひどく手間がかかるようなら、預けるときも子どもの分の食事は自分で用意したほうが安心です。

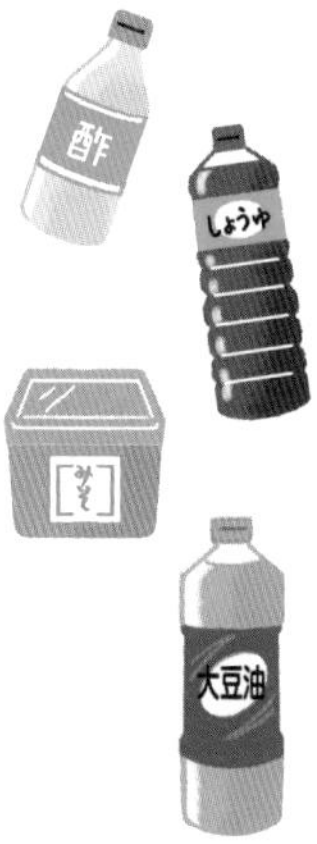


## 困りごと 5

### 信頼できる預け先を探すには？

近くに祖父母がいないので、シッターなども検討していますが、どうやって探せばよいのでしょうか。

**アドバイス**

一時的な子どもの預け先としては、シッターのほか、自治体が主体となって運営しているファミリーサポート（ファミサポ）などが考えられます。まずは、ホームページを見たり、電話で問い合わせたりして、食物アレルギーの子どもを預かってもらえるところ（実績があるところ）を探しましょう。

よさそうなところを見つけたら、規約を確認したうえで面談をし、信頼できそうな人を選ぶことがたいせつです。そこで少しでも「不安だな」と思ったら、人を変えてもらうか、預けるのをやめるという選択も必要です。

食事対応については、規約によって異なりますが、親が用意したものを食べさせてもらうのが安心でしょう。

誤食を防ぐために

COLUMN

# 外出先でもらうおやつへの対応は？

子どもには、「人から食べ物をもらったら、食べる前に親に食べていいか確認すること」を教えておくことがたいせつですが、加えて、友だちのお母さんやご近所さんなど、身近な人にも食物アレルギーがあることを伝えておきましょう。なにが食べられなくて、食べるとどんな症状が出るのかなどを話題にしたうえで、「お菓子などは、食べられるかどうか原材料を見ないとわからないので、表示を確認させてもらうことがある」と、日ごろから伝えておきます。そうすれば、なにか食べ物をもらったときに表示をチェックしても、気分を害されることは少ないでしょう。

食物アレルギーのことを伝えていない相手で、表示を確認しづらい場合は、「今はおなかが空いていないみたいなので……」とその場で食べずに持って帰ってもよいでしょう。なかなか理解を得られない相手には、「以前、いただいたお菓子でアレルギー症状が出て救急車を呼ぶことになって、ご迷惑をおかけしたことがあるので……」などと、少し大げさに伝えて、表示を確認させてもらうのも一つの方法です。

子どもだけで友だちの家に遊びに行く場合は、おやつは持参するほうが安心です。また、万が一に備えて、緊急時カード（80ページ参照）を携帯させるようにするとよいでしょう。

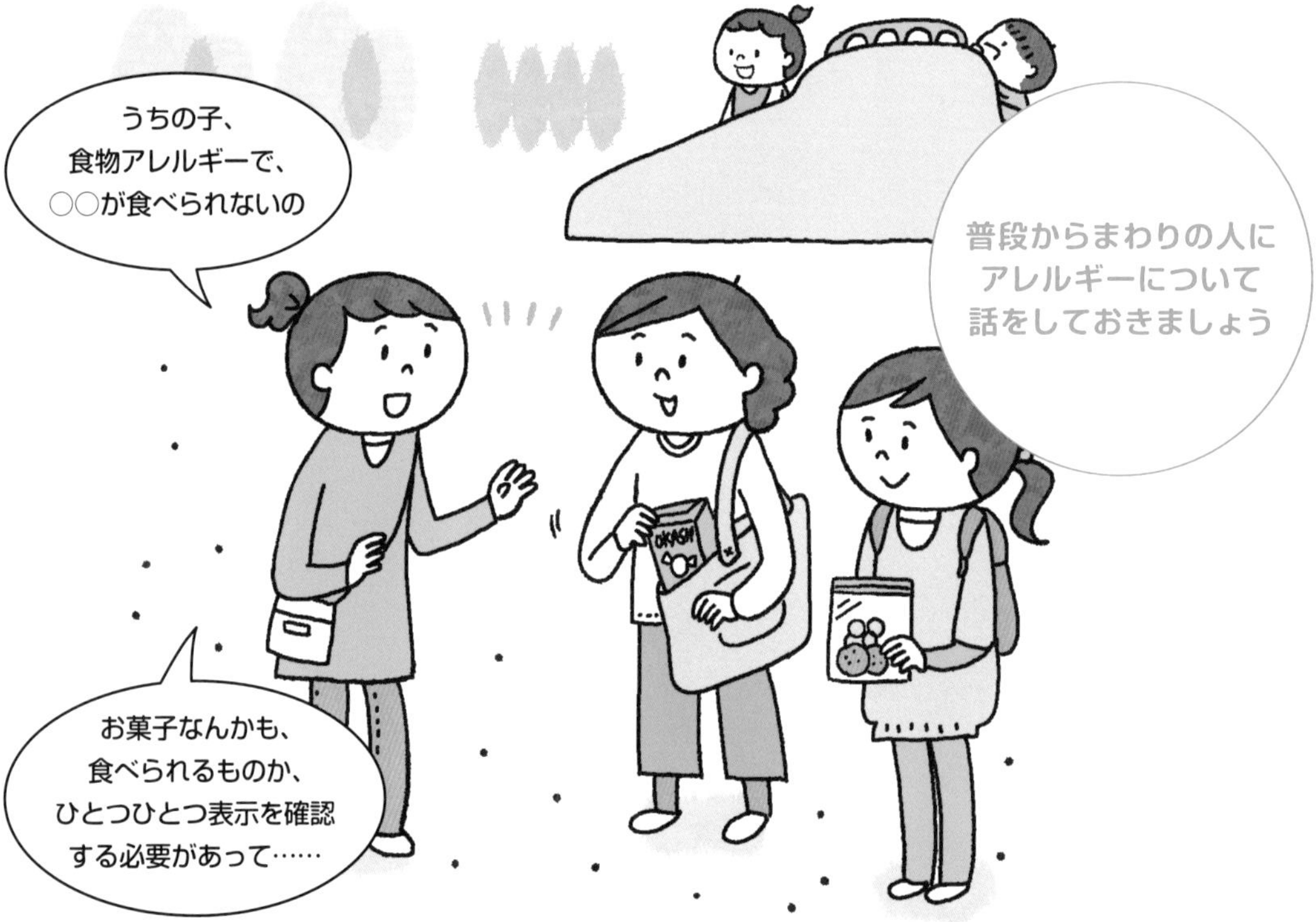
うちの子、
食物アレルギーで、
○○が食べられないの
普段からまわりの人に
アレルギーについて
話をしておきましょう
OKASHI
お菓子なんかも、
食べられるものか、
ひとつひとつ表示を確認
する必要があって……

# PART 6

## 続けやすい！ 栄養しっかり！
# 食物アレルギー安心レシピ

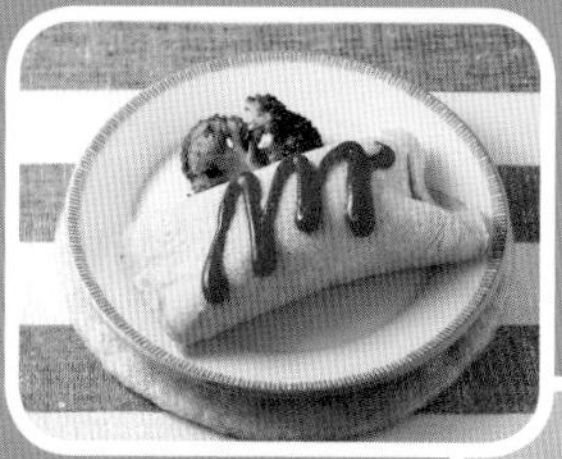
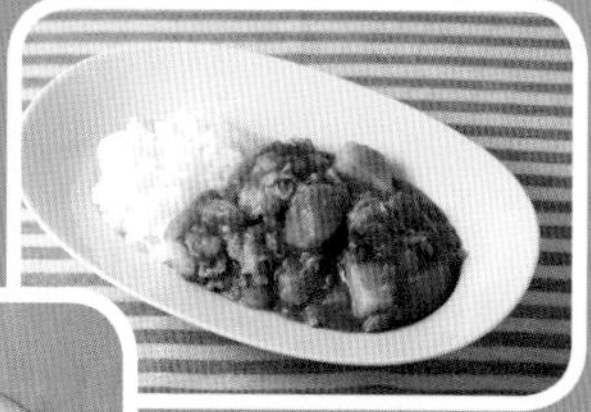
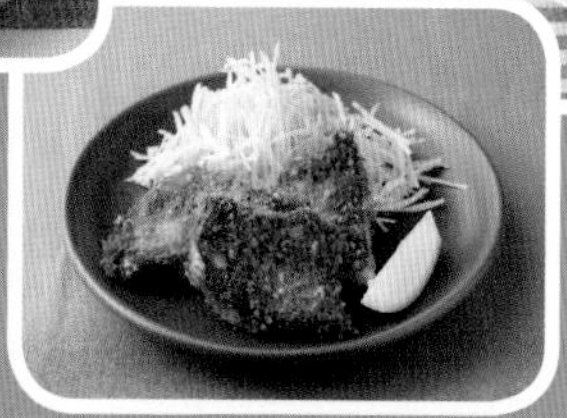

アレルギー対応の食事といってもむずかしく考える必要はありません。食材をおきかえるコツがわかれば、あとはふだんの料理と同じ。家族みんなで食べられるアイデアが満載です。

簡単！　おいしい！

# みんなで食べる安心ごはん

## 食物アレルギーの食事は「おきかえのコツ」さえわかればラクになります

子どもが食物アレルギーと診断されたとき、真っ先に不安になるのは、食事のことではないでしょうか。

でも心配ありません。原因食物をおきかえるコツさえわかれば、ほぼ普通の食事と同じように作ることができます。本書では、活用しやすい6つの「おきかえアイデア」を紹介します。これを押さえておけば、レシピに頼らずオリジナル料理を作れるようになります。

さらに、卵（鶏卵）や乳、小麦を使用しない、家族みんなで楽しめるレシピも紹介します。試作を重ね、子どもも大人も満足できるようくふうしました。

除去食は、「味がものたりないのでは」と、家族の分と別に作ることも多いと思いますが、毎日それでは、手間がかかって続けるのが大変です。子どもにとってもみんなと同じ料理を食べられるのはうれしいもの。ぜひ本書のアイデアを、笑顔で続けられる食事づくりの参考にしてください。

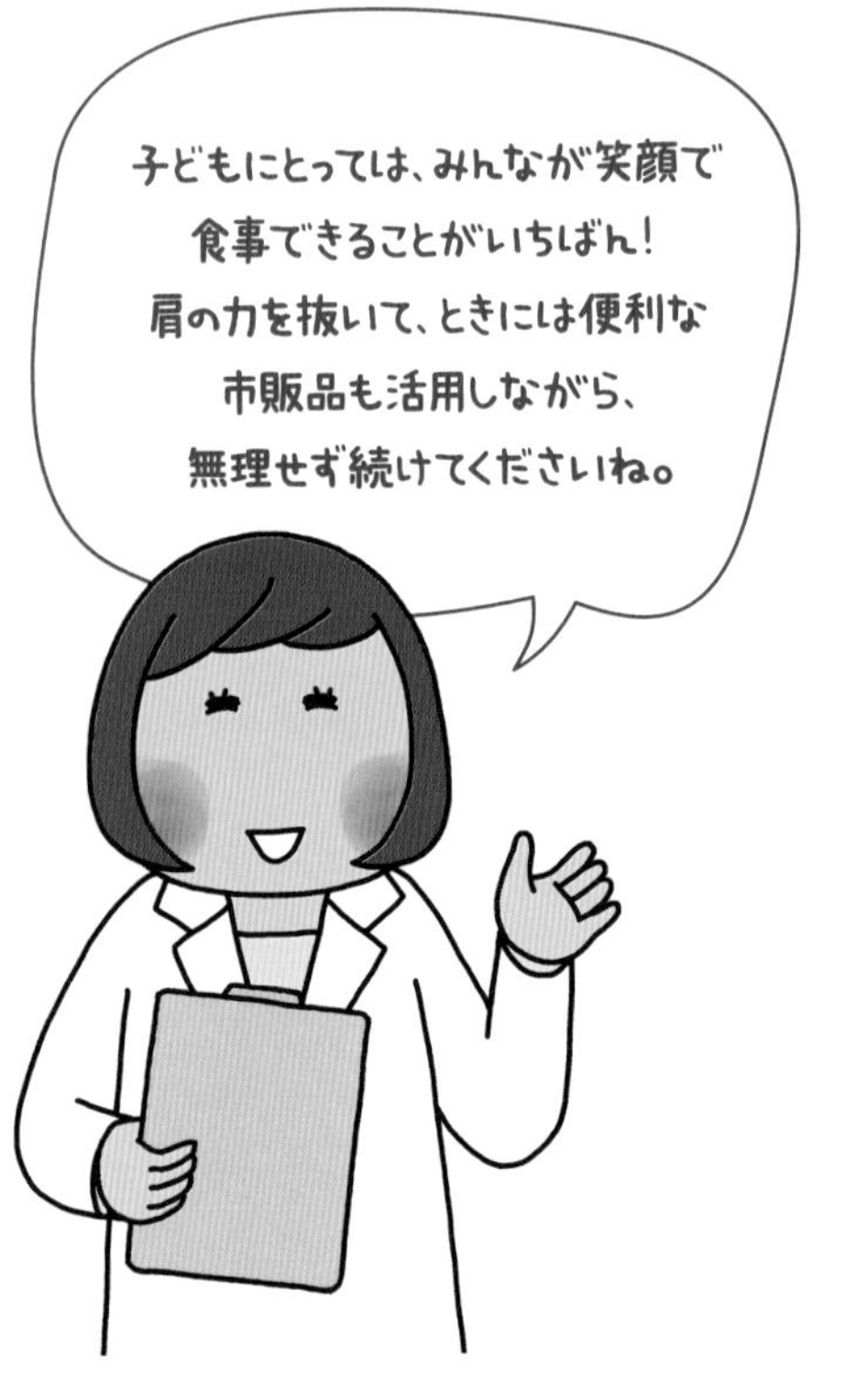
子どもにとっては、みんなが笑顔で
食事できることがいちばん！
肩の力を抜いて、ときには便利な
市販品も活用しながら、
無理せず続けてくださいね。

おさらい

### 食物アレルギーの食事でたいせつなこと

1. 正しい診断に基づき、必要最小限の原因食物の除去にする
2. 原因食物の除去によって不足する栄養素を補う
3. 誤食を起こさないように注意する

※くわしくは54～55ページも参照。

# この本のレシピの特色

## 卵・乳・小麦は不使用！

卵（鶏卵）、牛乳や乳製品、小麦を使用しないレシピを紹介しています（ただし、しょうゆ・みそは使用しています。17 ページ参照）。

卵・乳・小麦の中に食べられるもの（除去の必要がないもの）がある場合、米粉は小麦粉に、豆乳は牛乳にというように、適宜変更してもかまいません。

## 家族の分もまとめて作れるレシピ

材料は家族の分もまとめて作れるように、レシピの分量は、大人２人分＋子ども１人分を基本としています。子どもの量は３歳を基準に大人の1/2量で設定しています。年齢や体格などにより、分量は変わりますので、調整してください。

## 幼児期に食べやすい料理

この本の料理は、３歳ごろの幼児期に食べやすいようにくふうしています。味もできるだけ素材の味を生かしたうす味に仕上げています。子どものかむ、飲み込む機能の発達に合わせて、材料をやわらかく煮たり、細かく切ったりするとよいでしょう。

## コツがわかるからレパートリーが広がる！

忙しい人でもつくりやすいように、わかりやすいレシピを考えました。

「６つのおきかえアイデア」のほかに、レシピごとのポイントで、失敗しないコツや、アレンジ法もわかります。コツがわかるので、オリジナルレシピも作れます。

## 調味料や加工食品は表示を確認！

調味料や加工食品は、原材料とアレルギー情報を確認して、原因食物が含まれていないものを選びましょう。

特に注意が必要なものについては、材料表に★マークをつけ、本レシピで使用した商品を参考に記載しています。なお、加工食品の原材料は変わることがあります。購入ごとにかならず食品表示を確認してください。

例

**材料（子ども１人分）**

豚ロース薄切り肉………… 3枚（60g）
パプリカ（黄・赤）‥各1/6個（各20g）
油 ……………………………小さじ1/2
オイスターソース★、酒… 各小さじ1

★「化学調味料無添加のオイスターソース（国産カキエキス使用）」（ユウキ食品）を使用。

おきかえのコツをつかめば、レシピに頼らずに、
バラエティに富んだ料理が作れるようになります。

## 食材おきかえ アイデア1

# 肉だねのつなぎ

### 子どもの好きなハンバーグやミートボールなどは、「つなぎ」にひとくふう！

ハンバーグやミートボールなどは、通常、卵をつなぎに入れることが多いですが、塩を加えて肉をよく練ることによって粘りけが出て、つなぎなしでも成形ができます。

ただ、ひき肉だけで作るとかたくなりやすいので、子どもにも食べやすいふっくらとした仕上がりにしたいときには、豆腐やじゃが芋、れんこんなどを加えるとよいでしょう。豆腐はつぶしてなめらかにして、じゃが芋やれんこんはすりおろして、肉と混ぜ合わせます。

また、具のまとまりや調味料の含みをよくするために、肉だねに小麦粉やパン粉を入れることがありますが、これはかたくり粉や米粉、米粉パン粉で代用できます。

### アレルギー対応の加工食品も市販されています！

子どもたちに人気のハンバーグやミートボールですが、忙しいときに作るにはちょっと手間がかかります。レトルトや冷凍などのアレルギー対応の商品も増えてきているので、利用してみましょう。お弁当にも重宝します。アレルギー対応のウインナーなどもあります。

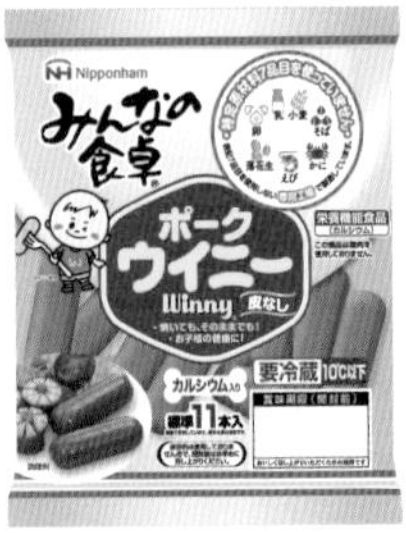


みんなの食卓®
ポークウイニー（日本ハム）
●豚肉使用

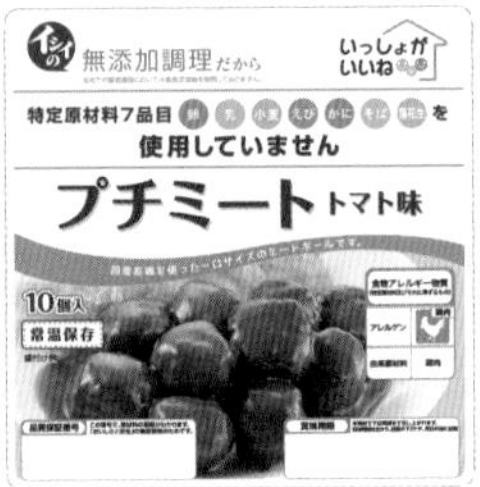


いっしょがいいね プチミート
トマト味（石井食品）
●鶏肉使用

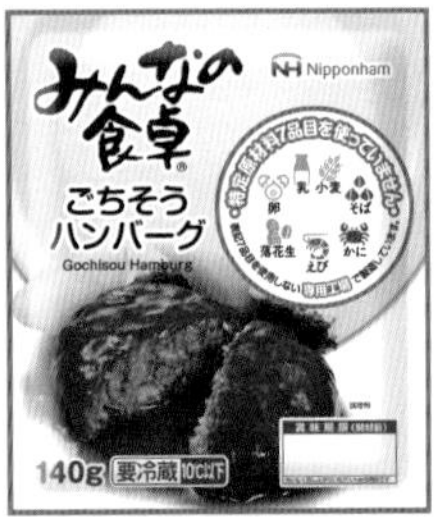


みんなの食卓®
ごちそうハンバーグ（日本ハム）
●豚肉使用

※ここで紹介する市販の加工食品は、アレルギー表示の明らかなものです（2021年3月現在）。商品の原材料やパッケージは予告なく変更されることがあります。購入ごとに原材料とアレルギー情報を確認してください。

## 肉だねのつなぎには、コレが使える！

### 豆腐

豆腐を加えると、ふんわりとした仕上がりになります。肉だねを混ぜるときに、つぶしながら加えましょう。もめん豆腐よりも、きめの細かい絹ごし豆腐のほうが肉だねによくなじみます。水分があるので、少量のかたくり粉を加えて調整を。

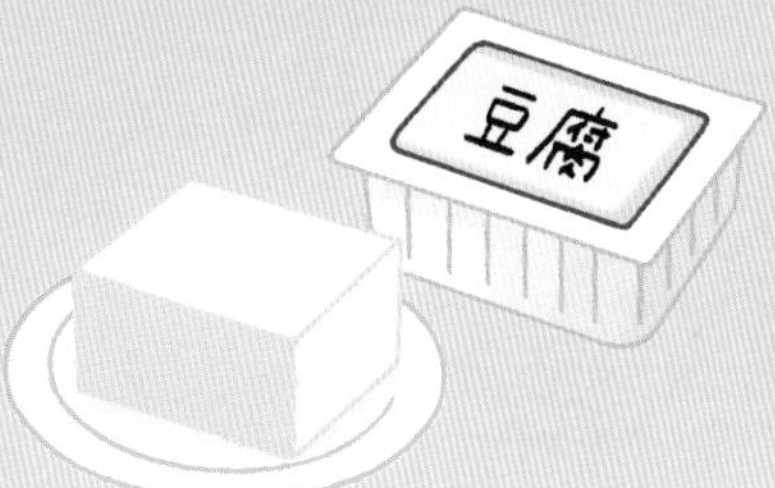
豆腐

### じゃが芋、れんこん

いずれもでんぷんを多く含む食品なので、すりおろして加えるとつなぎになり、やわらかく仕上がります。水分が多いようなら、ざるやふきんで水きりをしてから加え、肉だねがべたつかないようにしましょう。

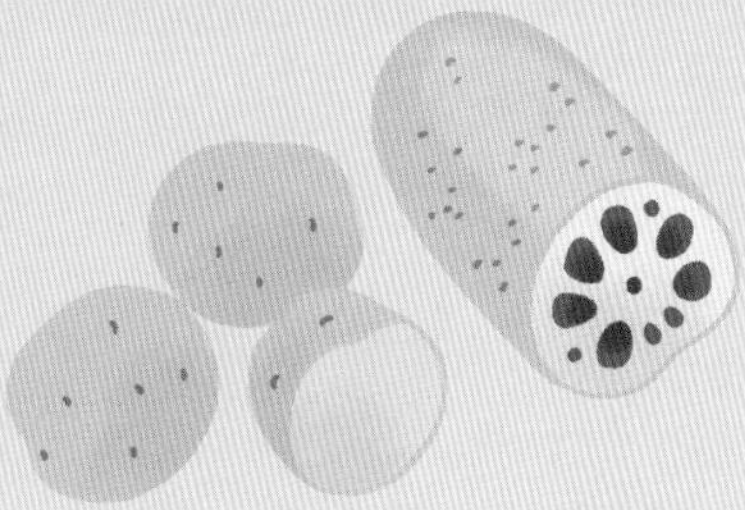

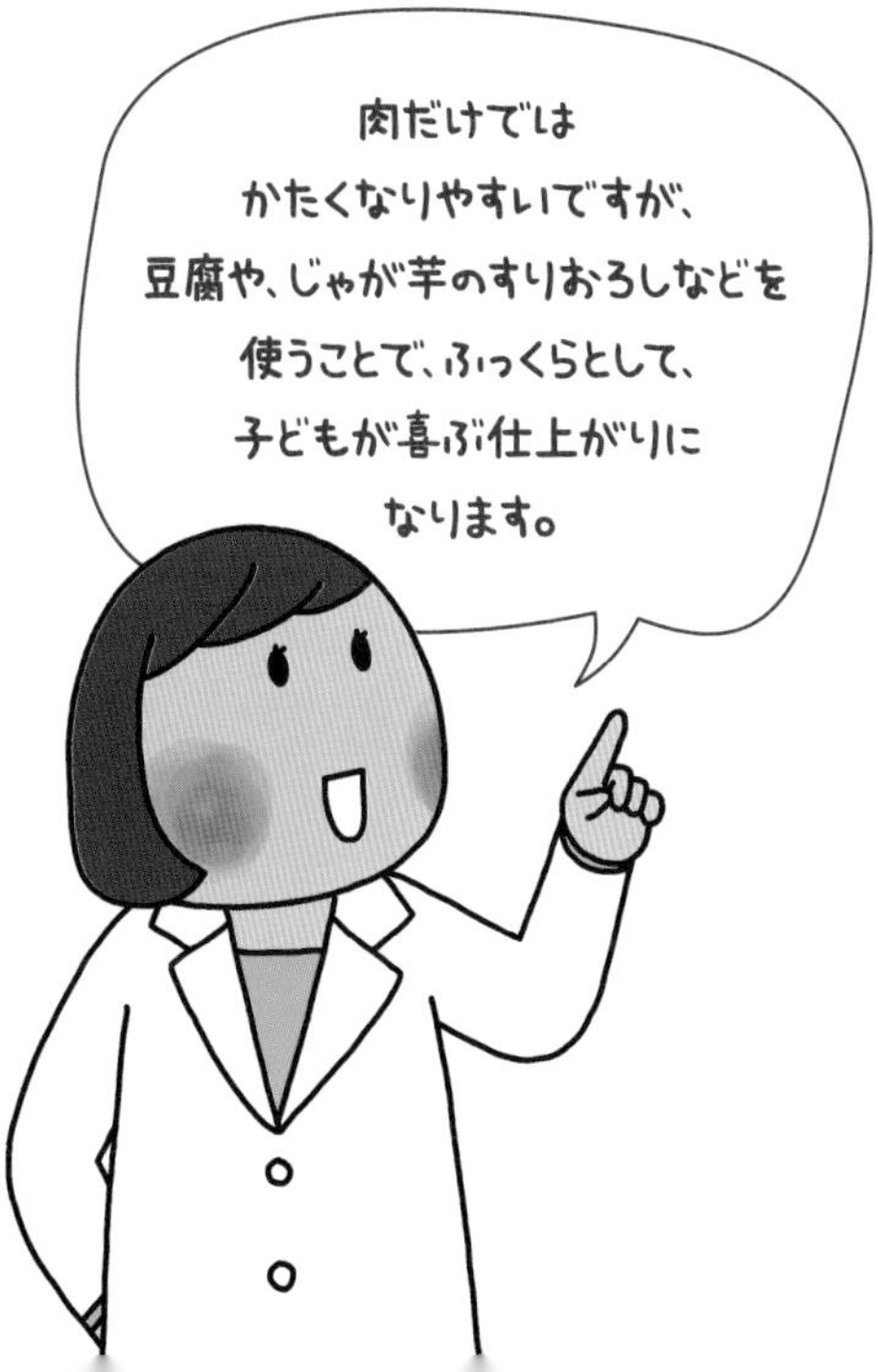
肉だけでは
かたくなりやすいですが、
豆腐や、じゃが芋のすりおろしなどを
使うことで、ふっくらとして、
子どもが喜ぶ仕上がりに
なります。

### かたくり粉、米粉、米粉パン粉

小麦粉の代わりにはかたくり粉や米粉、パン粉の代わりには米粉パン粉が使えます。米粉パンには、原材料にグルテンが含まれているものもあるので、表示を確認して、卵・乳・小麦不使用のものを選びましょう。

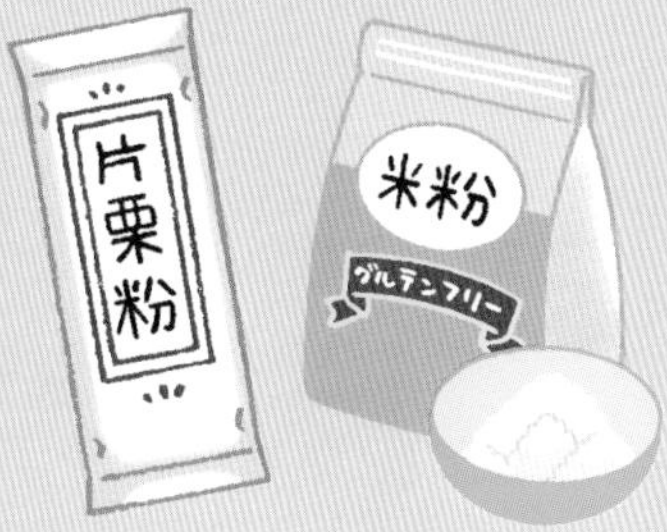
片栗粉
米粉
グルテンフリー

# ハンバーグ

**つなぎに豆腐を使うことで、
ふんわりとして食べやすくジューシーな仕上がりに。**

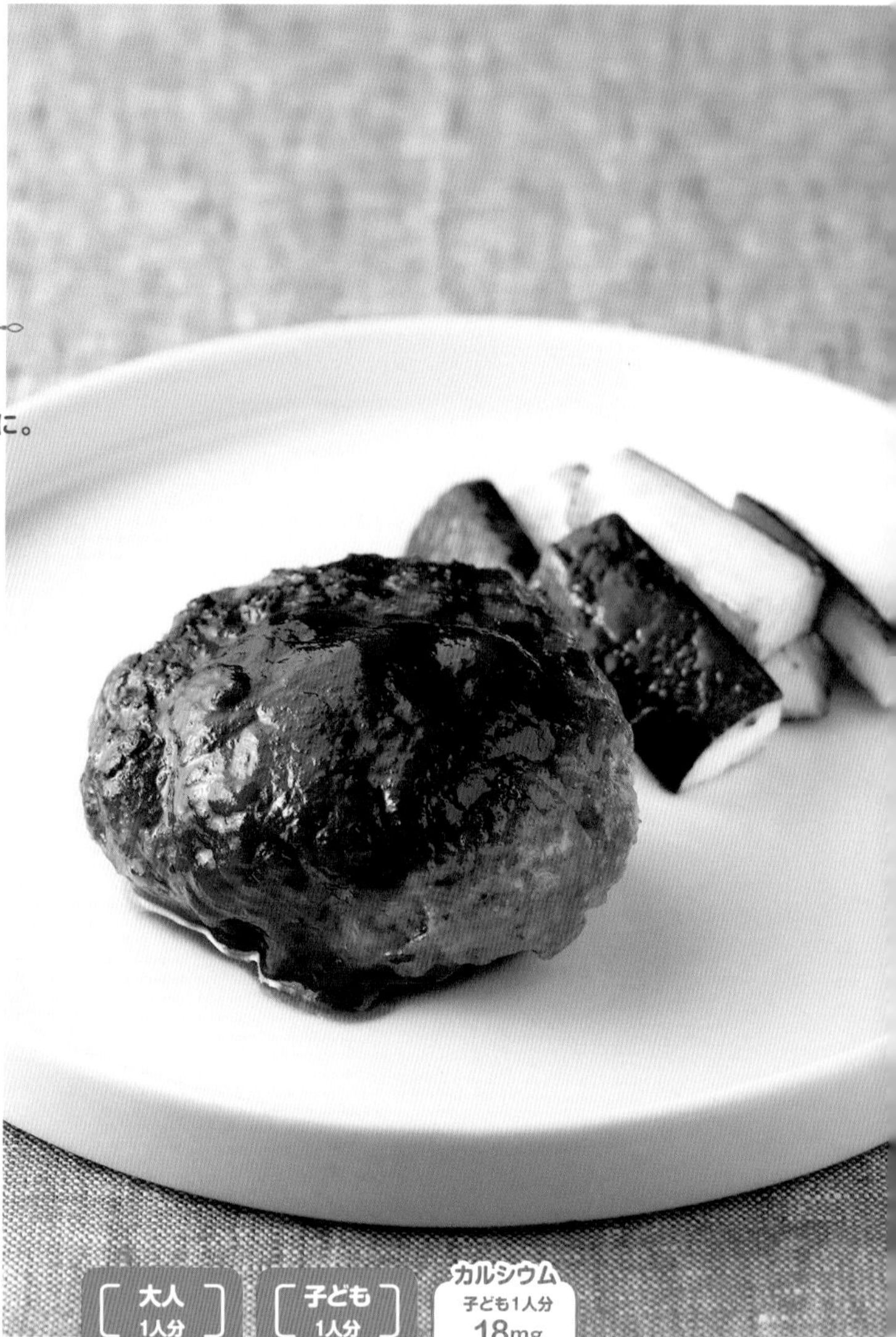

| 大人 1人分 | 子ども 1人分 |
|---|---|
| エネルギー 328kcal | エネルギー 164kcal |
| 塩分 1.3g | 塩分 0.6g |

カルシウム 子ども1人分 18mg

ビタミンD 子ども1人分 0.1μg

**材料（大人2人＋子ども1人分）**

肉だね
- 牛豚ひき肉……250g
- 塩……少量
- 玉ねぎ……¼個
- 絹ごし豆腐……⅙丁（50g）
- かたくり粉……小さじ1

油……小さじ1½

ⓐ
- トマトケチャップ……大さじ1½
- ウスターソース★……小さじ2

- ズッキーニ……1本（100g）
- 塩……少量

★「ブルドック ウスターソース」（ブルドックソース）を使用。

**作り方**

1 玉ねぎはみじん切りにする。ズッキーニは2cm長さに切る。
2 ボールにひき肉と塩を入れ、粘りが出るまで混ぜる。玉ねぎ、豆腐、かたくり粉を加え、さらに混ぜ合わせる。
3 大人用と子ども用（大人の半分のサイズ）の3つに分けて小判形に整え、真ん中を少しくぼませる。
4 フライパンに油を強火で熱し、**3**を並べ入れて30秒、弱火にして5分ほど焼く。裏返してフライパンのあいているところにズッキーニを入れ、強火にして30秒ほど焼く。
5 中火にし、水大さじ1（分量外）を加えてふたをし、5分ほど蒸し焼きにして火を通す（竹串を刺して透明な汁が出たらOK）。
6 ズッキーニに塩をふり、ハンバーグとともに器に盛る。
7 フライパンにⓐを入れてひと煮立ちさせ、ハンバーグにかける。

Point

**つくねや肉団子にもアレンジ可能**

牛豚ひき肉を鶏や豚のひき肉にかえて、つくねや肉団子も作れます。小麦が使える場合は、かたくり粉を小麦粉にかえてもかまいません。豆腐の代わりにすりおろしたじゃが芋やれんこんも使えます。

# 豚ひき肉と白菜のミルフィーユ煮

**つなぎはかたくり粉だけですが、よく混ぜて粘りを出すとまとまりがよくなります。
子どもの分の白菜は、食べるときに小さく切ってあげましょう。**

**材料（大人2人＋子ども1人分）**

白菜……4〜5枚（400〜500g）

- 豚ひき肉……250g
- かたくり粉……小さじ2
- 塩……少量

ⓐ
- だし……1カップ
- しょうゆ……大さじ2
- 酒、みりん……各大さじ1

- かたくり粉……大さじ½
- 水……大さじ1

**作り方**

1 ボールに豚ひき肉を入れ、かたくり粉と塩を加えて粘りが出るまでよく混ぜる。
2 肉だねと白菜をしっかり重ねていく。
3 5cm幅に切り分け、大きめのなべかフライパンに入れる。
4 ⓐを加え、ふたをして中火で加熱する。沸騰後は弱火にして、肉に火が通るまで30分程度煮る。
5 器に**3**を盛る。残った煮汁を煮立たせ、水ときかたくり粉でとろみをつけてかける。

【大人 1人分】
エネルギー 299kcal
塩分 2.5g

【子ども 1人分】
エネルギー 150kcal
塩分 1.2g

カルシウム
子ども1人分
50mg

ビタミンD
子ども1人分
0.2μg

Point

**肉だねを成形しないから簡単！**

ロールキャベツのように巻く手間がなく、野菜もたっぷり食べられるボリュームのある主菜。とり出しやすいように、なべのサイズはギリギリではなく少しゆとりのあるものがよいでしょう。

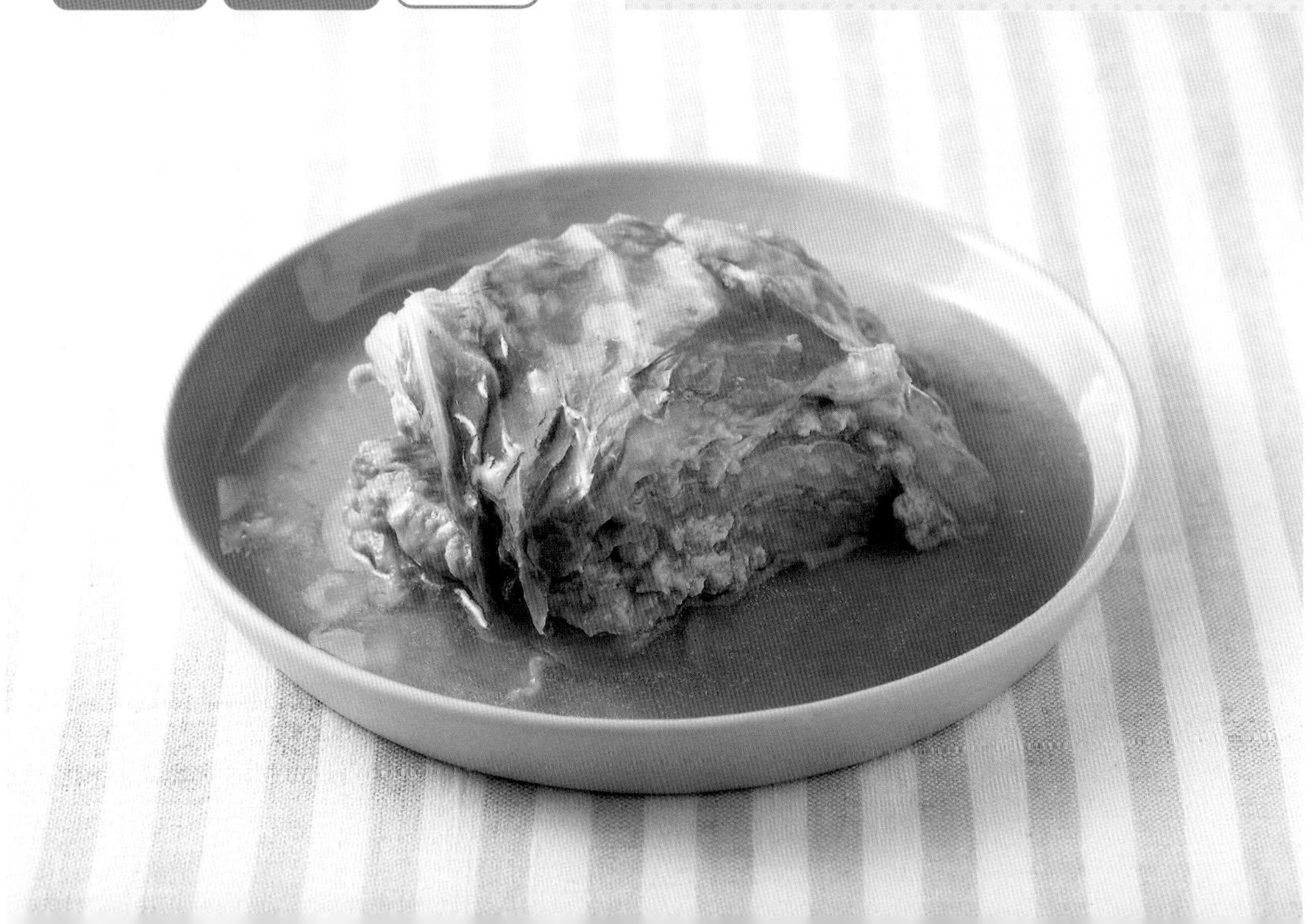

食材おきかえ
アイデア2

# 揚げ物の衣

**米粉やかたくり粉、マヨネーズ風調味料などを料理に合わせて使います。**

揚げ物の衣には、小麦粉や卵が使われることが多いもの。たとえばフライなら、素材に塩・こしょうをしたあと、小麦粉をまぶしてとき卵につけるなどして、パン粉をまとわせて揚げるのが一般的です。

小麦粉の代用としては、米粉やかたくり粉、コーンスターチ、ホワイトソルガム（たかきび）粉が使えます。卵の代わりには、水に米粉を混ぜたものか、マヨネーズ風調味料を使うとよいでしょう。

普通のパン粉は、小麦や牛乳、卵が使用されているものが多いので、卵・乳・小麦を使用しない市販の米粉パン粉を選んで使いましょう。

最近では、特定原材料不使用の天ぷら粉や「衣の素」なども販売されています（138、163ページ参照）。

## 小麦粉いらずで風味を楽しむ「変わり衣」

パン粉の代わりにさまざまな食材を使うことで、揚げ物のバリエーションが増やせます。水に米粉やかたくり粉、コーンスターチを混ぜてとろっとした液を作り、素材にからませてから、好みの衣をつけて揚げればOKです。

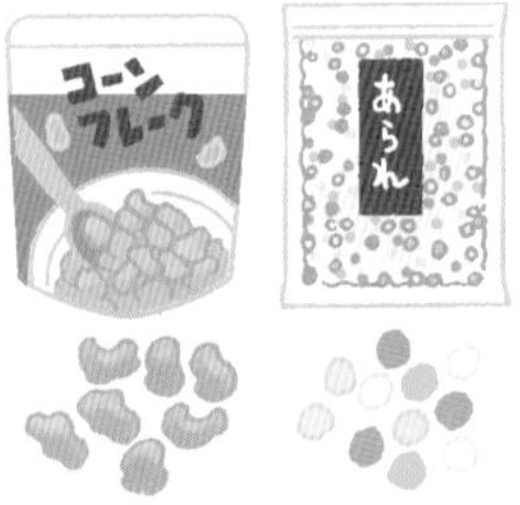


### コーンフレーク、料理用あられ

コーンフレーク（小麦不使用のもの）は、味がついていないプレーンのものを細かく砕いて使います。

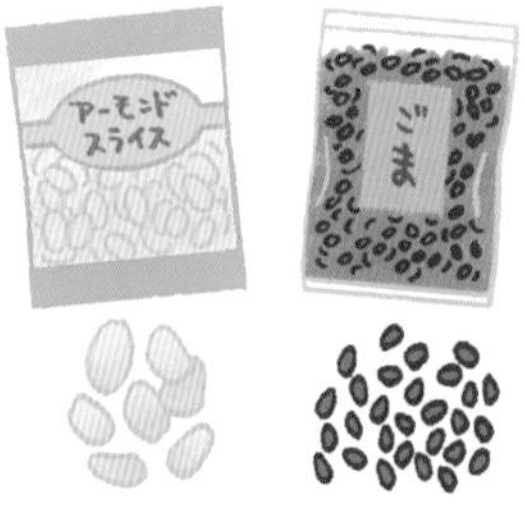


### アーモンドスライス、ごま

アレルギーがなければ、アーモンドスライスやごまを衣にすると香ばしさが楽しめます。

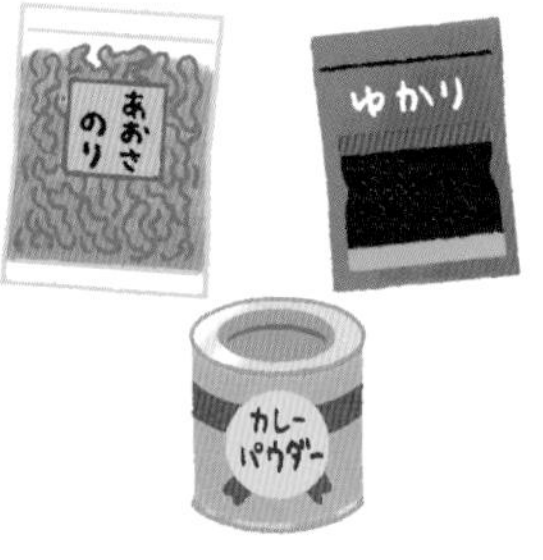


### あおさ、ゆかりふりかけ、カレー粉などを混ぜる

粉類をといた液に、香りのよい素材を混ぜ、素材にまとわせて揚げます。

## から揚げ、フライ、天ぷらもOK！

### から揚げはかたくり粉でサクサクに

から揚げは、素材に下味をつけたあとに小麦粉またはかたくり粉をまぶして揚げたものです。小麦アレルギーの場合には、かたくり粉のみを使えばOK！ 小麦粉よりもサクサクした仕上がりになります。

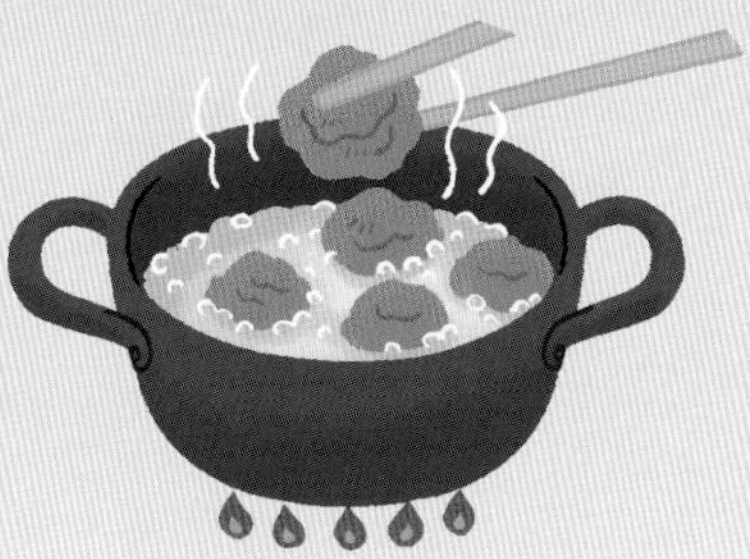

### パン粉は米粉パンを細かくして使ってもOK

市販の米粉パン粉がなければ、卵・乳・小麦不使用の米粉パンをおろし金やフードプロセッサで細かくして使います。

同様に、凍り豆腐を細かくしたものやおから粉も衣に使えます。ついでにカルシウムもアップ！

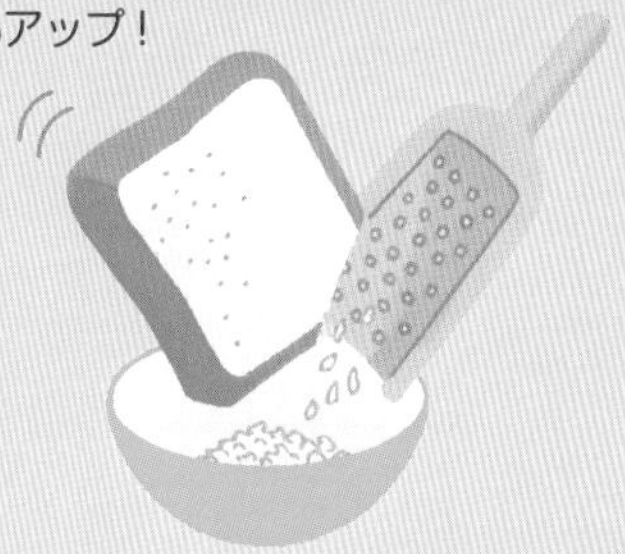

### 天ぷらの衣は米粉と水を混ぜ合わせて

市販の天ぷら粉の多くには、小麦粉、卵が使われているので、衣は手作りで。米と水を混ぜ合わせて、とろりとした液を作ります。米粉は製品によって水を吸う量が異なるので、加える水の量は、とろみ具合を見ながら調節してください。

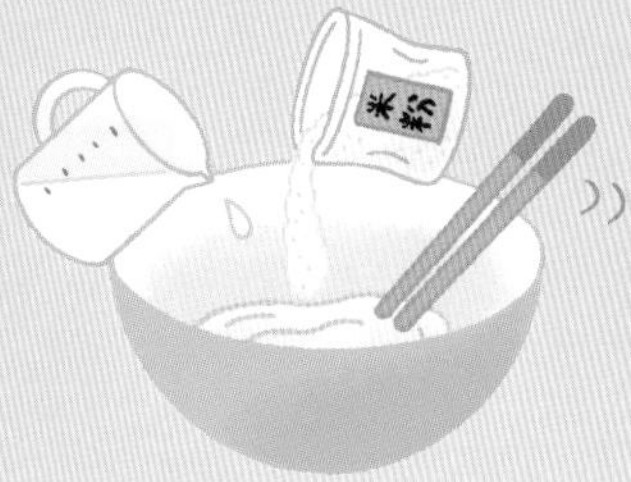
米粉

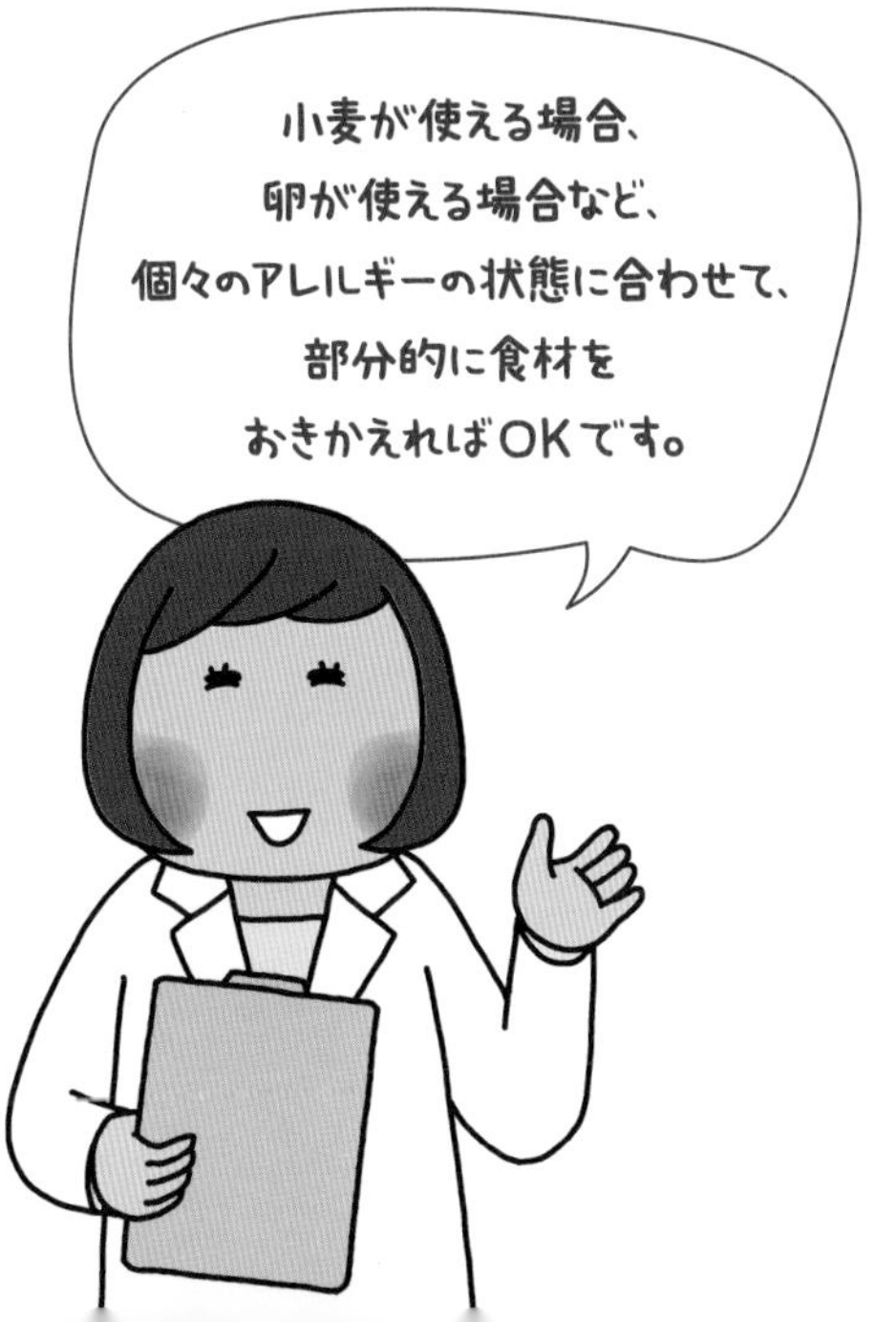
小麦が使える場合、
卵が使える場合など、
個々のアレルギーの状態に合わせて、
部分的に食材を
おきかえればOKです。

# アジフライ

**米粉パン粉の衣は、子どもも好きなカリカリ食感。香ばしくておいしい！
コツさえつかめば手軽に作れます。魚はイワシやサバでもよいでしょう。**

**材料（大人２人＋子ども１人分）**

- アジ（3枚におろしたもの）…3尾（240g）
- 塩……………………………… 少量
- 米粉パン粉★1…………… 大さじ4〜5
- マヨネーズ風調味料★2 …… 大さじ2
- 揚げ油……………………………… 適量
- キャベツのせん切り
  ……………… 1〜2枚分（130〜150g）
- レモンのくし形切り（好みで）……… 適量

★1卵・小麦不使用のもの。「米パン粉」（タイナイ）を使用。

★2卵不使用のもの。「キユーピーエッグケア（卵不使用）」（キユーピー）を使用。

**作り方**

**1** アジは1枚を2〜3つに切り、塩をふって10分ほどおく。

**2** キッチンペーパーで水けをふきとり、片面にマヨネーズ風調味料をまんべんなく塗り、米粉パン粉をしっかりとつける。裏面も同様にしっかり押しつけ、はがれないようにする。

**3** フライパンに2cm程度の深さの揚げ油を入れ、170℃くらいに熱する。**2**を身のほうから入れ、両面がきつね色になるまで5分ほど揚げる。（皮から揚げると皮が反ってきれいに揚がりづらいので、身から揚げる。）

**4** 器にキャベツを盛り、**3**の油をきって盛る。好みでレモンを添える。

**Point**

**米粉パン粉は揚げ焼きがおすすめ**

マヨネーズはスプーンよりも指のほうがまんべんなくぬれます。米粉パン粉をアジにしっかりと押しつけるのがポイント。衣がはがれないようにするためには、少なめの油で揚げ焼きにしたほうがうまくいきます。揚げたあとも衣がはがれやすいので注意。

| 大人 1人分 | 子ども 1人分 |
| --- | --- |
| エネルギー 432kcal | エネルギー 216kcal |
| 塩分 0.7g | 塩分 0.3g |

カルシウム 子ども1人分 50mg

ビタミンD 子ども1人分 4.3μg

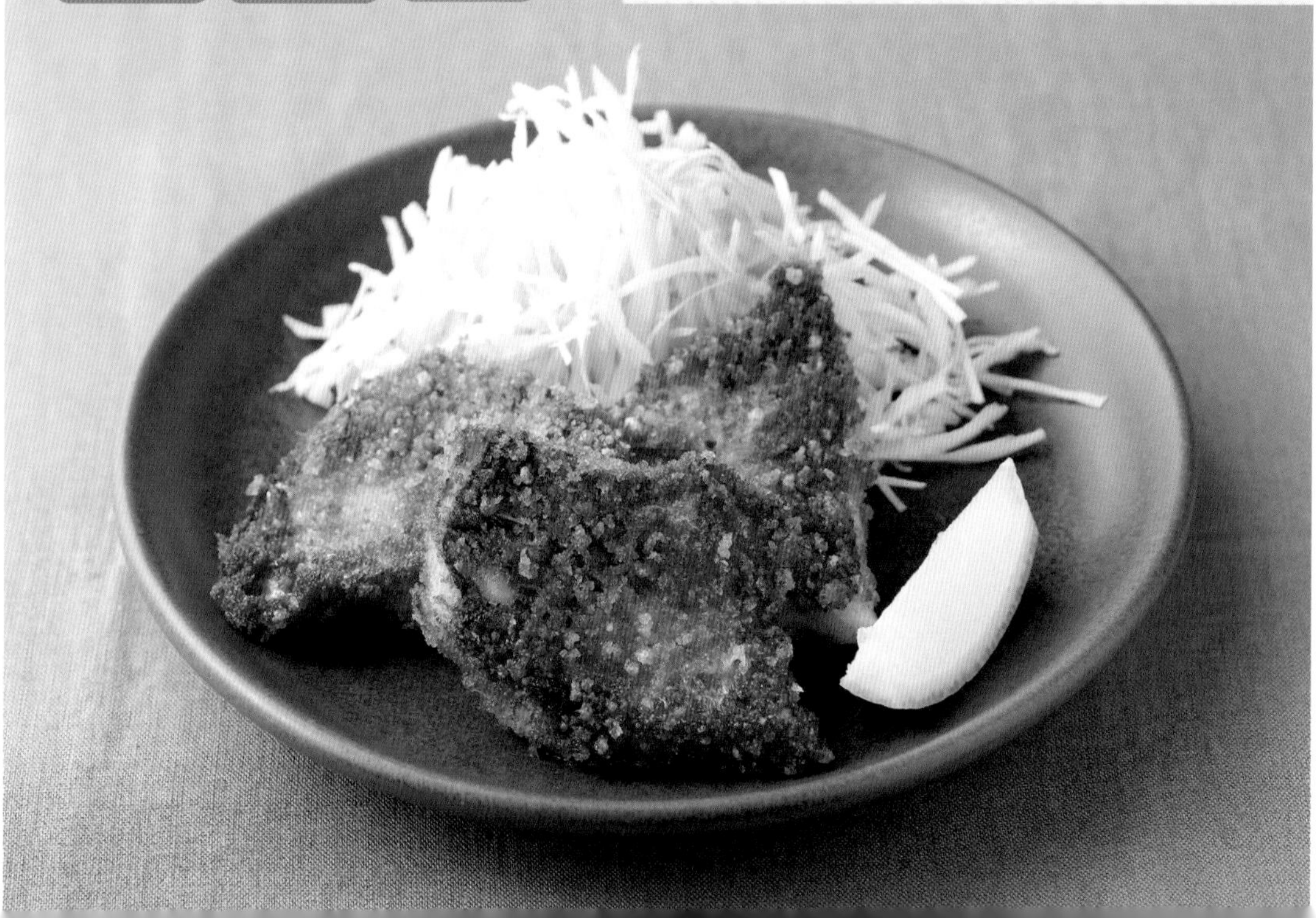

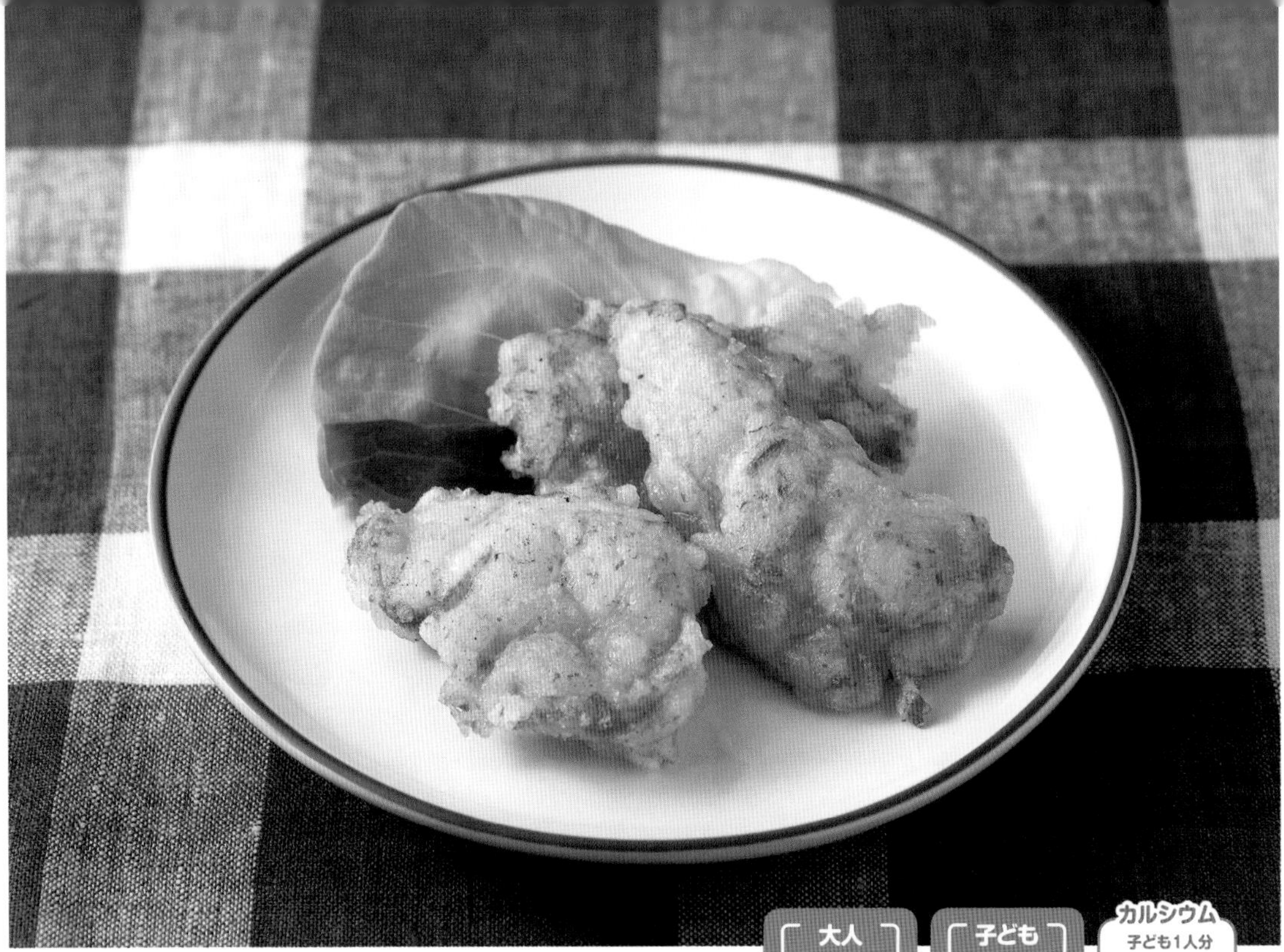

大人 1人分
エネルギー 290kcal
塩分 0.8g

子ども 1人分
エネルギー 145kcal
塩分 0.4g

カルシウム 子ども1人分 6mg

ビタミンD 子ども1人分 0.1μg

# とり天

すりおろしたじゃが芋を使った衣で、ふんわりと軽く仕上がります。
大人は好みでかぼすやからしを添えても。

### 材料（大人2人＋子ども1人分）

- 鶏むね肉（皮なし）……小1枚（250g）
- ⓐ
  - 塩……小さじ1/3
  - 砂糖……小さじ1/5
  - 酒……小さじ2
  - おろししょうが……1/2かけ（3g）
  - ごま油……小さじ1/2
- じゃが芋……大1/3個（40g）
- かたくり粉……大さじ4
- 揚げ油……適量
- サラダ菜……3枚

### 作り方

1 鶏肉は一口大のそぎ切りにする。
2 ボールに**1**とⓐを入れて混ぜ、20分ほどおいて下味をつける。
3 じゃが芋は皮をむいてすりおろし、かたくり粉と混ぜ合わせる。
4 **2**に**3**を加えて全体にからめる。
5 揚げ油を180℃に熱し、**4**を入れ、火が通るまで5〜6分揚げる。
6 油をきって器に盛り、サラダ菜を添える。

**Point**

**衣のからめ方がポイント！**

衣がまとわりづらいので、揚げる直前によく混ぜて、鶏肉にからませるとよいでしょう。小麦が使える場合は、かたくり粉を小麦粉にかえてもかまいません。

食材おきかえ アイデア3

# ホワイトソースやカレー

## 豆乳やアーモンドミルク、米粉などでおきかえ。市販の加工品を活用しても。

　ホワイトソースは、牛乳の代わりに豆乳やアーモンドミルク、小麦粉の代わりに米粉やコーンスターチを使って作ることができます。市販品では、特定原材料を使用しない粉末タイプのシチューの素や、ソースタイプのレトルトパックがあります。

　カレーは、市販のルーにはたいてい小麦粉が使われているので、表示をよく見てアレルギー対応のルーを選びましょう。特定原材料を含まないカレー粉やスパイスを使い、小麦粉を使わずに手作りすることも可能です。ひき肉とみじん切りの野菜をいためてカレー粉やスパイスを加えるドライカレーなら、小麦粉なしで簡単に作れます。

　カレー以外に、特定原材料を使用しないハヤシライスやハッシュドビーフのソースや顆粒も市販されています。

### アレルギー対応の加工食品が便利！

　粉末や顆粒、ソースタイプのレトルトなどは、いずれも比較的長く保存することができ、1人分に小分けにしてあるものが多いので、経済的で使いやすいという利点があります。

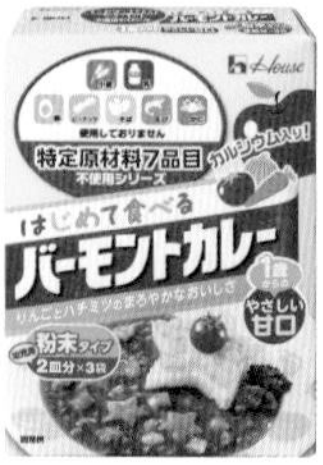


特定原材料7品目不使用
はじめて食べるバーモントカレー〈やさしい甘口〉
（ハウス食品）●豚肉・りんご使用

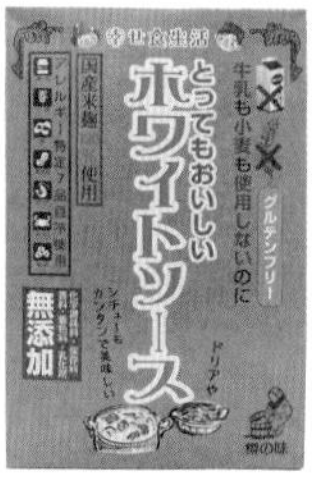


牛乳も小麦も使用しないのにとってもおいしいホワイトソース
（樽の味）●大豆使用

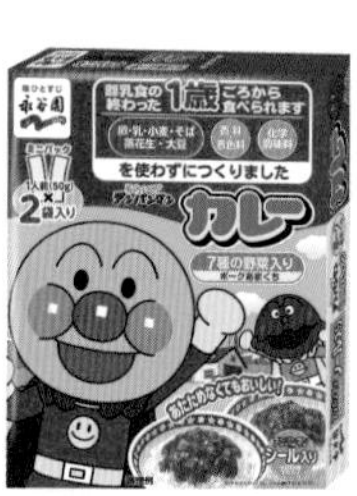


©やなせたかし／フレーベル館・TMS・NTV

アンパンマンミニパックカレー〈ポークあまくち〉
（永谷園）●豚肉使用

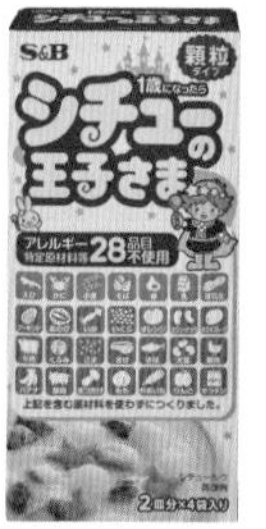


シチューの王子さま 顆粒
アレルギー特定原材料等28品目不使用
（エスビー食品）

※ここで紹介する市販の加工食品は、アレルギー表示の明らかなものです（2021年3月現在）。商品の原材料やパッケージは予告なく変更されることがあります。購入ごとに原材料とアレルギー情報を確認してください。

## ホワイトソースやカレーのアイデア

### とろみづけは 米粉やかたくり粉、じゃが芋で

カレーやホワイトソースに使われる小麦粉には、とろみづけの役割があります。煮込んだあとに、米粉やかたくり粉を水でといたものを加えれば、とろみづけをすることができます。小さく切るかすりおろしたじゃが芋を具といっしょに煮込んでも、とろみがつきます。

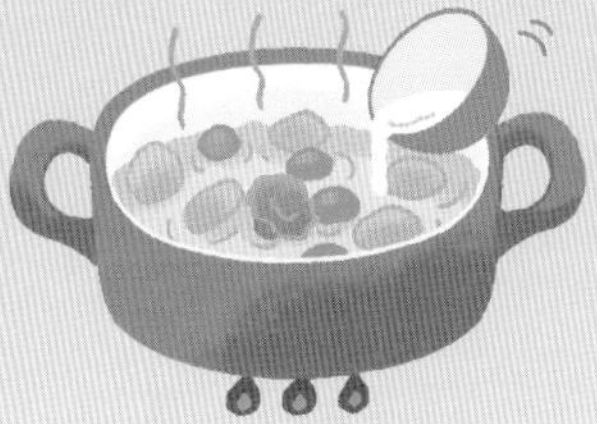

### 牛乳の代わりに 豆乳やアーモンドミルクを

ホワイトソースの牛乳は、豆乳やアーモンドミルクで代用します。豆乳は牛乳に比べて分離しやすいので、沸騰させないように火を通すのがポイントです。

コクを出したいときは、豆乳入りホイップ、なめらかにつぶした絹ごし豆腐、白みそ、塩麹や甘酒などを加えるとよいでしょう。

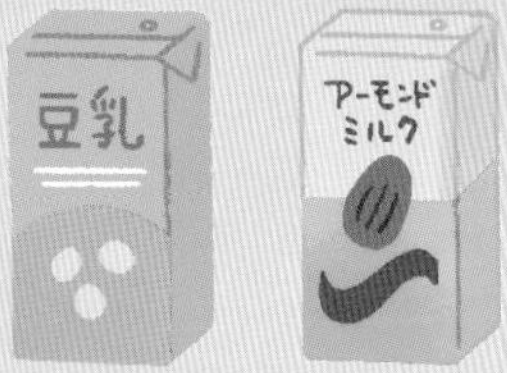
豆乳
アーモンド ミルク

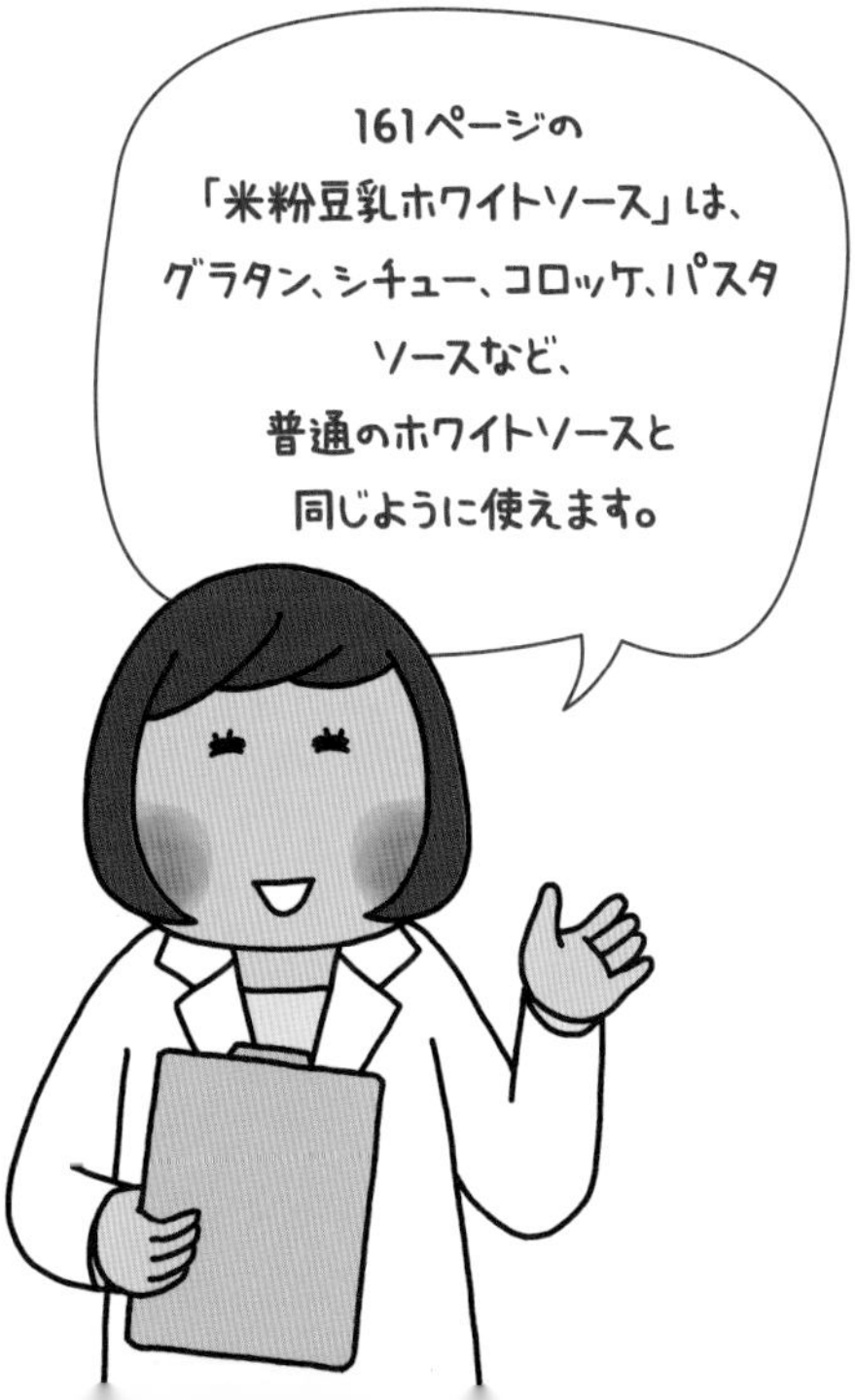
161ページの
「米粉豆乳ホワイトソース」は、
グラタン、シチュー、コロッケ、パスタ
ソースなど、
普通のホワイトソースと
同じように使えます。

### 小麦粉なしでも 作りやすいドライカレー

玉ねぎ、にんにく、しょうがのほか、なす、ピーマン、にんじんなど好みの野菜をみじん切りにして、ひき肉とともにいため、カレー粉、トマトケチャップ、中濃ソースなどで味つけすれば、ドライカレーのでき上がり。調味料は、アレルゲン不使用のものを使いましょう。

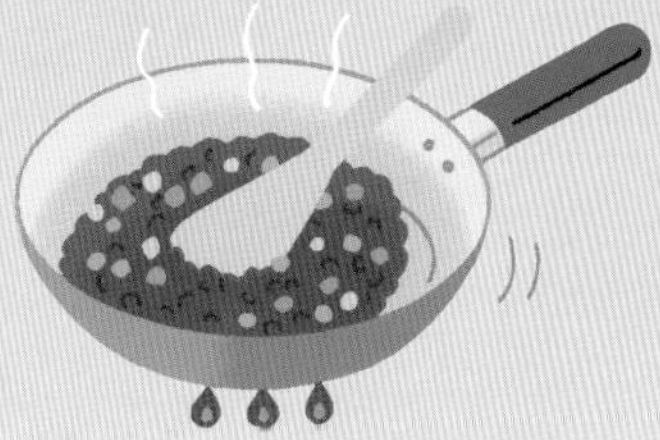

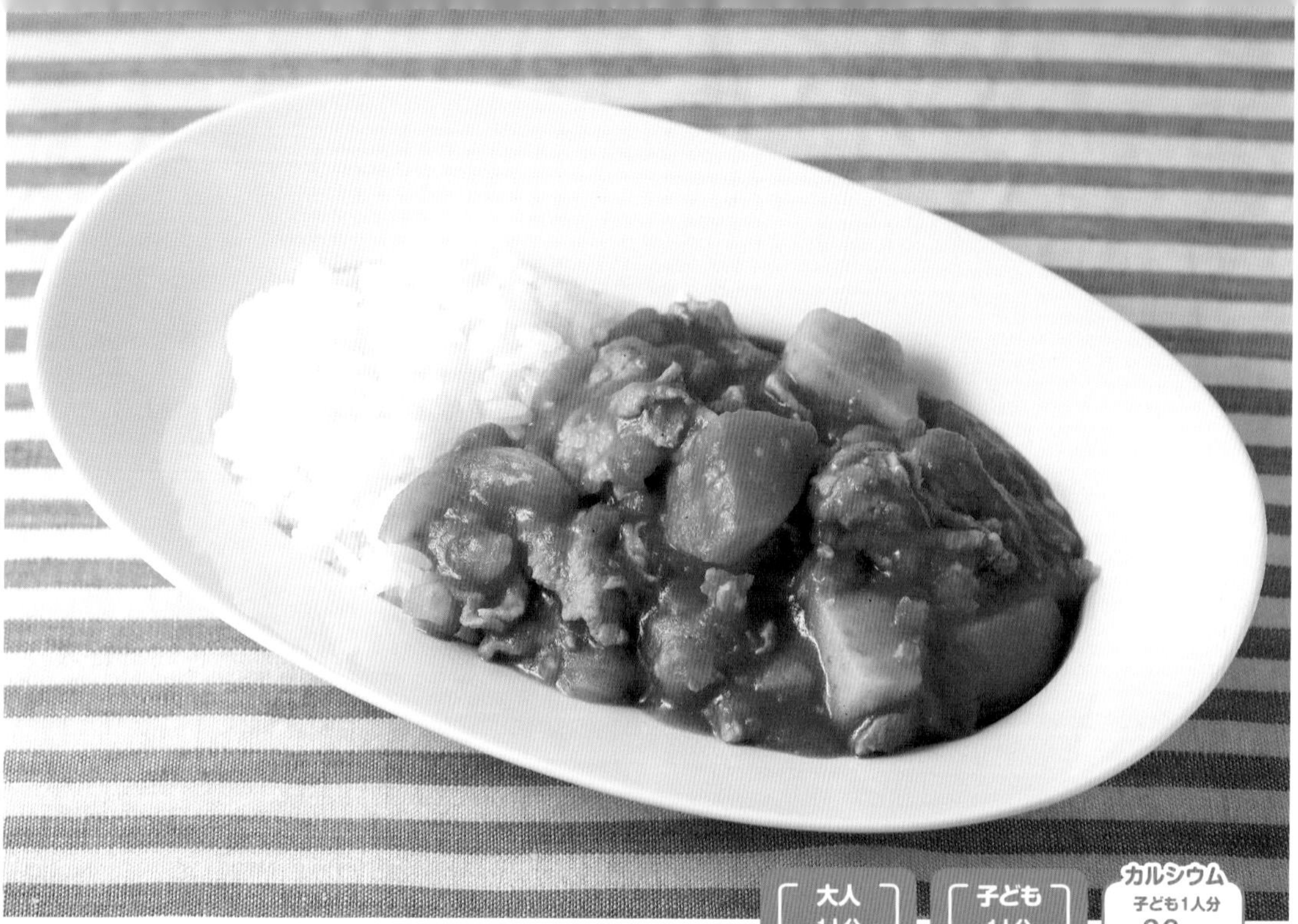

大人 1人分
エネルギー 804kcal
塩分 3.1g

子ども 1人分
エネルギー 402kcal
塩分 1.5g

カルシウム 子ども1人分 36mg

ビタミンD 子ども1人分 0.1μg

# カレーライス

小さめに切ったじゃが芋が煮とけて、ほどよいとろみがつきます。
クミンとターメリックは辛味のないスパイスなので、子どもも食べやすい味に仕上がります。

**材料（大人2人＋子ども1人分）**

じゃが芋……大2個（400g）
玉ねぎ……大1個（200g）
豚こま切れ肉……200g
にんじん……中1本（150g）
油……大さじ1
ⓐ トマト水煮缶（カット）……1缶（400g）
　水……2カップ
　粉末ブイヨン★1……1袋（4g）
塩……小さじ1
ⓑ 中濃ソース★2……小さじ2
　クミン（粉末）、ターメリック（粉末）……各小さじ2（約3g）
ごはん……500g

★1「マギー アレルギー特定原材料等27品目不使用 無添加ブイヨン 7本入り」（ネスレ日本）を使用。

★2「ブルドック 中濃ソース」（ブルドックソース）を使用。

**作り方**

1 じゃが芋は皮をむき、1個は一口大に、もう1個は1.5cm厚さのいちょう切りにする。玉ねぎは半分に切って縦に1cm幅に切る。にんじんは乱切りにする。豚肉は大きければ食べやすく切る。
2 なべに油を入れ、中火で玉ねぎをいためる。しんなりとなったら豚肉を加えてさらにいためる。
3 にんじん、じゃが芋を加えて軽く混ぜ、全体に油がまわったらⓐを加えて強火にする。
4 煮立ったら塩を加え、中火にして15～20分煮て、ⓑを加える。全体を混ぜると小さなじゃが芋がくずれてとろみがついてくるので、好みのとろみ加減に仕上げる。
5 器にごはんを盛り、**4**をかける。

Point

**アレルギー対応の市販のカレールーも便利**

より手軽に作りたいときには、特定原材料不使用のカレールーを利用するとよいでしょう。また、少し辛みがあっても大丈夫な子どもの場合は、クミンとターメリックの代わりにカレー粉（「S&Bカレー粉」エスビー食品など）を適量使うこともできます。

# 青菜のポテトソースグラタン

見た目も味もクリーミーなグラタンそのもの！ ほうれん草の苦味が気になる場合は、さっと下ゆでしましょう。量が多ければ食べきれる分だけを焼き、残りは焼く前の段階でラップをして冷蔵庫へ。翌日焼けば OK です。

**材料（作りやすい分量）**

ほうれん草※……………………2束（400g）
ポテトソース
- じゃが芋……………………2個（200g）
- 豆乳入りホイップ★・1パック（200mL）
- コーンスターチ……………小さじ1
- 水……………………………小さじ2
- 塩……………………………小さじ1/5

にんにく（薄切り）……………………1かけ
オリーブ油…………………………大さじ1
アンチョビー（フィレ）………4切れ（10g）

※小松菜、水菜、チンゲン菜などの青菜でも可。
★乳不使用のもの。「乳製品を使っていない豆乳入りホイップ」（スジャータめいらく）を使用。

**作り方**

1 ほうれん草は3cm長さに切る。
2 じゃが芋は皮をむいて4つ割りにする。耐熱容器に入れてラップをかけ、電子レンジ（600W）で3〜4分加熱する。熱いうちにフォークでなめらかにつぶす。
3 フライパンにオリーブ油とにんにくを入れて弱火で熱し、香りが出たらアンチョビーを加えて木べらでつぶしながらいためる。**1**を加え、しんなりとなるまで強火でいため、耐熱容器に移す。
4 同じフライパンに豆乳入りホイップ、水でといたコーンスターチ、塩を入れてよく混ぜる。木べらで混ぜながら中火で加熱する。
5 ひと煮立ちしてとろみがついたら火を弱め、**2**を加えて混ぜる（豆乳入りホイップを加熱しすぎると分離するので、とろみがついたら、すぐに**2**を加える）。
6 **3**の上に**5**をかけ、230℃に予熱したオーブンで焼き色がつくまで8分ほど焼く。（オーブントースターで10分ほど様子を見ながら加熱してもよい。）

| 大人 1人分 | 子ども 1人分 |
| --- | --- |
| エネルギー 191kcal | エネルギー 143kcal |
| 塩分 0.4g | 塩分 0.3g |
| 全体の1/6量 | 全体の1/8量 |

カルシウム 子ども1人分 31mg
ビタミンD 子ども1人分 0μg

**Point**

**使える食品に合わせてアレンジも可能**

乳製品が使える場合は豆乳入りホイップを生クリームや牛乳に、小麦が使える場合はコーンスターチを小麦粉にできます。アンチョビーがないときは、白みそ少々を加えてみましょう。

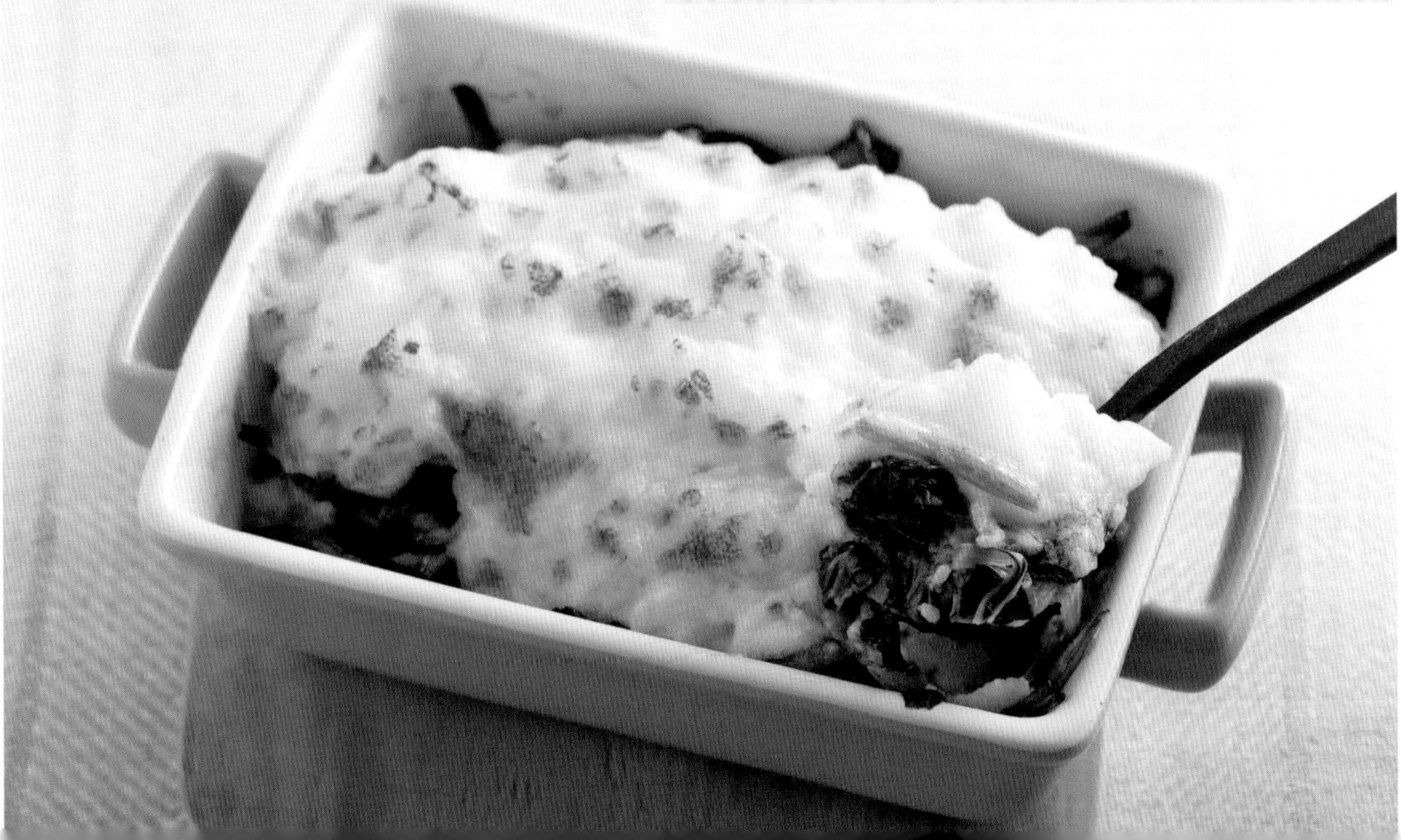

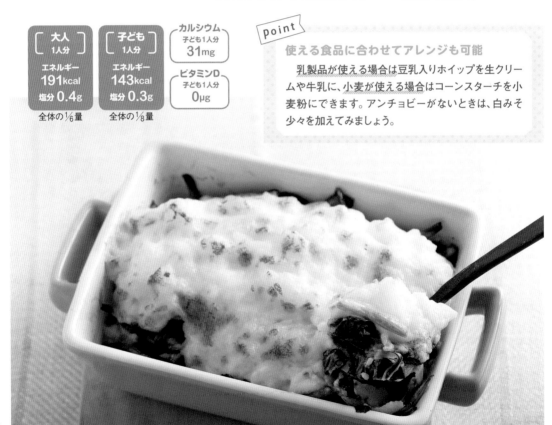

食材おきかえ
アイデア4

# かぼちゃで彩りを

## 卵を使わずに おいしそうな黄色が出せて、野菜もとれるすぐれもの。

卵アレルギーがある場合に悩むのは、「みんなと同じ卵料理を食べたい」という子どもの願いをかなえたいときでしょう。そんなとき、便利に使えるのが、かぼちゃや、かぼちゃパウダーです。

かぼちゃパウダーは、加熱処理したかぼちゃを乾燥させて粉状に加工した食品。豆腐、豆乳、米粉などと組み合わせ、卵料理風にすることが可能です。

かぼちゃは、βカロテンやビタミンC、ビタミンEなど栄養も豊富な野菜です。カットして売られている生かぼちゃは、ラップをかけたまま600Wの電子レンジで4～5分加熱すると、やわらかく扱いやすくなります。

蒸し器がある場合は、強火10分程度でやわらかくなります。加熱後、小分けしてラップで包み、冷凍すれば、常備できます。

### 便利なフレークやパウダーもあります

かぼちゃパウダーは、「かぼちゃフレーク」「パンプキンパウダー」などの名前で、何種類か市販されています。大きなスーパーの菓子材料売り場や、菓子・パン材料専門店などに置かれています。ベビー用品チェーンのベビーフード売り場で取り扱いがあることもあります。もちろん、インターネットの通信販売でも購入可能です。

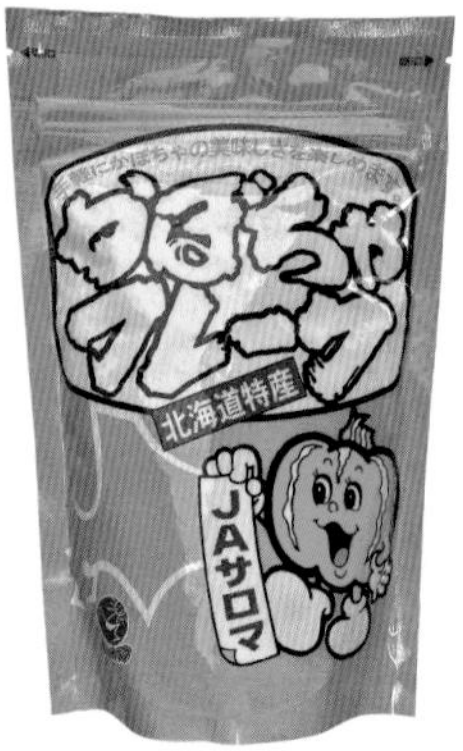


かぼちゃフレーク（JAサロマ）

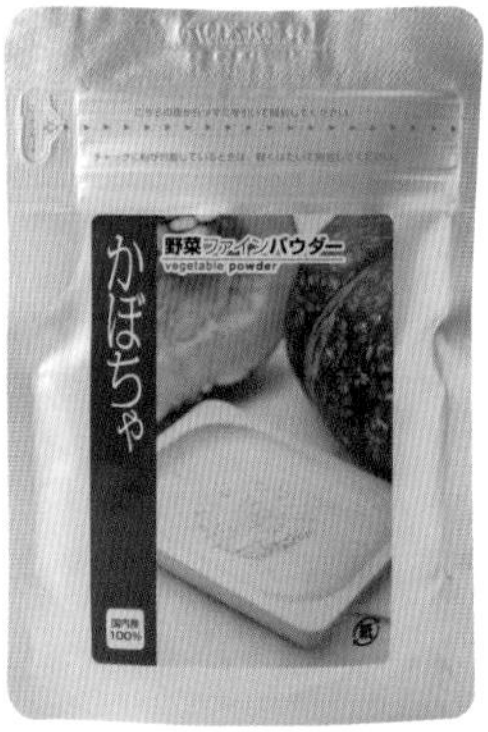


かぼちゃパウダー（三笠産業）

左の2種類は、いずれも原材料に国産のかぼちゃのみを100％使用しています。無添加、無着色で、特定原材料も含まれていません。パウダー状なので未開封であれば長期保存ができます。

※ここで紹介する市販の加工食品は、アレルギー表示の明らかなものです（2021年3月現在）。商品の原材料やパッケージは予告なく変更されることがあります。購入ごとに原材料とアレルギー情報を確認してください。

# かぼちゃ・かぼちゃパウダーの活用法！

## 米粉のお菓子を色よく仕上げる

卵や小麦粉を使わずに米粉などでお菓子を作ると、仕上がりが白っぽくなってしまうことがあります。そんなとき、色づけとしてかぼちゃが活躍。たとえば、パンケーキ、マフィン、蒸しパン、クッキーなどの生地にあらかじめ混ぜておくことで、おいしそうな色になります。

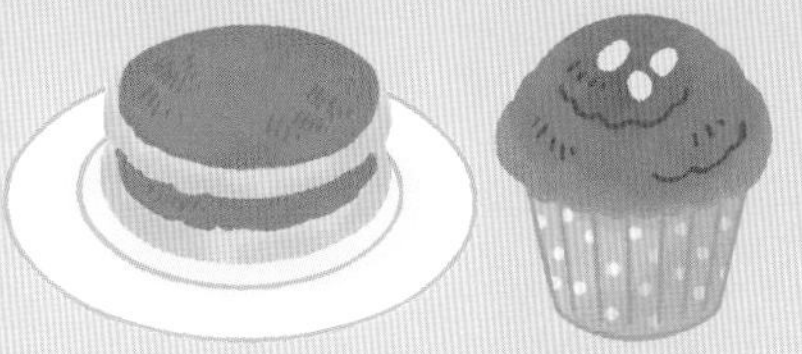

## 卵の代わりに料理に黄色をプラス

かぼちゃや、かぼちゃパウダーを、豆乳、米粉、かたくり粉と混ぜ合わせて焼けば、「薄焼き卵風」に（130ページ参照）。細切りにすれば錦糸卵のようにも使えます。

豆腐と組み合わせて、卵とじ風（131ページ参照）、スクランブルエッグ風の料理も作れます。

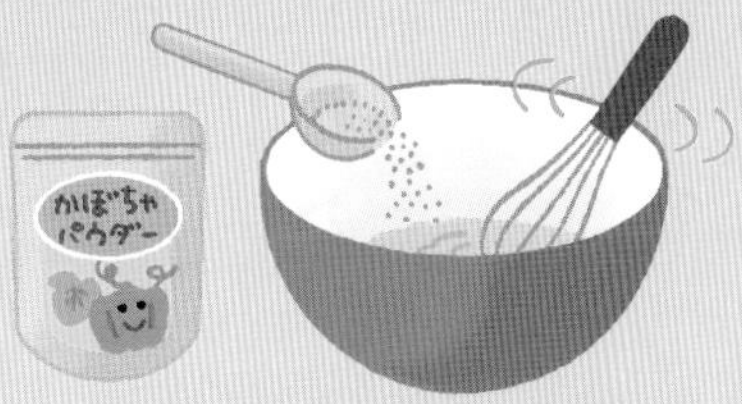
かぼちゃ
パウダー

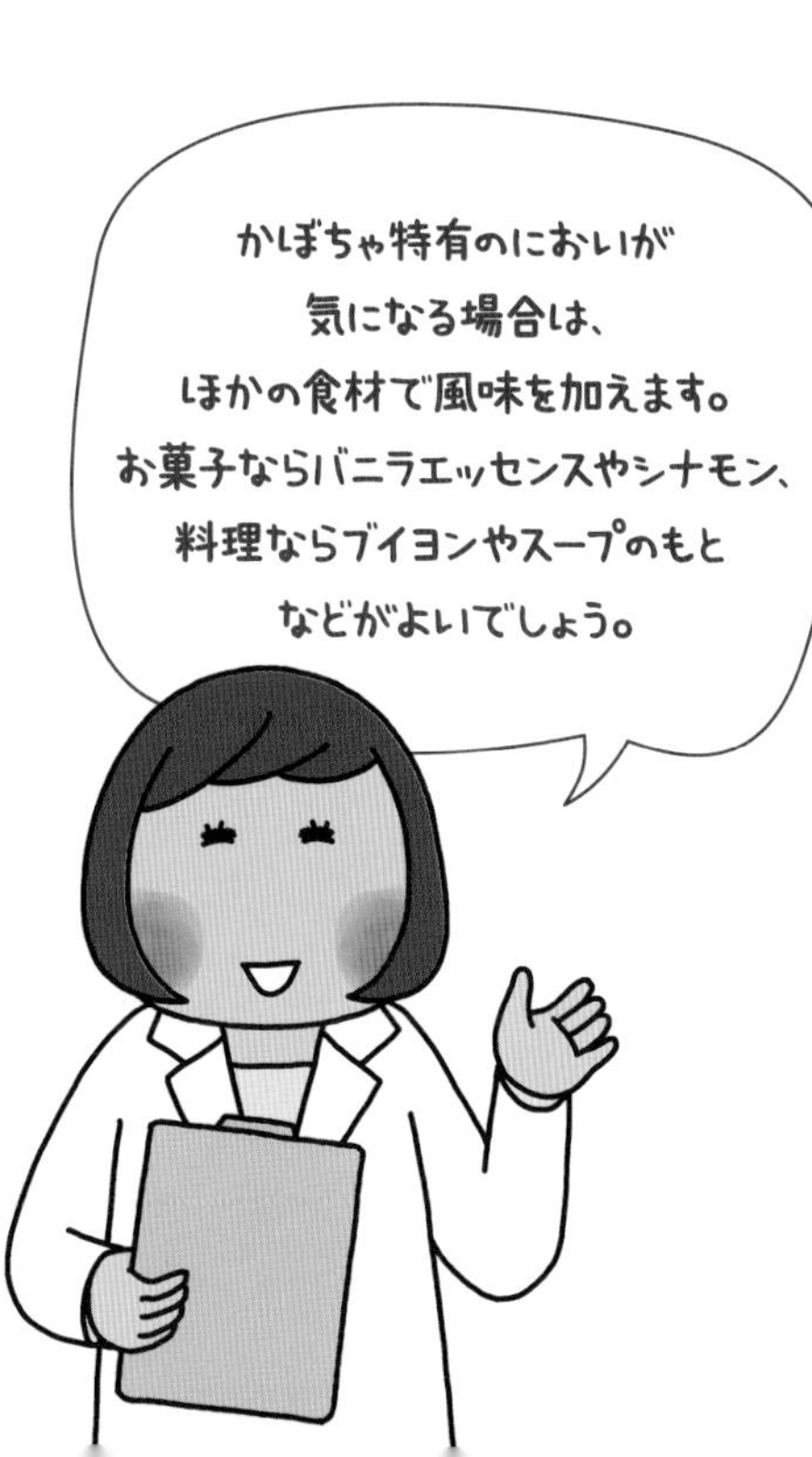
かぼちゃ特有のにおいが
気になる場合は、
ほかの食材で風味を加えます。
お菓子ならバニラエッセンスやシナモン、
料理ならブイヨンやスープのもと
などがよいでしょう。

## お湯でといてポタージュや離乳食に

加熱したものをパウダー状に加工してあるかぼちゃパウダーは、お湯にとくだけであっという間にかぼちゃペーストになります。豆乳などと合わせてポタージュスープにするほか、離乳食にも活用できます。

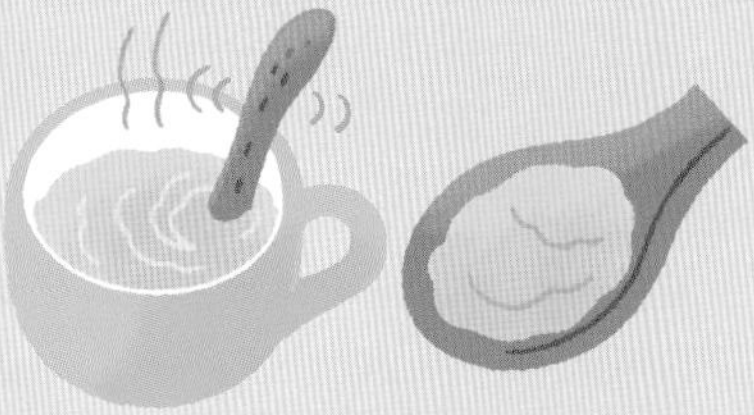

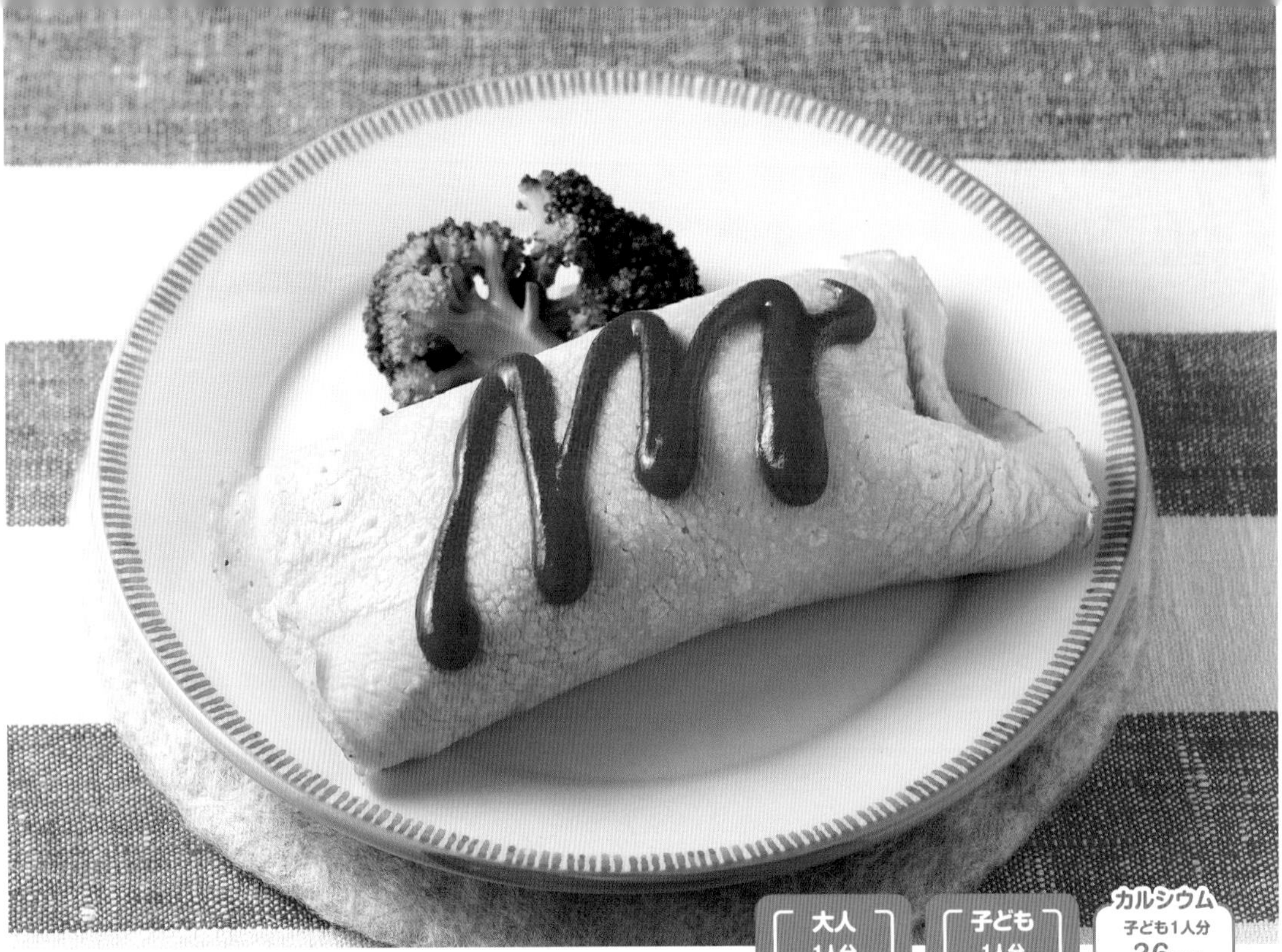

| 大人 1人分 | 子ども 1人分 | カルシウム 子ども1人分 |
|---|---|---|
| エネルギー 686kcal | エネルギー 343kcal | 36mg |
| 塩分 0.6g | 塩分 0.3g | |

| ビタミンD 子ども1人分 |
|---|
| 0.1μg |

# オムライス風

**もちもちとした食感の薄焼き卵風を作り、仕上げます。**
**あたたかいうちにごはんを包むとじょうずに形を整えられます。**

**材料（大人２人＋子ども１人分）**

ごはん……400g
鶏もも肉……100g
玉ねぎ……中$\frac{1}{2}$個（100g）
にんじん……30g
油……大さじ1
トマトケチャップ……大さじ2

**【薄焼き卵風】**（大２枚＋小1枚分）
- 無調整豆乳……2$\frac{3}{4}$カップ
- 米粉……70g
- かぼちゃパウダー……大さじ3
- かたくり粉……大さじ1

ブロッコリー（小分けにしてゆでる）……80g

＊かぼちゃが苦手な場合は、コーンスープの素（「スープの王子さま 顆粒」163ページ）を2袋か、ブイヨン$\frac{1}{2}$袋＋砂糖小さじ2を加えると食べやすくなる。

**作り方**

1 鶏肉は1cm角程度、玉ねぎ、にんじんはみじん切りにする。
2 フライパンに油を熱し、鶏肉をいためる。
3 玉ねぎ、にんじんを加えていため、玉ねぎが透明になったらトマトケチャップを加えてさらにいためる。
4 ごはんを加えて全体を混ぜる。
5 別のフライパンで薄焼き卵風を作る。材料を混ぜ合わせ、フッ素樹脂加工のフライパンに1枚分ずつ流し入れる。フライパンをまわして薄く広げ、弱火で焼く。固まってきたら裏返して全体に火を通す。3枚分作る。
6 ラップを広げて**5**を置き、**4**を1人分のせて包んで形を整える。皿に盛ってケチャップをかけ、ブロッコリーを添える。

Point

**薄焼き卵風は電子レンジで作ってもOK**

耐熱皿にラップまたはオーブンシートを敷いて液を流し、ラップをかけて電子レンジ（600W）で1分程度加熱しても作れます。

# ふんわり親子丼風

**煮汁にとろみをつけると全体が卵でとじたようになり、ごはんとよくなじみます。
かぼちゃ特有のにおいがあるので、仕上げに散らす刻みのりで風味をプラス。**

**材料（大人2人＋子ども1人分）**

鶏もも肉（または鶏むね肉）……1枚（300g）
玉ねぎ……………………… 中½個（100g）

とき卵風
- 絹ごし豆腐…………………¼丁（75g）
- かぼちゃパウダー ……………大さじ1
- かたくり粉…………………… 小さじ1

ⓐ
- だし ……………………………… 1カップ
- しょうゆ ………………………… 大さじ2
- 砂糖……………………………… 大さじ2
- みりん…………………………… 大さじ2

- かたくり粉……………………… 小さじ2
- 水 …………………………………大さじ1

ごはん …………………………………400g
焼きのり（味つけでないもの）……… 少量

| 大人 1人分 | 子ども 1人分 |
| --- | --- |
| エネルギー 619kcal | エネルギー 310kcal |
| 塩分 2.4g | 塩分 1.2g |

カルシウム 子ども1人分 23mg

ビタミンD 子ども1人分 0.2μg

**作り方**

1 玉ねぎは縦半分に切って薄切りにし、鶏肉は2cm角に切る。

2 とき卵風を作る。豆腐、かぼちゃパウダー、かたくり粉をボールに入れ、小さな泡立て器でペースト状になるまでよく混ぜる。

3 フライパンにⓐと**1**を入れて火にかけ、煮立ったら中火にして、鶏肉に火が通るまで3～4分煮る。

4 煮立ったところに水ときかたくり粉をまわし入れて混ぜ、とろみをつける。

5 **2**をスプーンで少しずつすくい、煮汁に入れて、1分ほど煮る。

6 どんぶりにごはんを盛って**5**をかけ、刻んだのりを散らす。

**Point**

**豆腐とかぼちゃパウダーで卵とじ風に**

色づけにかぼちゃパウダーを加えた絹ごし豆腐をペースト状にして、とろみをつけた煮汁に加えます。加えてからは、混ぜずにそのまま煮て火を通すと、親子丼らしく仕上がります。

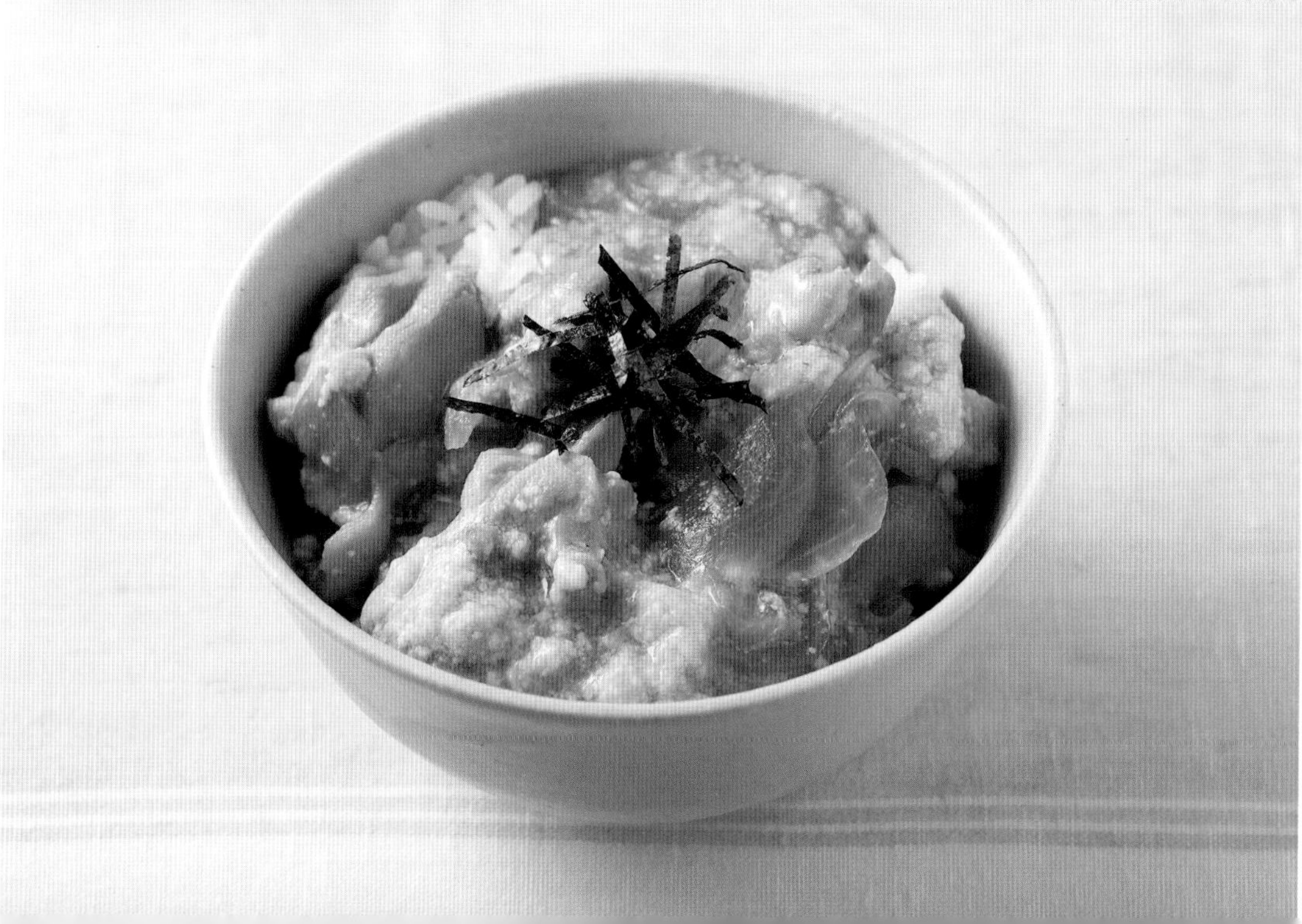

食材おきかえ
アイデア5

# 小麦不使用のめん

**小麦めんに近い仕上がりのめんも、数多く販売されています。**

小麦アレルギーの場合、めん料理には小麦不使用のめんを使う必要があります。小麦不使用のめんの原料には、米や玄米、とうもろこし、雑穀の粉、芋類のでんぷんなどが使用されています。グルテンフリー食品が注目されるようになり、うどんや焼きそば、パスタなど、小麦めんに近い仕上がりのめんも数多く開発、販売されています。最近は、大手スーパーなどでも入手しやすくなってきています。

緑豆やじゃが芋から作られるはるさめ、米粉が原料のビーフンやフォーは、小麦めんと扱いや食味が異なりますが、スープやいため物に使えます。

めんは製品によって特性があります。ゆで方や、ゆで上がり後の扱い方に注意して調理をするとよいでしょう。

## 小麦不使用めんは、調理のコツをつかんでおいしく！

商品によって特徴もさまざまです。基本的にはパッケージに記載されているとおりに調理しますが、慣れてきたら、料理や商品の特徴に合わせた調理で、レパートリーが広がります。

### かたまりになっているめんは、すぐに混ぜない

袋の中でひとかたまりになっているタイプのめんは、熱湯に入れてすぐにほぐそうとすると、短く切れてしまいます。しばらくゆでて、少しほぐれてきてからやさしくほぐすとよいでしょう。

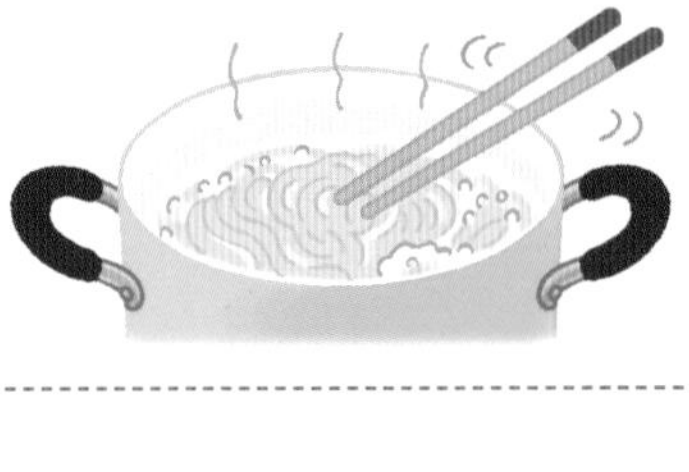

### 汁めんの場合は短めにゆでる

ゆでためんをスープに加えて少し加熱すると、その間にめんがさらに水分を吸って、やわらかくなりすぎる場合があります。表示よりもやや短めにゆでるとちょうどよく仕上がります。

### ゆで上がっためんはさっと水洗い

めんをゆでたあと軽く水洗いすると、小麦不使用めん特有のぬめりを除くことができます。ただし、めんの種類によっては、洗うと形がくずれてしまうものもあるので注意してください。
また、ゆでて放置するとめん同士がくっついてしまう場合もあるので、いためる場合は少量の油を混ぜておくとよいでしょう。

## バラエティ豊かな小麦不使用めん

### グルテンフリーパスタ

米粉のほか、とうもろこし粉を配合したもの、きび・ひえ・あわ粉で作ったものなどがある。焼きそばにも使える。

GLUTEN FREE
SANKOKU de
PASTA
三穀deパスタ

▲三穀deパスタ（創健社）

ライスパスタ
お米100%
ケンミン

▲ライスパスタ（ケンミン食品）

### はるさめ類

芋類のでんぷんがおもな原料のはるさめ類は、スープやサラダなど幅広く使える。米粉めんなどよりも低エネルギー。

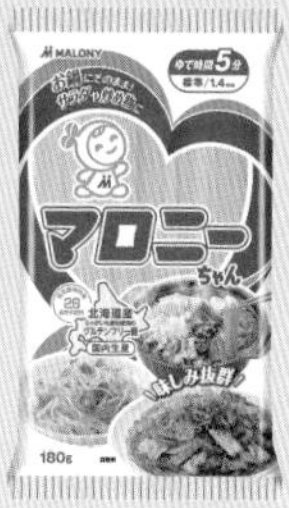
マロニーちゃん
180g

▲マロニーちゃん
（マロニー）

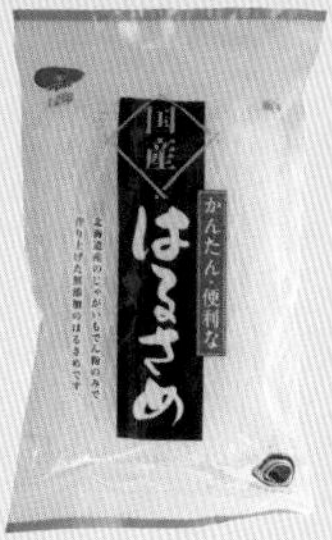
国産
はるさめ

▲日本のはるさめ
〈国産でんぷん100%〉
（金正食品）

### 米粉うどん

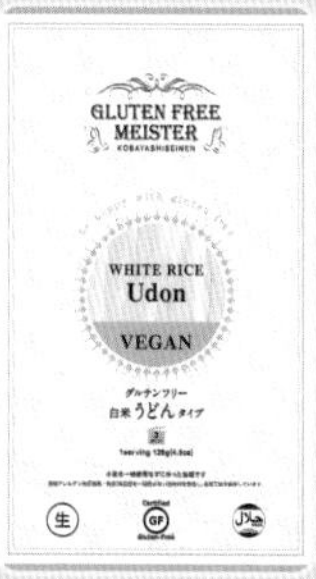
GLUTEN FREE
MEISTER
WHITE RICE
Udon
VEGAN

原材料は米粉だけでなく、商品によってじゃがいもでんぷん、とうもろこしでんぷん、加工でんぷんなどを加えたものが多い。

◀グルテンフリー うどん
（小林生麺）

### ビーフン

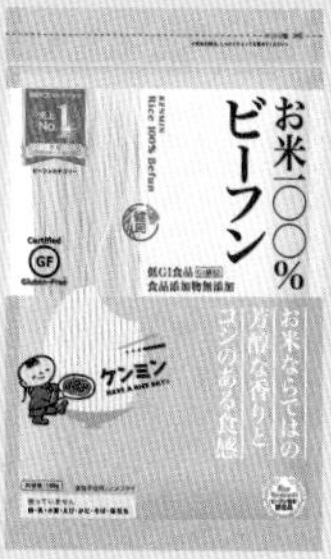
お米100%
ビーフン
ケンミン

米粉だけで作られている。ゆでてもどして、汁ビーフンや焼きビーフンに。サラダやあえものにも使える。

◀お米100%ビーフン
（ケンミン食品）

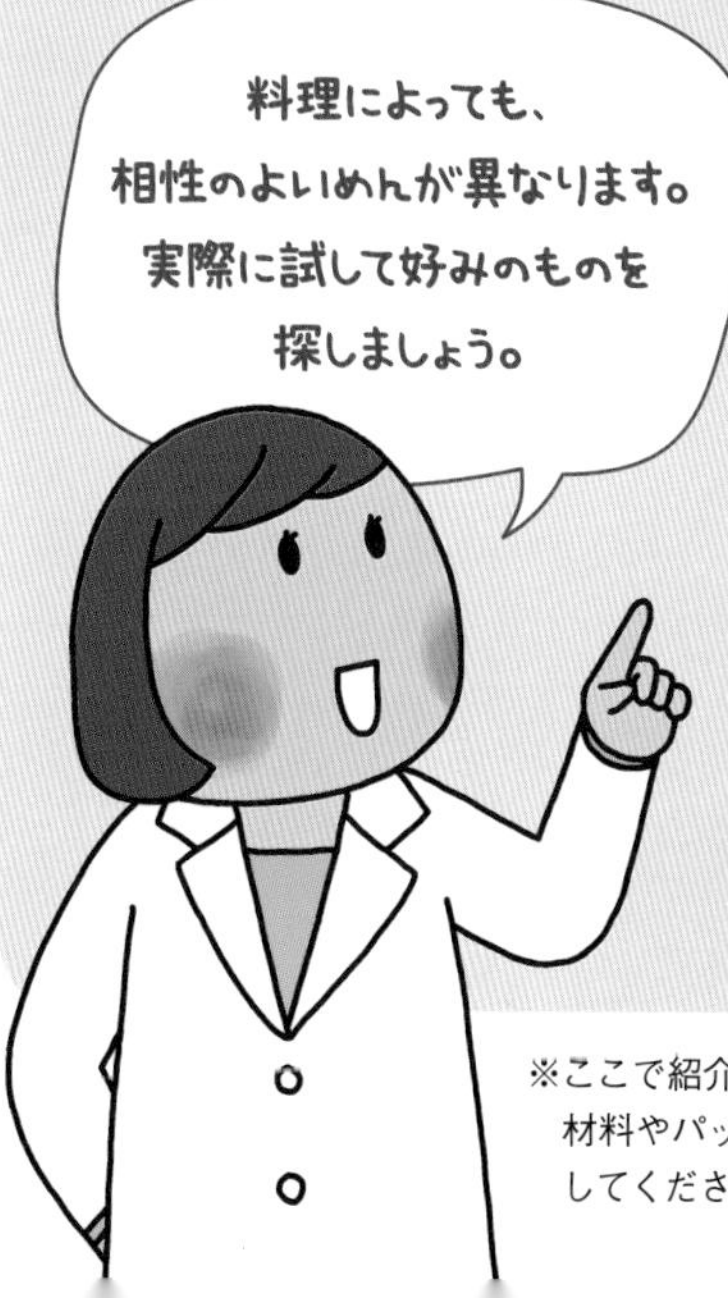
料理によっても、
相性のよいめんが異なります。
実際に試して好みのものを
探しましょう。

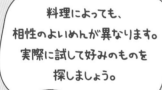

### ラーメン風のめん

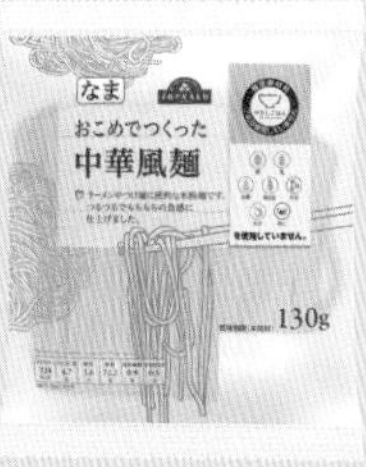
なま
おこめでつくった
中華風麺
130g

うるち米、とうもろこしでんぷん、植物油を主原料に、かんすい、くちなし色素など添加したラーメン風のめん。冷やし中華やつけめんにも。

◀トップバリュ おこめでつくった中華風麺
（イオン）

※ここで紹介する市販の加工食品は、アレルギー表示の明らかなものです（2021年3月現在）。商品の原材料やパッケージは予告なく変更されることがあります。購入ごとに原材料とアレルギー情報を確認してください。

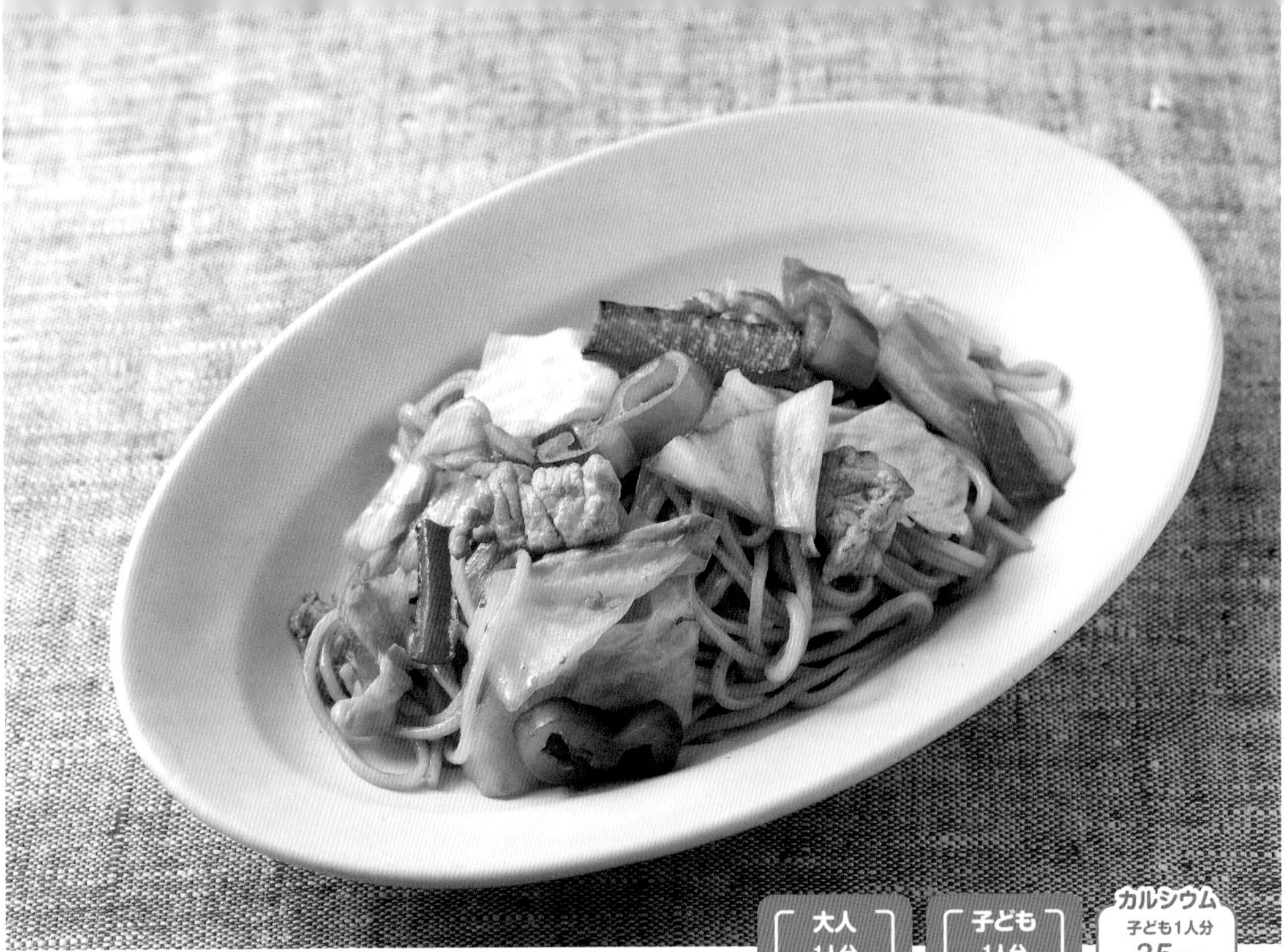

| 大人 1人分 | 子ども 1人分 |
| --- | --- |
| エネルギー 555kcal | エネルギー 277kcal |
| 塩分 2.1g | 塩分 1.0g |

カルシウム 子ども1人分 35mg

ビタミンD 子ども1人分 0μg

# 焼きそば

**野菜もたっぷり食べられるシンプルな焼きそば。**
**小麦を使用しない中華めんを使っても同様に作れます。**

**材料(大人2人+子ども1人分)**

| | |
| --- | --- |
| スパゲティ(小麦不使用のもの)★1 | 乾200g |
| 豚ロース薄切り肉 | 150g |
| キャベツ | 150g |
| にんじん | 小½本(50g) |
| ピーマン | 1個(40g) |
| 油 | 大さじ1 |
| 中濃ソース★2 | 大さじ4 |

★1「三穀deパスタ」(創健社)を使用。

★2「ブルドック 中濃ソース」(ブルドックソース)を使用。

**作り方**

1 にんじんは短冊切り、ピーマンは横に1cm幅、キャベツと豚肉は一口大に切る。

2 スパゲティは、表示のとおりにゆで、ざるにあげて水けをきる。

3 フライパンに油を中火で熱し、豚肉をいためる。色が変わったらにんじん、ピーマン、キャベツの順に加えていためる。

4 **2**のスパゲティを加えてほぐしながらいため、中濃ソースを加えて強火にし、全体を混ぜ合わせる。

＊大人は紅しょうがを添えてもよい。

Point

**具材や味つけを変えてアレンジも可能**

イカやエビ、タコなどを具材にして海鮮やきそばにもできます。味つけは、中濃ソースの代わりに、特定原材料不使用のオイスターソースを使って変化をつけてもよいでしょう。

# 黒ごまジャージャーうどん

**すり黒ごまをたっぷり加えて、こくのある肉みそに。**
**加熱する前にひき肉と調味料をよく混ぜると均一に仕上がります。**

**材料（大人2人＋子ども1人分）**

- うどん（小麦不使用のもの）★ ……… 2 ½袋（320g）
- ごま油 ……… 大さじ1 ½
- 豚ひき肉 ……… 200g
- ⓐ すり黒ごま、砂糖、酒、しょうゆ、みそ ……… 各大さじ1
- ⓐ 水 ……… ¼カップ
- きゅうり ……… 1本
- ミニトマト ……… 8個

★「グルテンフリー うどん」（小林生麺）を使用。

**作り方**

1 フライパンにⓐを入れて混ぜ、豚ひき肉を加えて木べらでよく混ぜる。
2 **1**を中火にかけて熱し、汁けがほとんどなくなるまで煮つめる。
3 うどんは表示のとおりにゆでる。ざるにあげて水けをきり、ごま油をまぶす。
4 きゅうりはせん切り、ミニトマトは半分に切る。
5 器に**3**を盛って**2**をのせ、**4**を添える。

＊ 大人は肉みそに豆板醤（特定原材料不使用のもの）を小さじ½足して辛みを加えてもよい。

**Point**

**うどんの代わりにはるさめやフォーでも**

手に入れやすいはるさめやフォーなどの小麦不使用めんを使用してもよいでしょう。このレシピでは、ゆでたあと水けをきってごま油をまぶし、ややあたたかい状態に仕上げていますが、はるさめやフォーは水で洗って冷たくしてもおいしく食べられます。

**大人 1人分**
エネルギー 622kcal
塩分 2.0g

**子ども 1人分**
エネルギー 311kcal
塩分 1.0g

**カルシウム**
子ども1人分 33mg

**ビタミンD**
子ども1人分 0.2μg

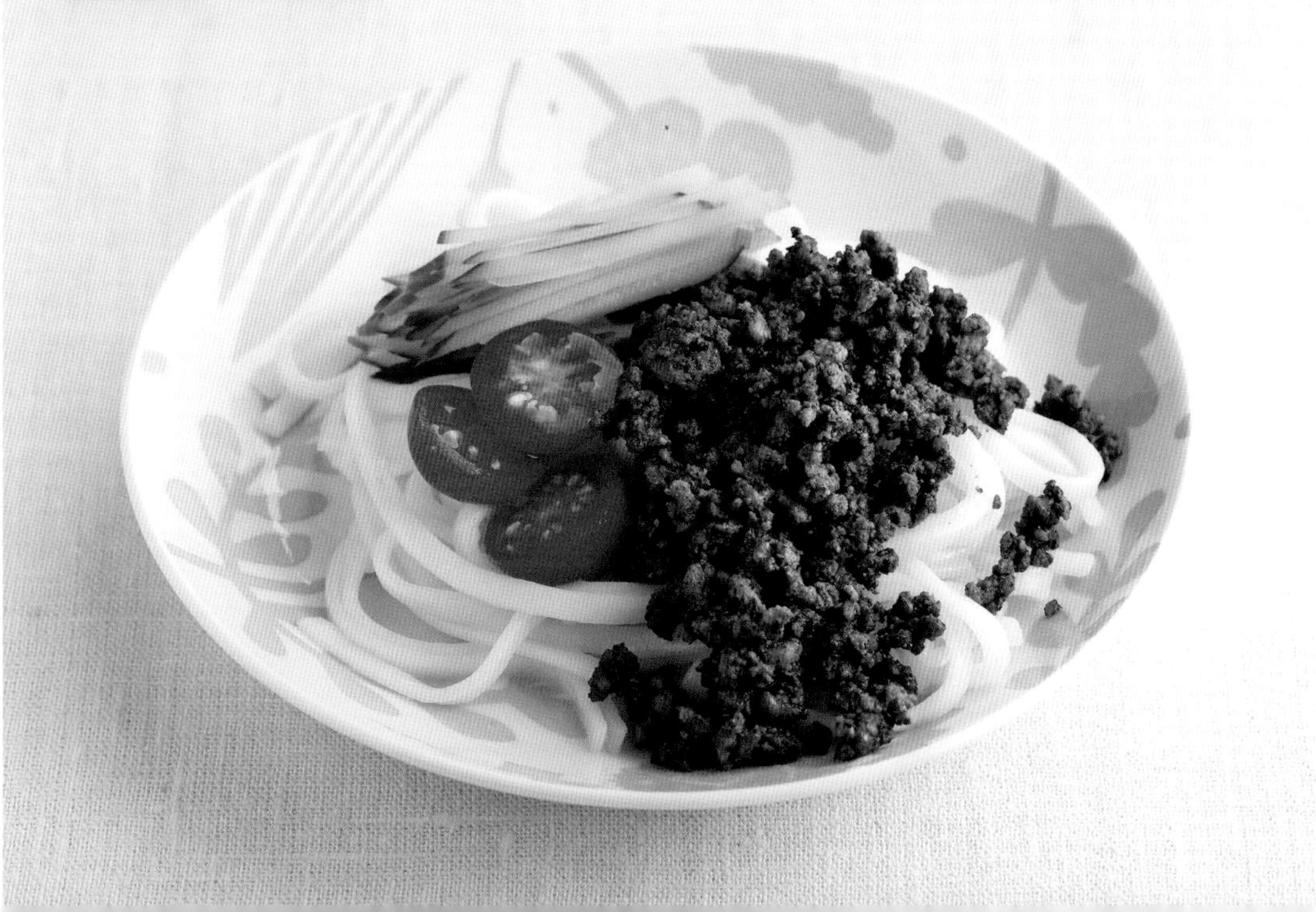

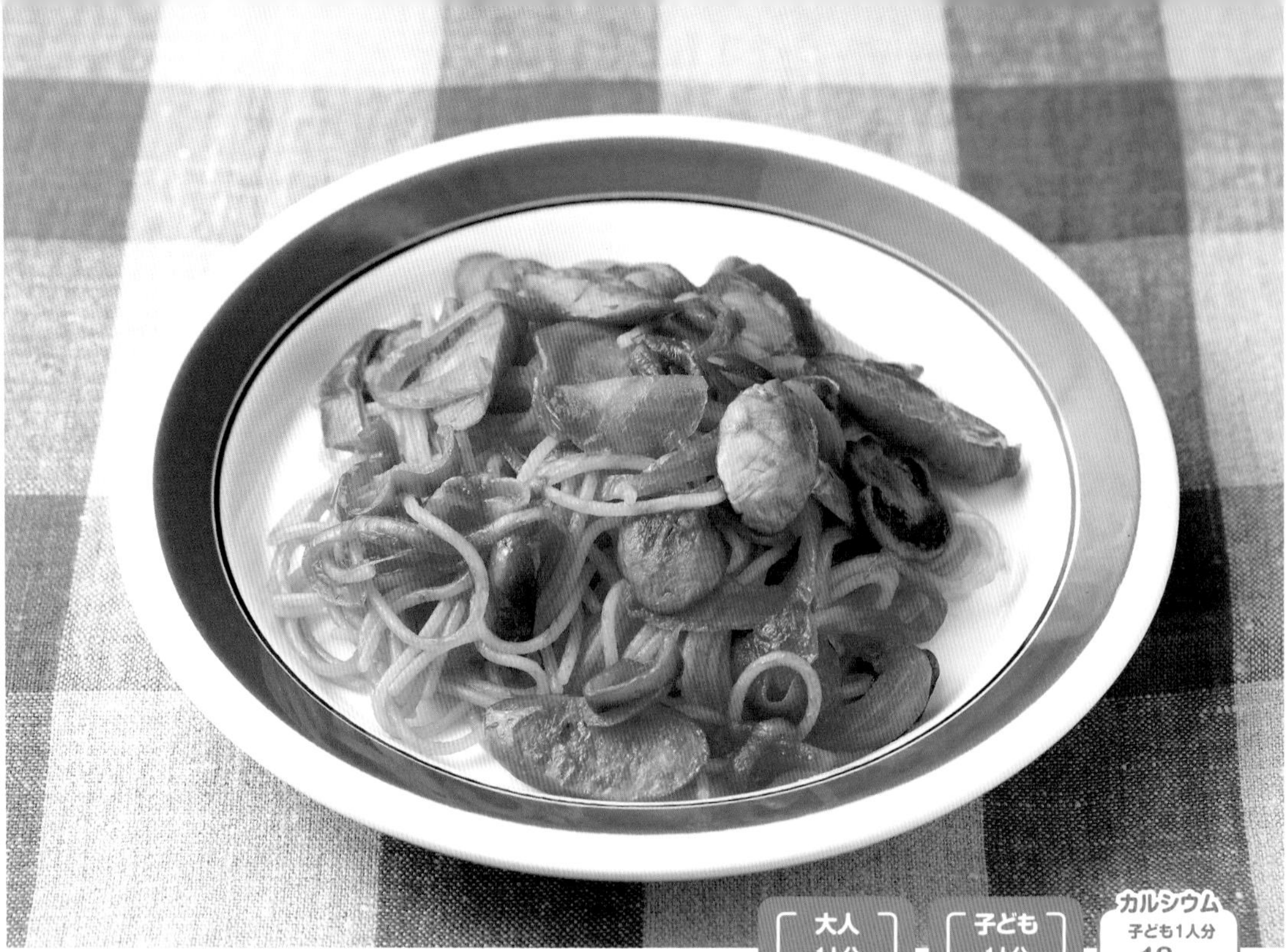

# ナポリタンスパゲティ

| 大人 1人分 | 子ども 1人分 | |
|---|---|---|
| エネルギー 510kcal | エネルギー 255kcal | カルシウム 子ども1人分 18mg |
| 塩分 2.2g | 塩分 1.1g | ビタミンD 子ども1人分 0.1μg |

**子どもも大人も好きな味！**
**ケチャップだけでなくウスターソースを加えることで味に深みが出ます。**

**材料（大人2人＋子ども1人分）**

スパゲティ（小麦不使用のもの）★1……乾200g
ウインナソーセージ★2………5本（1袋6～7本）
玉ねぎ…………………………大½個（100g）
ピーマン…………………………2個（60g）
マッシュルーム…………………4～5個（50g）
油…………………………………小さじ2
ⓐ トマトケチャップ……………大さじ5（90g）
ⓐ ウスターソース★3…………………小さじ1

★1「三穀deパスタ」（創健社）を使用。
★2「みんなの食卓® 小さなシャウエッセン」（日本ハム）を使用。
★3「ブルドック ウスターソース」（ブルドックソース）を使用。

**作り方**

1 玉ねぎは縦に薄切り、ピーマンは横に5mm幅、マッシュルームは5㎜厚さの薄切り、ソーセージは5mm幅の斜め切りにする。
2 スパゲティは表示のとおりにゆで、ざるにあげる。
3 フライパンに油を熱し、玉ねぎ、マッシュルーム、ピーマン、ソーセージの順にいためる。
4 ⓐを加えて混ぜ、**2**のスパゲティを加えてほぐすように全体を混ぜる（スパゲティを加えたら、いためすぎないように全体をあえる程度でよい）。

Point
**スパゲティは芯がなくなるまでゆでる**
　スパゲティはアルデンテではなく、芯がなくなるまでしっかりゆでるのがポイントです。子ども用には食べやすく半分に折ってゆでてもよいでしょう。

# アサリの塩ラーメン

**アサリのうま味たっぷりのスープが、細いめんによくからみます。**
**香味野菜を加えることで、ほどよいエスニック風味に。**

**材料（大人２人＋子ども１人分）**

ビーフン※……乾130g
アサリ（殻つき・砂抜きしたもの）……600g
長ねぎ……1本（100g）
しょうが、にんにく……各1かけ
油……小さじ1
ⓐ 水……5カップ
ⓐ 酒……大さじ1 1/2
ⓐ 塩……小さじ2/3
小ねぎ（小口切り）……2本分（10g）

※センレック（ビーフンよりもやや太くて平たいタイビーフン）やフォーなど、ほかのライスヌードルでも可。

| 大人 1人分 | 子ども 1人分 |
|---|---|
| エネルギー 260kcal | エネルギー 130kcal |
| 塩分 3.4g | 塩分 1.7g |

カルシウム 子ども1人分 46mg
ビタミンD 子ども1人分 0μg

**作り方**

1 アサリは殻をこすり合わせてよく洗う。長ねぎは斜め薄切りに、しょうがとにんにくは薄切りにする。
2 なべに湯2カップ（分量外）を沸かし、火を消してビーフンを入れ、ふたをして5分程度おいてもどす。
3 大きめのなべに油、長ねぎ、しょうが、にんにくを入れ、弱火でいためる。香りが出たら、アサリとⓐを加えて強火で煮立たせる。
4 アサリの口が開いたらアクを除いて1～2分煮て、水けをきった**2**と小ねぎを加えてひと煮立ちさせる。器に盛る。

＊大人は好みであらびき黒こしょうをふってもよい。

Point

**ミネラルを含むアサリはおすすめの食材**

アサリには、カルシウムや鉄、亜鉛などのミネラルが含まれます。炊き込みごはんやみそ汁、クラムチャウダーなどに使えます。アサリが大きい場合は、食べやすく小さくしてあげてください。

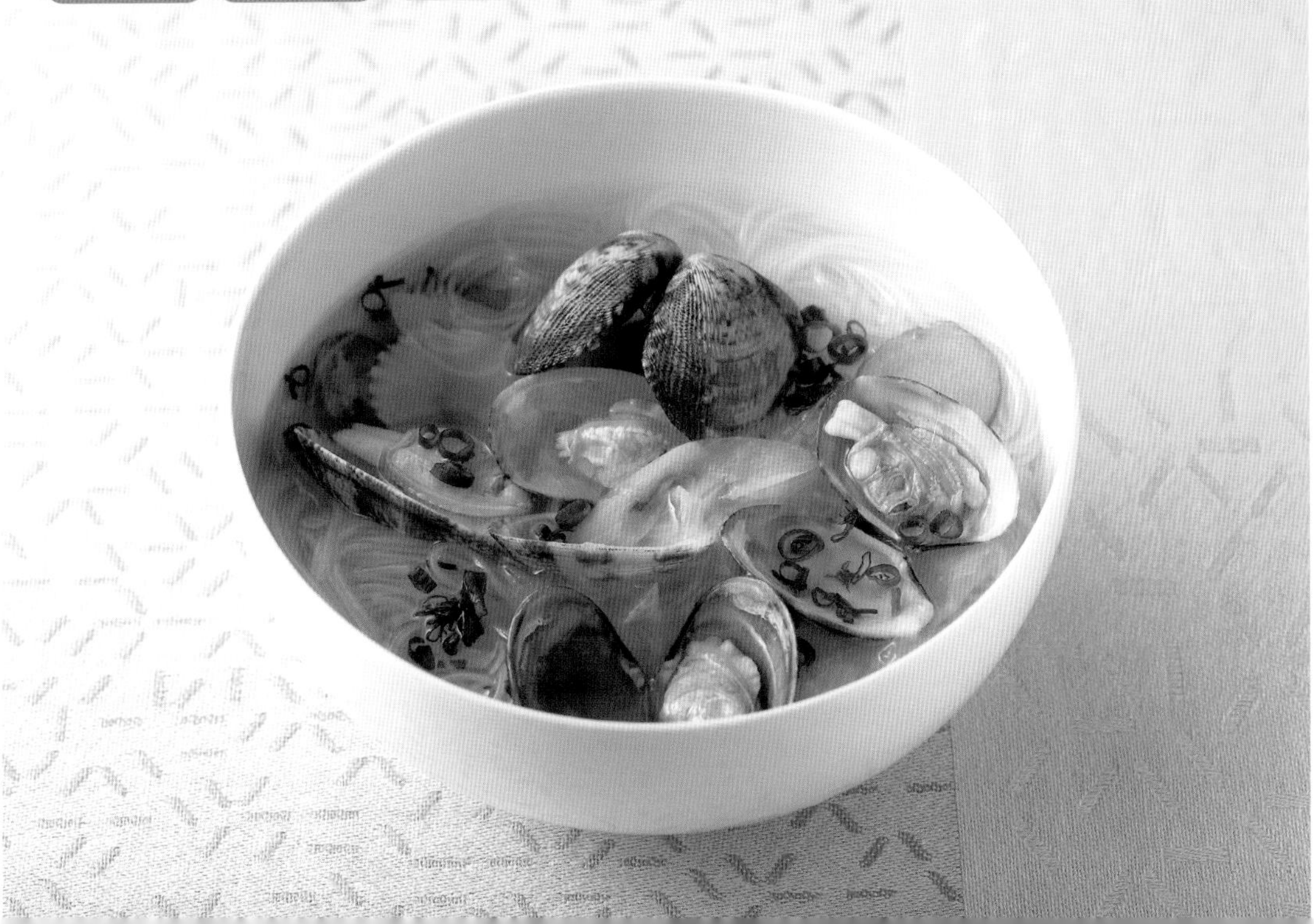

食材おきかえ アイデア6

# 米粉をフル活用！

## 小麦粉の代用として幅広く使えるのは、粒子が細かいタイプの米粉

米粉にはいろいろな種類があります。うるち米からつくられた粉は上新粉、もち米の粉は白玉粉と呼ばれ、和菓子のだんごやもちの原料になります。この本のレシピで、おもに小麦粉の代用として使っているのは、「米粉」や「米の粉」といった商品名で販売されているものです。上新粉や白玉粉よりも粒子が細かく、サラサラとしています。

現在、農林水産省と日本米粉協会では、米粉の用途別基準を設け、パッケージへの表示を進めています。それぞれの米粉がどんな料理に合ったものなのか、表示を見ればわかるようにされているのです。表記は、①菓子・料理用、②パン用、③めん用の3種類があるので、使いみちに応じた米粉を選ぶとよいでしょう。

### 米粉を配合したミックス粉や、ギョーザの皮なども

小麦粉の代わりに米粉を使った商品としては、お好み焼き粉や天ぷら粉などのミックス粉、ギョーザの皮や春巻の皮など、さまざまなものが市販されています。小麦粉やグルテンの原材料表記がないことを、かならず確認してください。

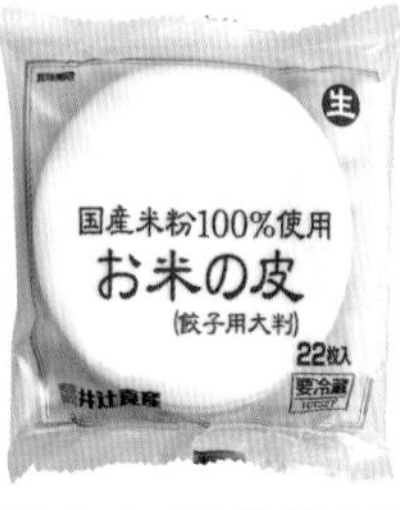


お米の皮〈餃子用大判〉
（井辻食産）

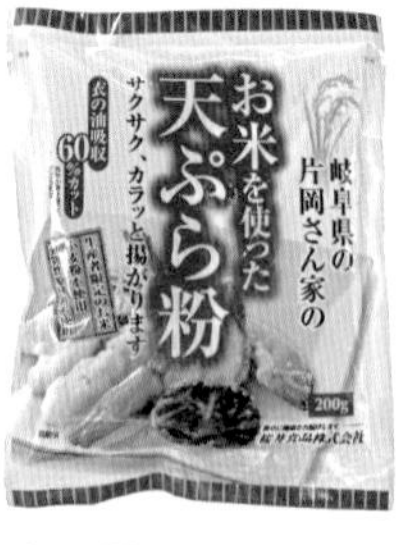


お米を使った天ぷら粉
（桜井食品）

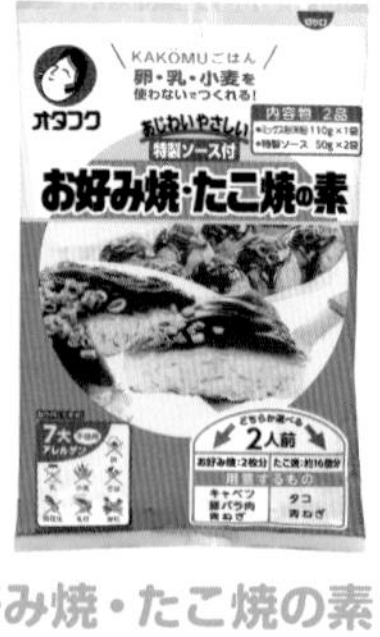


お好み焼・たこ焼の素2人前
7大アレルゲン不使用
（オタフクソース）

※ここで紹介する市販の加工食品は、アレルギー表示の明らかなものです（2021年3月現在）。商品の原材料やパッケージは予告なく変更されることがあります。購入ごとに原材料とアレルギー情報を確認してください。

## 米粉の特徴と使い方のコツ

### 製品によって吸水量に違いがある

米粉の特徴の一つとして、製品によって吸水量が異なることがあげられます。そのため、レシピどおりの分量で作っても、うまくいかないことがあります。焼き菓子などは、生地のようすを見ながら、水の量を増減することがたいせつです。

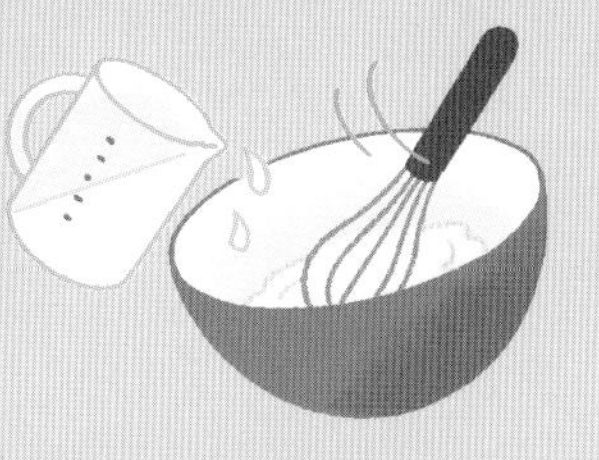

### 製菓用米粉は、粒子が細かくだまができにくい

「製菓用米粉」として販売されているものは、粒子が細かく、粘りが少ないのが特徴。小麦粉と比べるとだまができにくいので粉をふるう必要がなく、油を含みにくく水を吸いやすい性質があります。パンケーキやマフィンなどが軽い口当たりに仕上がります。

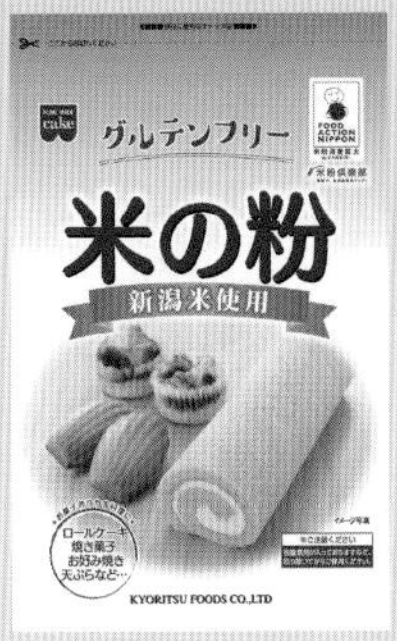


製菓用米粉の例▶
米の粉（共立食品）

### 調理法によっていろいろな食感に変化！

米粉は、揚げ物の衣や焼き菓子に使うとサクサクに、蒸しパンなどに使うとモチモチにと、調理法によってさまざまな食感に変化するので、幅広い料理に使えます。

生地を焼き上げたり揚げたりする場合には、米粉のみの生地ではかたく仕上がってしまいます。かたくり粉やコーンスターチなどのでんぷんや、ベーキングパウダー、炭酸水、フルーツを混ぜて使うことをおすすめします。

### 開封後は密閉して冷蔵庫で保存

米粉は水分を吸収しやすいため、開封後は袋から空気を抜いて密閉し、さらに密閉容器に入れて冷蔵庫で保存。こうすることで、湿気やにおいの吸収や、ダニなどの発生を防ぎます。冷蔵庫と室温の温度差により結露して水分が出ることがあるので、使用後はすぐに冷蔵庫にもどしましょう。

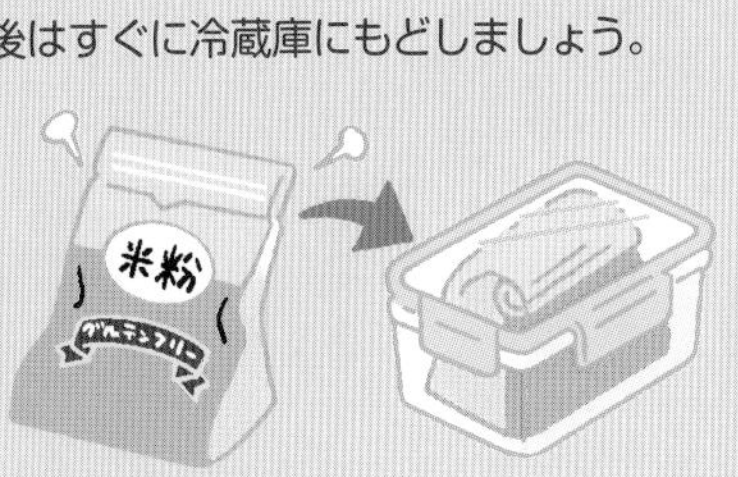

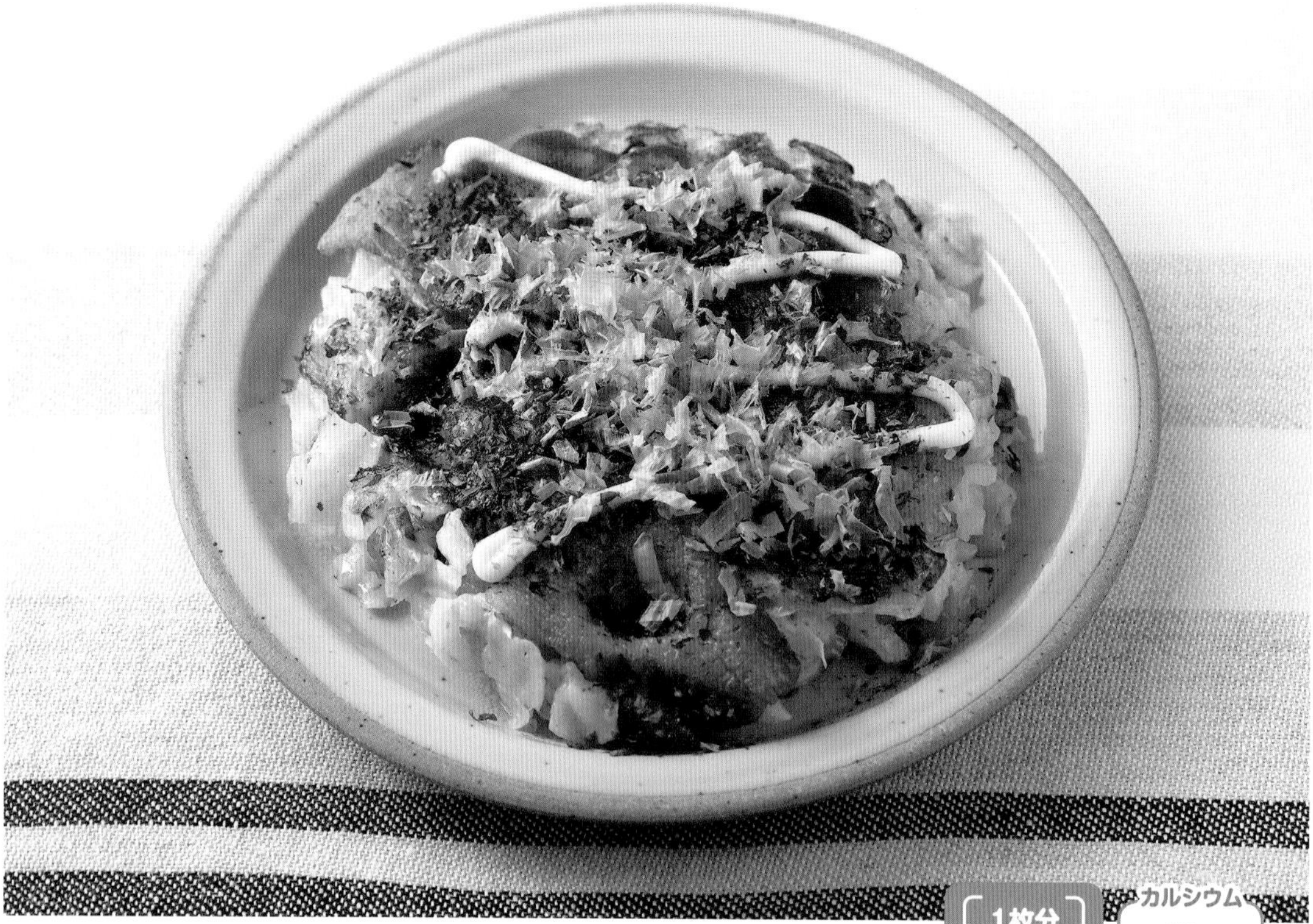

| 1枚分 | |
|---|---|
| エネルギー | 261kcal |
| 塩分 | 0.8g |
| カルシウム | 48mg |
| ビタミンD | 0.1μg |

# お好み焼き

**表面はカリッ、中はもっちりで大満足の仕上がり！**
**生地がまとまりやすいようにかたくり粉を加えて、小さめに作るのがポイント。**

### 材料（直径10cm・5枚分）

キャベツ……大4〜5枚（350g）
豚もも薄切り肉……6枚（200g）
小ねぎ……2本（30g）
ⓐ
- 米粉★1……150g
- かたくり粉……小さじ2
- カツオ粉……小さじ2
- 水……3/4カップ

お好み焼きソース（または中濃ソース）★2……大さじ3
マヨネーズ風調味料★3……大さじ2
青のり……小さじ2
削りガツオ……小1袋（3g）

★1 「米の粉」（共立食品）を使用。
★2 「1歳からのお好みソース」（オタフクソース）を使用。
★3 卵不使用のもの。「キユーピーエッグケア（卵不使用）」（キユーピー）を使用。

### 作り方

1 キャベツはあらみじん切り、小ねぎは小口切りにする。豚肉は、食べやすい大きさに切る。
2 大きめのボールにⓐを入れて混ぜる。キャベツ、小ねぎを加えてよく混ぜる。
3 ホットプレートを200℃に温める。豚肉を1/5量ずつ広げた上に、**2**の生地を厚さが1.5cmになるようにそれぞれ広げ、4分程度焼く。
4 生地を返し、ふたをして3分蒸し焼きにする。再度返して2分焼く。
5 器に盛ってソース、マヨネーズ風調味料、青のり、削りガツオをかける。

**point**

**アレルギー対応のお好み焼き粉も便利**

特定原材料不使用のお好み焼き粉（138ページ）を使ってもよいでしょう。粉類を複数用意したり、計ったりしなくてよいので、より簡単に作れます。

# シンプル蒸しパン

**蒸し立てを食べるのがおすすめです。慣れてきたら、ほかの材料を加えてアレンジしても。
ラップに包んでレンジで加熱したさつま芋、ドライフルーツ、甘納豆、ココアなどがよいでしょう。**

**材料（直径5cmの型・4個分）**

- 製菓用米粉★……………………100g
- ベーキングパウダー……小さじ2（8g）

はちみつ（または砂糖）…………大さじ1
油………………………………大さじ1
無調整豆乳（またはアーモンドミルク）※
…………………………80～100mL
レモン汁………………………小さじ1

★「米の粉」（共立食品）を使用。
※りんごジュース（50～90mL）で代用できます。甘味があるので砂糖の量を減らしてもよいでしょう。

**作り方**

1 ボールに米粉とベーキングパウダーを入れ、泡立て器で軽く混ぜる。
2 はちみつ、油を加え、豆乳を少しずつ加えながら混ぜる。豆乳は一気に加えず、ホットケーキの生地程度のかたさを目安に少しずつ加えて、全体が均一になるように混ぜる。レモン汁を加え、さらによく混ぜる。
3 カップに分け入れる（8分目くらいを目安に）。
4 蒸気の上がった蒸し器に並べ、強火で10分間蒸す（ふたをふきんで包むと水滴が落ちないため、表面がべたつかず見た目もきれいに仕上がる）。

＊電子レンジで蒸す場合、ラップはせずに1個ずつ、レンジの中央において600Wで1分加熱する。

**1個分**
エネルギー 149kcal
塩分 0.3g
カルシウム 53mg
ビタミンD 0μg

Point
**豆乳は少しずつ加えて生地の水分量を調整**
材料表の豆乳（またはアーモンドミルク）の分量はあくまで目安として、生地の様子を見ながら少しずつ加えましょう。生地がゆるすぎるとふくらみづらくなるので、リボン状に生地が流れるくらいに仕上げてください。

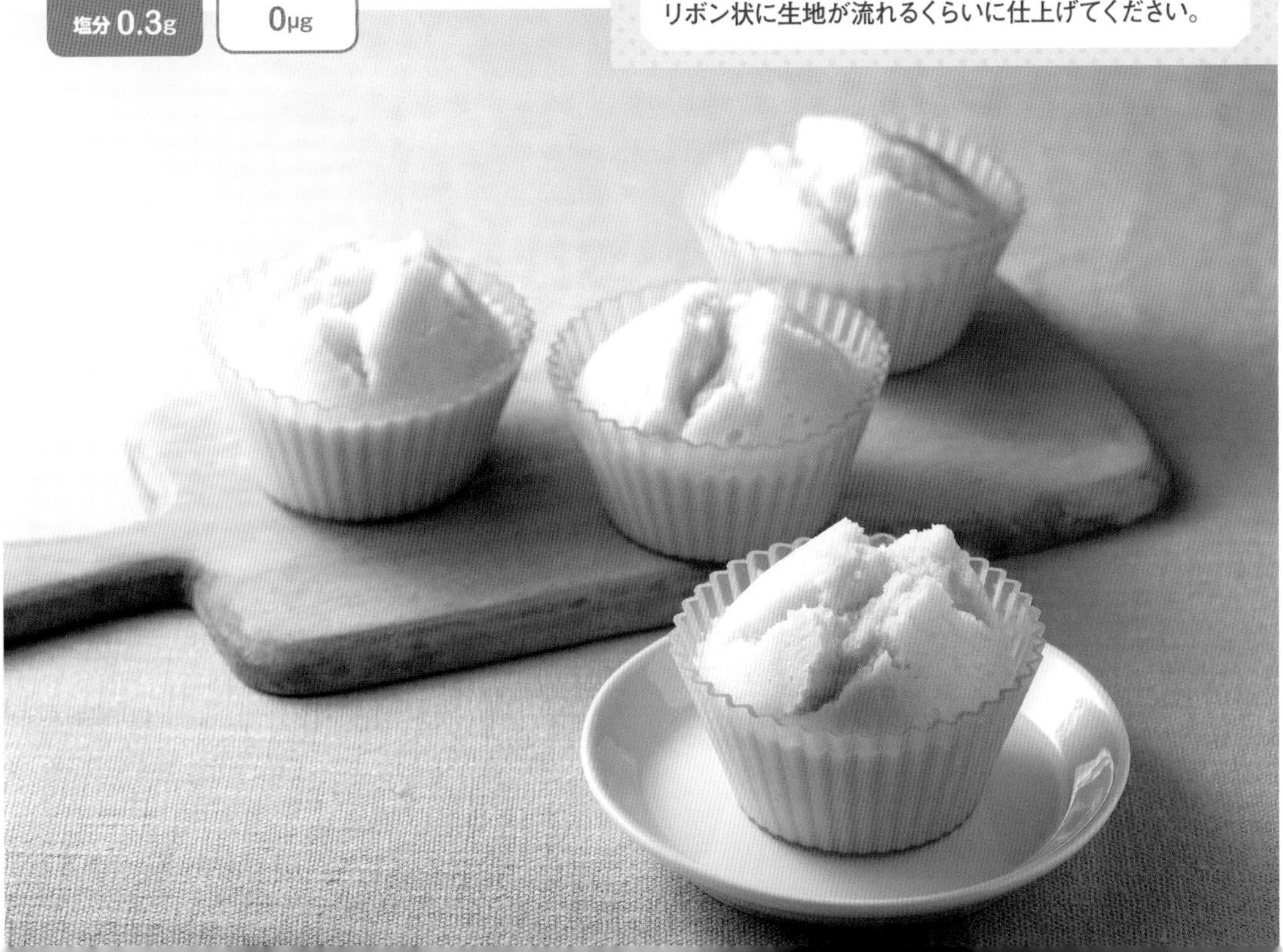

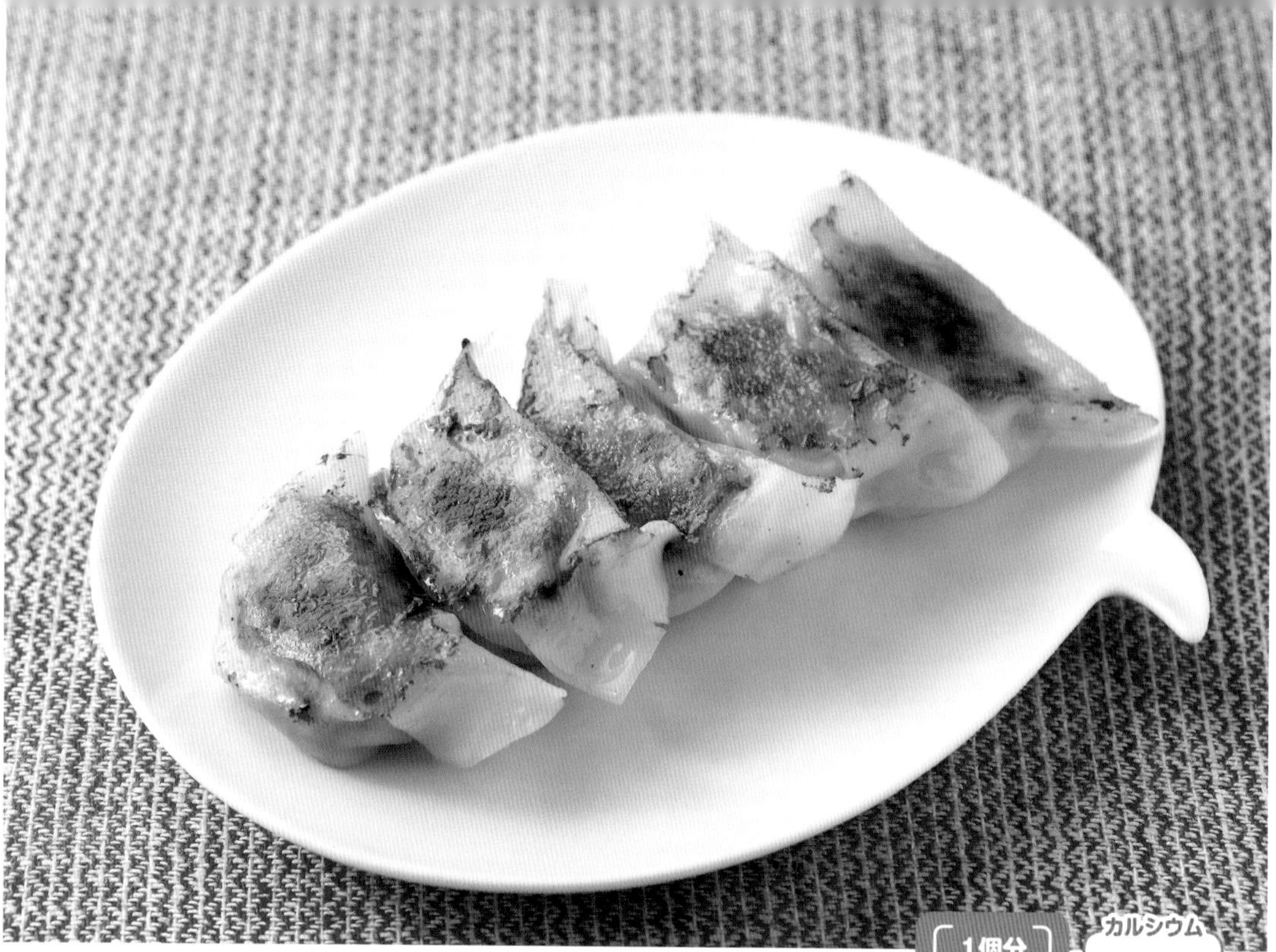

1個分
エネルギー 43kcal
塩分 0.1g

カルシウム 4mg
ビタミンD 0μg

# にらギョーザ

**にらは水分が出にくい野菜なので、刻んで混ぜるだけでOK!**
**包みやすくするために、米粉ギョーザの皮は常温にもどして使います。**

**材料（つくりやすい分量・22個分）**

米粉ギョーザの皮★……………………1袋（22枚入り）
- 豚ひき肉………………………………………200g
- しょうゆ、酒…………………………… 各小さじ1

にら………………………………………………1束（100g）
ごま油……………………………………… 小さじ2

★小麦不使用のもの。「お米の皮（餃子用大判）」（井辻食産）を使用。

**作り方**

1 にらは小口切りにする。
2 ボールに豚ひき肉を入れ、しょうゆ、酒を加えて粘りが出るまでよく混ぜ、**1**を加えて混ぜ合わせる。
3 **2**を22等分してギョーザの皮で包む。口を閉じるさいは指で皮に水を少しつけ、しっかりつまんでひだをつける。
4 フライパンにごま油小さじ1を引き、ギョーザを並べて中火で加熱する。湯$\frac{1}{2}$カップ（分量外）を加えてふたをして、5分程度を目安に中火のまま蒸し焼きする。
5 ふたをとって水けを飛ばし、残りのごま油小さじ1を全体にまわしかけて焼き目をつける。

Point

**ワンタンスープ風にアレンジ!**

　ギョーザが余ったときなどは、小松菜や白菜、キャベツなどの野菜とともに鶏がらスープで煮れば具だくさんのワンタンスープ風にアレンジ可能です。

# シューマイ

**米粉ギョーザの皮を使って、シューマイを作ることができます。
もちもちしてつるんとした食感です。皮がはがれやすいので包み方や扱いに気をつけて。**

**材料（つくりやすい分量・22個分）**

米粉ギョーザの皮★……1袋（22枚入り）
- 豚ひき肉……250g
- しょうゆ……小さじ1
- ごま油……小さじ½

玉ねぎ……¼個（50g）
しいたけ……2枚（30g）
かたくり粉……大さじ1
グリンピース水煮缶詰め22個（約½缶）

★小麦不使用のもの。「お米の皮（餃子用大判）」（井辻食産）を使用。

**作り方**

1 玉ねぎ、しいたけはみじん切りにする。

2 ボールに豚ひき肉を入れ、しょうゆ、ごま油を加えて粘りが出るまでよく混ぜる。**1**とかたくり粉を加えてさらによく混ぜ合わせる。

3 シューマイを22個作る。皮を手のひらにのせ、中央に1個分の**2**をのせ、まわりの皮を軽く握ってぴっちりと密着させて円筒状に形を整える。上にグリンピースをのせる。

4 蒸気のあがった蒸し器にオーブンシートやキャベツの葉（分量外）を敷いて**3**を並べ、ふたをして中火で10分間蒸す。

＊蒸し器は、ステンレス製の折りたたみ型のものなら安価で入手できます。底に水を張った深いなべに広げた蒸し器を入れ、オーブンシートを敷いてシューマイを並べて蒸します。

| 1個分 | |
|---|---|
| エネルギー | 49kcal |
| 塩分 | 0.1g |
| カルシウム | 3mg |
| ビタミンD | 0.1μg |

**Point**

**半量ずつならレンジ加熱も可能**

電子レンジで加熱する場合、半量を皿の中央をあけて円形にならべ、ラップをして600Wで4～5分加熱します。グリーンピースはかたくなったり破裂したりすることがあるので、レンジ加熱の場合は除いてください。

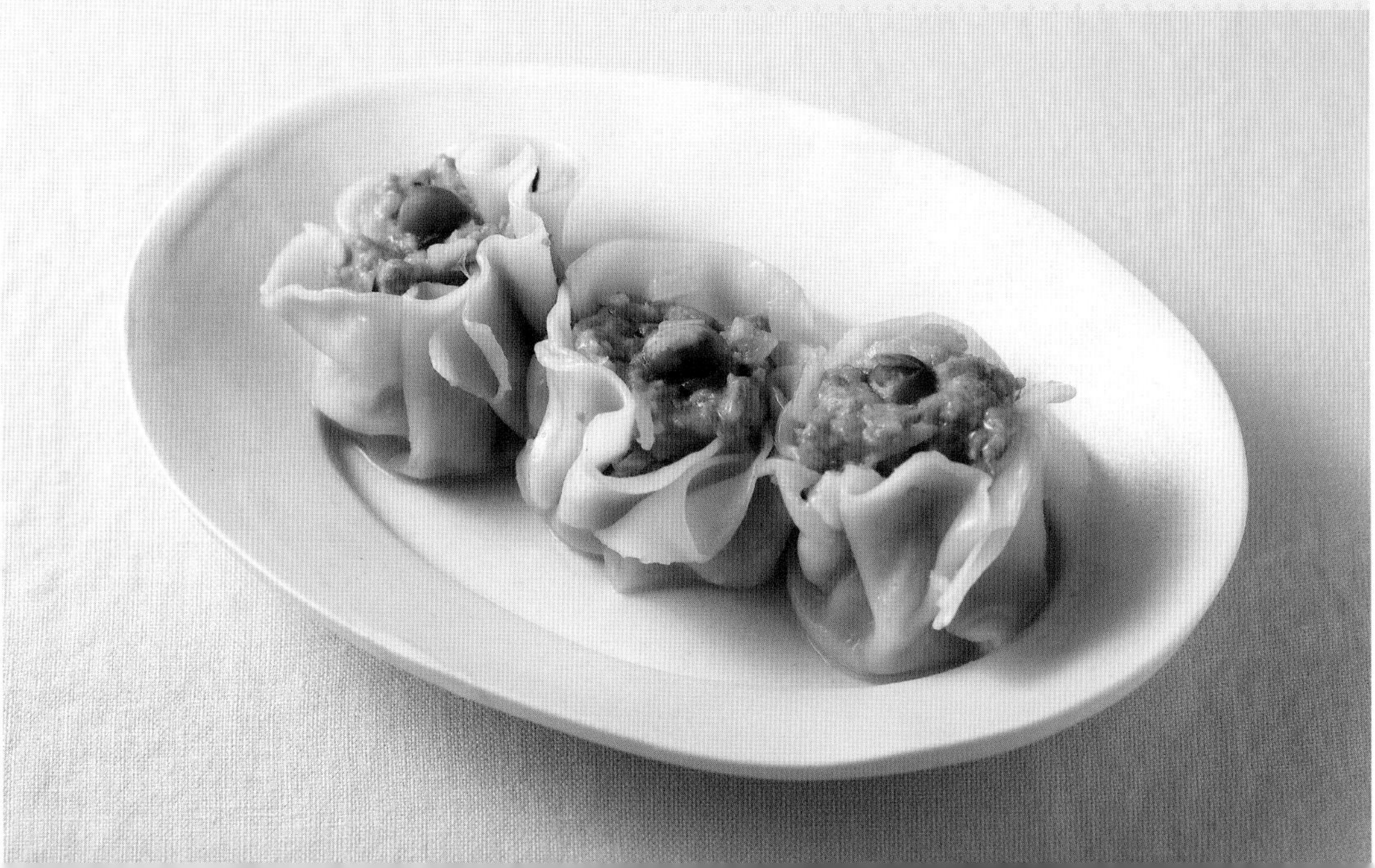

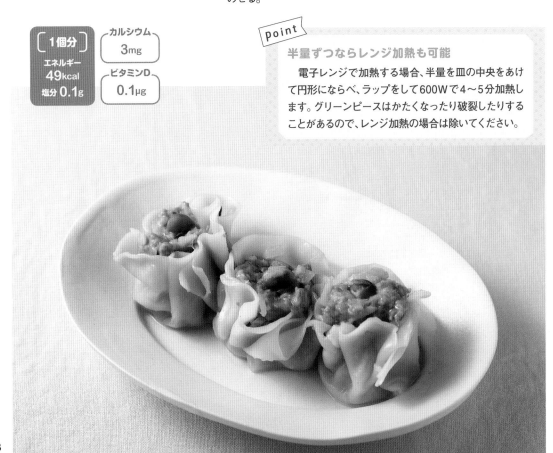

# 不足しがちな栄養素を補うポイント

## 意識的に摂取したい カルシウムやビタミンD

原因食物が多品目にわたる場合には、ミネラルやビタミンなど微量栄養素が不足しがちになります。原因食物以外の多種の食物をとり込むことで、バランスがよくなります。わからないときは、病院の管理栄養士に相談するとよいでしょう。

特に牛乳アレルギーでは、カルシウムの補充を考えます。カルシウムは骨の成長に欠かせない栄養素。牛乳アレルギーの人でなくても摂取を心がけましょう。

また、ビタミンDはカルシウムの吸収を助ける働きがあります。卵黄や魚などに多く含まれるため、これらの除去が長期にわたるときは、意識してほかの食品からとるようにしましょう。

家庭での調理が難しいときには、カルシウムやビタミンDが添加された豆乳、スープ、アレルギー用ミルクなどをとり入れてもよいでしょう。

### 食物アレルギーによって不足しやすい栄養素は？

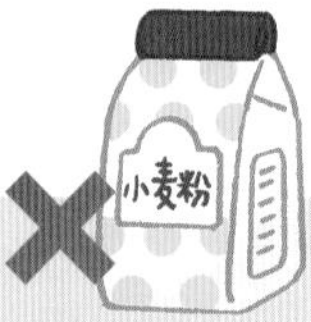


**小麦アレルギーの場合**

**主食は ごはんをしっかり とりましょう**

小麦に含まれるおもな栄養素は炭水化物。主食としてパンやめん類の形で食べられることが多いので、主食をごはん中心にすればOK。栄養素のバランスの偏りはあまり見られません。

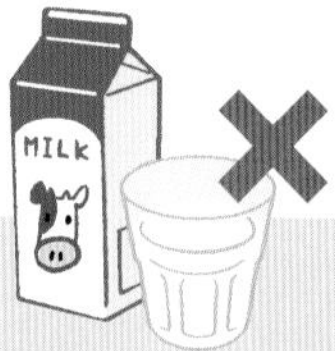


**牛乳アレルギーの場合**

**カルシウムを 豊富に含む食品を 意識的に**

牛乳に含まれる栄養素として代表的なのは、たんぱく質とカルシウムです。たんぱく質はほかの食品で補えますが、カルシウムを含む食品を選ぶ必要があります。

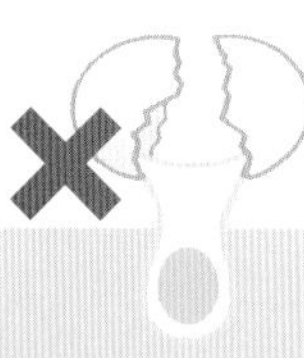

**卵アレルギーの場合**

**たんぱく質は ほかの食品から 補える**

卵に含まれる栄養素として多いのはたんぱく質。卵を除去しても、肉・魚などの動物性食品、大豆・大豆製品などの植物性食品から、たんぱく質を補うことができます。

## カルシウムをじょうずにとるコツ

### カルシウム豊富な食品や作りおきおかずを常備しておこう

カルシウムを多く含む食品をなるべく家庭に常備しておくのが理想的です。ちりめんじゃこ、サクラエビ、ひじきなどの乾物なら長期保存もできます。細かく刻んでごはんや汁物、いため物に混ぜたり、作りおきのおかずを準備したりして、毎日の食事のどこかで補給できるようにしましょう。

食事でカルシウムを補えないときには、アレルギー用ミルクがおすすめ（61ページ）。大豆アレルギーでなければ、大豆乳（大豆を主原料とした育児用粉ミルク）が風味もよく飲みやすいです。

●一日のカルシウム推奨量

| | 男子 | 女子 |
|---|---|---|
| 1～2歳 | 450mg | 400mg |
| 3～5歳 | 600mg | 550mg |

●カルシウムを多く含む食品（乳製品以外）

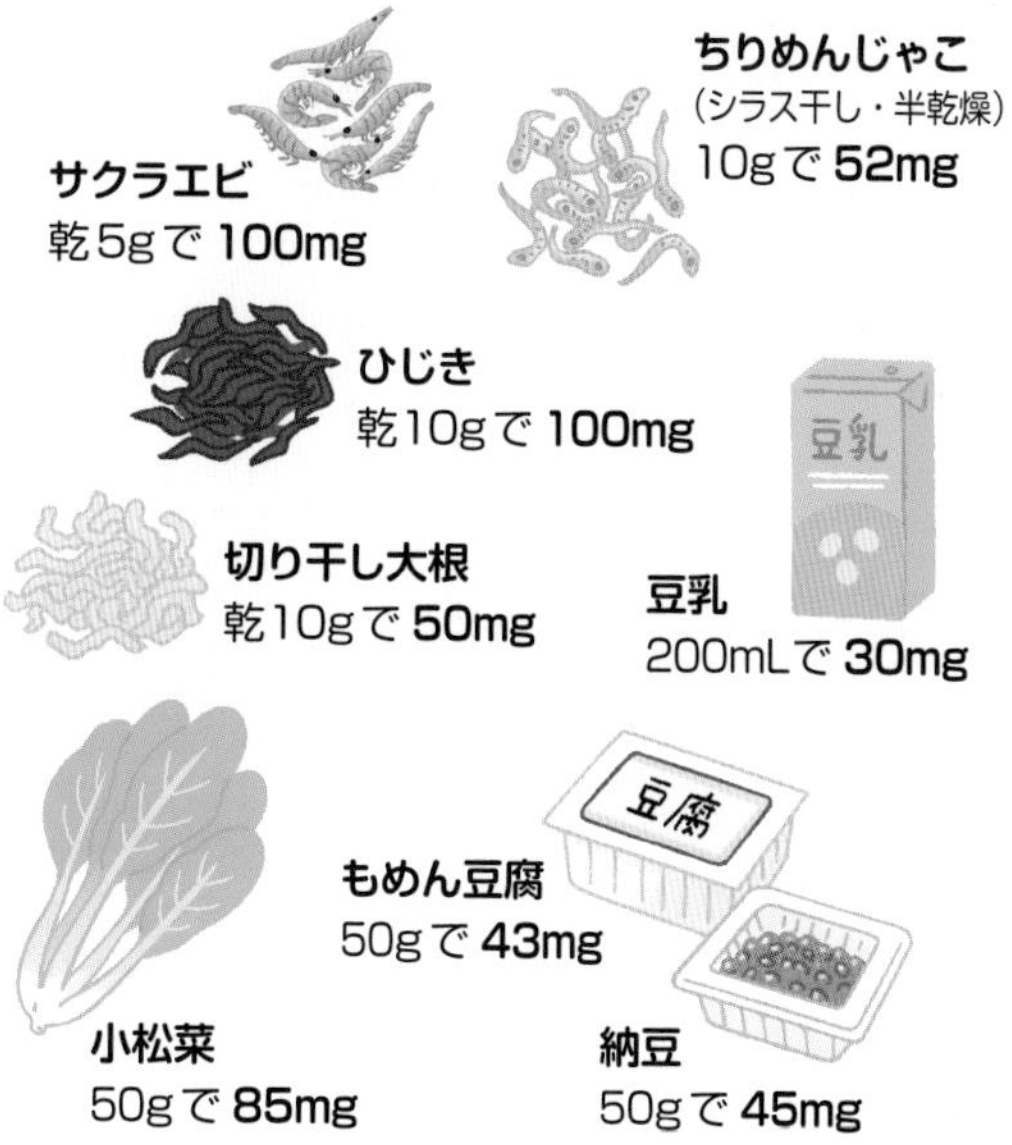
サクラエビ
乾5gで 100mg
ちりめんじゃこ
(シラス干し・半乾燥)
10gで 52mg
ひじき
乾10gで 100mg
豆乳
切り干し大根
乾10gで 50mg
豆乳
200mLで 30mg
豆腐
もめん豆腐
50gで 43mg
小松菜
50gで 85mg
納豆
50gで 45mg

## ビタミンDをじょうずにとるコツ

### 魚やきのこ類を積極的に食事にとり入れ、日光を浴びて適度な運動を

ビタミンDは魚類に多く含まれるので、毎日の食生活で、肉類と魚類をバランスよく食べることが大事です。魚のアレルギーであっても、食べられる魚があればとり入れましょう。きのこ類(特に乾物）もビタミンDが豊富です。いため物や汁物などにとり入れるようにします。

ビタミンDは、日光（紫外線）に当たることで皮膚の上で作られます。戸外で適度な散歩、運動を行うこともたいせつです。

●一日のビタミンD摂取目安量

| | 男子 | 女子 |
|---|---|---|
| 1～2歳 | 3.0μg | 3.5μg |
| 3～5歳 | 3.5μg | 4.0μg |

●ビタミンDをを多く含む食品

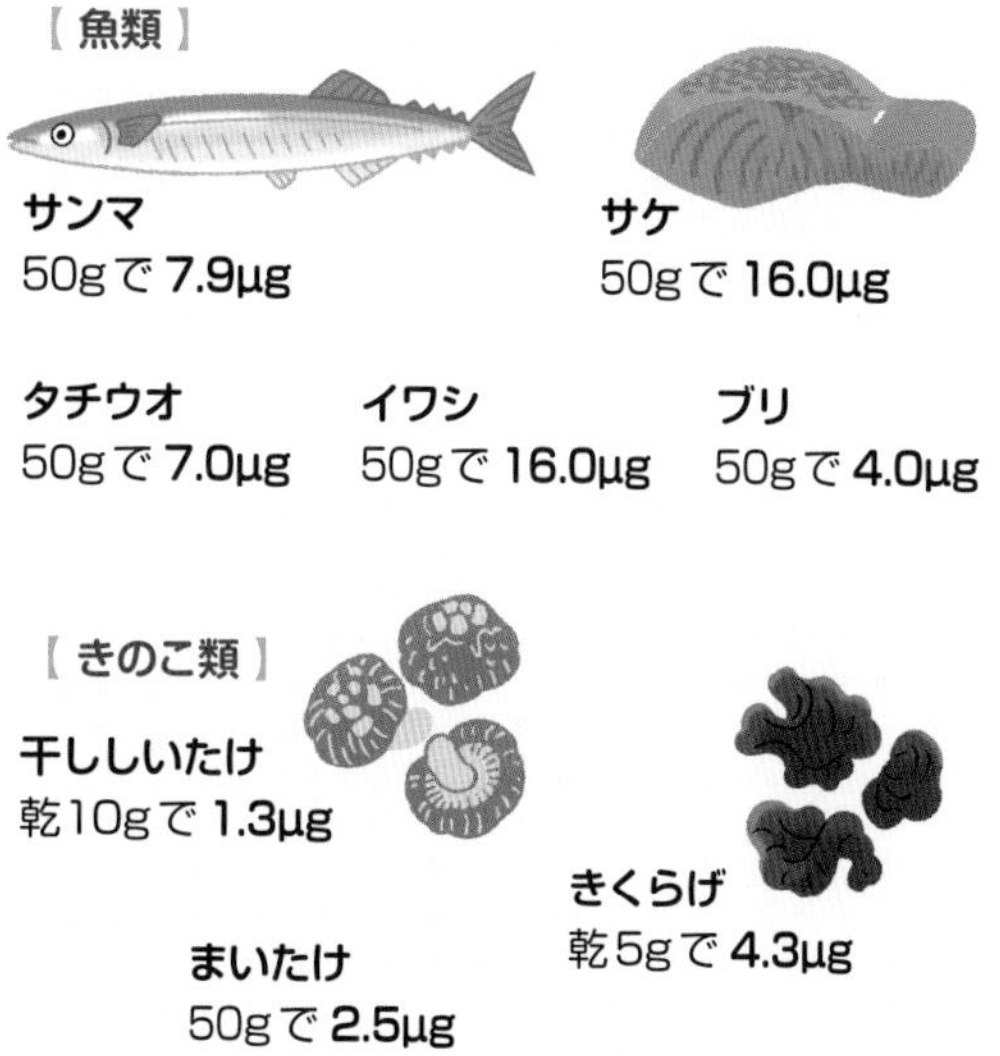
【魚類】
サンマ
50gで 7.9μg
サケ
50gで 16.0μg
タチウオ
50gで 7.0μg
イワシ
50gで 16.0μg
ブリ
50gで 4.0μg
【きのこ類】
干ししいたけ
乾10gで 1.3μg
きくらげ
乾5gで 4.3μg
まいたけ
50gで 2.5μg

## カルシウムしっかり！ 豆製品のおかず

# 肉巻き凍り豆腐

凍り豆腐を肉巻きに。凍り豆腐を初めて食べる子どもも抵抗なく食べられます。
好みで砂糖と酒を加えて、甘めの味つけにしてもよいでしょう。

**材料（大人2人＋子ども1人分）**

凍り豆腐……………………3枚（乾45g）
豚ロース薄切り肉…………6枚（200g）
いんげん……………………5本（50g）
┌ みりん、水………………各大さじ3
└ しょうゆ…………………大さじ2

**作り方**

1 凍り豆腐は、表示のとおりにもどす。中心までスポンジのようにやわらかくなったら、水をかえて2〜3回押し洗いをして、両手ではさんで水けを絞る。
2 **1**を細長く2等分にし、それぞれを豚肉で巻く。いんげんは2cm長さに切る。
3 フライパンにみりん、水、しょうゆを入れて加熱し、煮立ったら中火にして**2**を豚肉の巻き終わりを下にして入れる。あいているところにいんげんを加える。
4 途中返しながら、煮汁がほぼなくなるまで煮る。子ども用は食べやすく切り、器に盛る。

大人 1人分
エネルギー 348kcal
塩分 2.4g

子ども 1人分
エネルギー 174kcal
塩分 1.2g

カルシウム 子ども1人分 65mg

ビタミンD 子ども1人分 0μg

Point
**凍り豆腐に煮汁を含ませて食べやすく**
長く保存がきく凍り豆腐は、常備しておきたい食材。カルシウム量は、1枚(乾15g)あたり95mgです。煮汁を含めないとぼそっとした食感になりやすいので、煮汁を全体にしっかり含ませて、しっとり仕上げるのがポイントです。

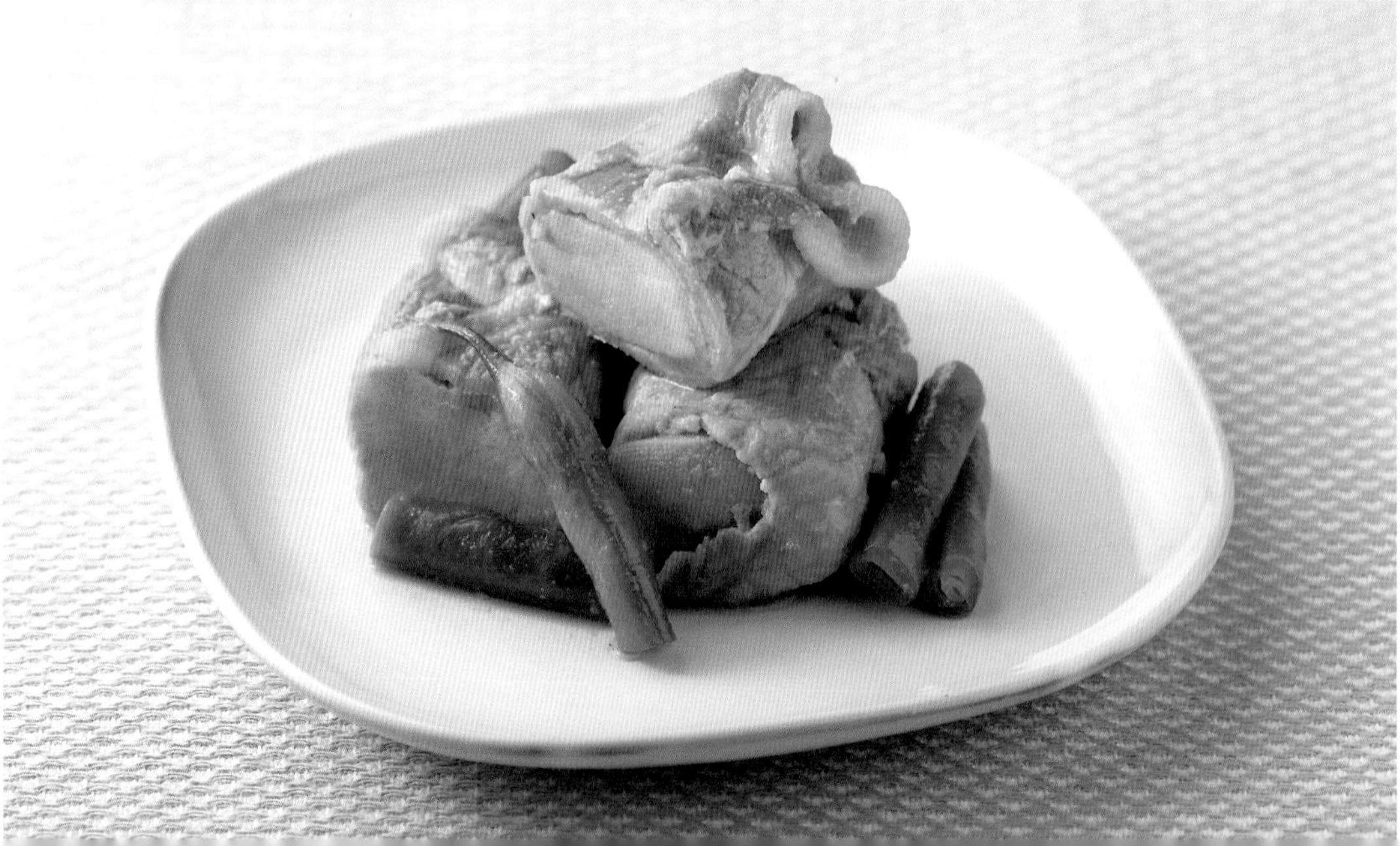

# 厚揚げのトマト煮

**厚揚げをトマト水煮缶で洋風に仕上げます。
ひき肉も入って、ボリュームたっぷりの主菜です。**

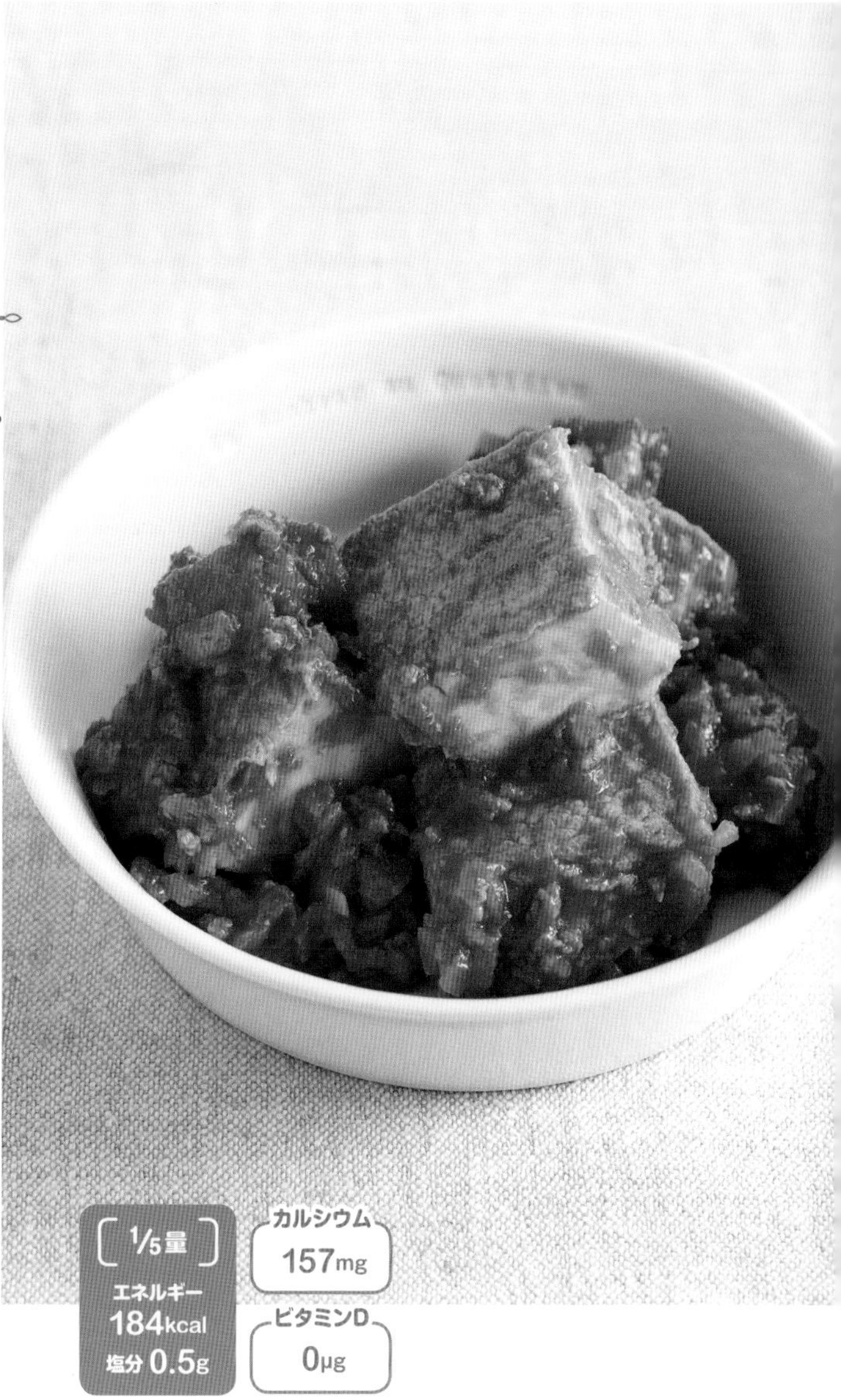

**1/5量**
エネルギー 184kcal
塩分 0.5g

カルシウム 157mg

ビタミンD 0μg

**材料（作りやすい分量）**

厚揚げ（絹揚げ）……2枚（300g）
牛豚ひき肉……100g
玉ねぎ……1/2個（100g）
にんにく……1かけ
トマト水煮缶（カット）……1缶（400g）
オリーブ油……小さじ2
砂糖……小さじ1
塩……小さじ1/2

**作り方**

1 厚揚げは3cm角に切る。玉ねぎとにんにくはみじん切りにする。
2 フライパンにオリーブ油とにんにくを入れ、弱火にかける。香りが出たらひき肉を加えていためる。
3 玉ねぎを加えて中火にし、しんなりとなるまでいためる。
4 トマトを加え、煮立ったら、厚揚げ、塩、砂糖を加える。弱火にし、汁けがなくなるまで15分ほど煮る。

＊ 多めに作って作りおきしてもよい。冷蔵庫で4～5日保存可能。

Point

**厚揚げは大豆製品の中でもカルシウムが豊富**

厚揚げ100gあたりのカルシウム量は240mgです。もめん豆腐の86mg、絹ごし豆腐の57mgと比べると、よりカルシウムを補給しやすい食品です。

このレシピでは厚揚げをやや大きめにカットしていますが、子どもが食べやすいように1～2cm角に切ってもよいでしょう。

## カルシウム補給の小さなおかず

# 小松菜の豆腐ソースがけ

マヨネーズ風調味料を使った豆腐ソースで、青菜を食べやすくしました。
豆腐ソースには、かつおぶしや青のりなどを加えて風味をプラスしてもよいでしょう。

**材料（大人２人＋子ども１人分）**

- 小松菜……………………… 大1束（150g）
- しょうゆ………………………………小さじ1
- もめん豆腐……………………………50g
- マヨネーズ風調味料★………………大さじ2

★卵不使用のもの。「日清マヨドレ®」（日清オイリオ）を使用。

**作り方**

1 小松菜をゆでて冷水にとって冷まし、2cm長さに切る。ボールに入れ、しょうゆを加えて全体を混ぜて下味をつけ、水けをもう一度しぼる。
2 別のボールに豆腐を入れて粗くつぶし、マヨネーズと混ぜあわせる。
3 器に小松菜を盛って、**2**をかける。

**大人 1人分**
エネルギー 78kcal
塩分 0.6g

**子ども 1人分**
エネルギー 39kcal
塩分 0.3g

**カルシウム** 子ども1人分 61mg

**ビタミンD** 子ども1人分 0μg

**Point**

**野菜が食べやすくなる豆腐ソース**

豆腐ソースは、マヨネーズ風調味料だけよりもさっぱりとした味わいで、カルシウムやたんぱく質も補えます。かぼちゃやさつまいも、じゃが芋、ブロッコリーとあえるのもおすすめです。

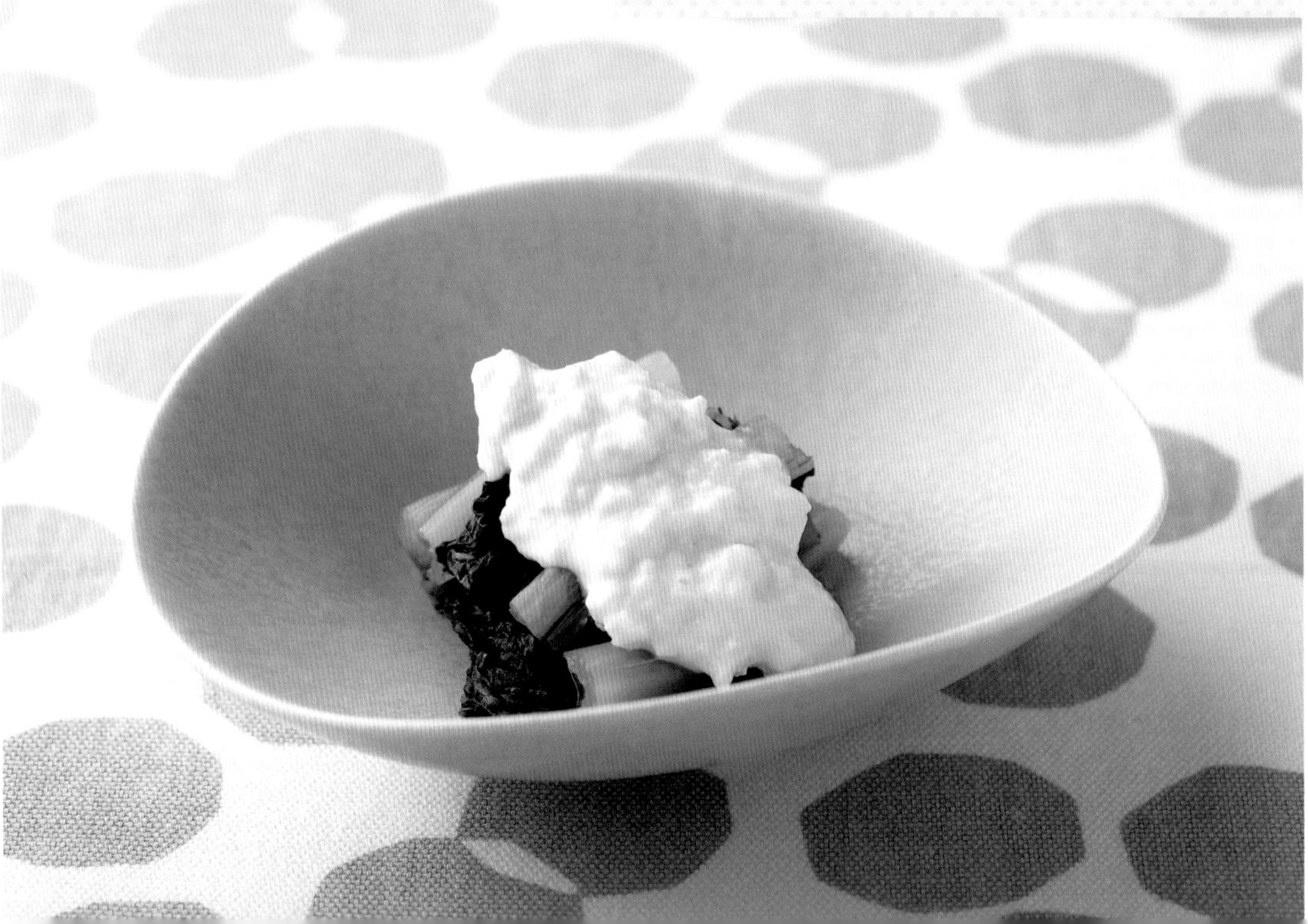

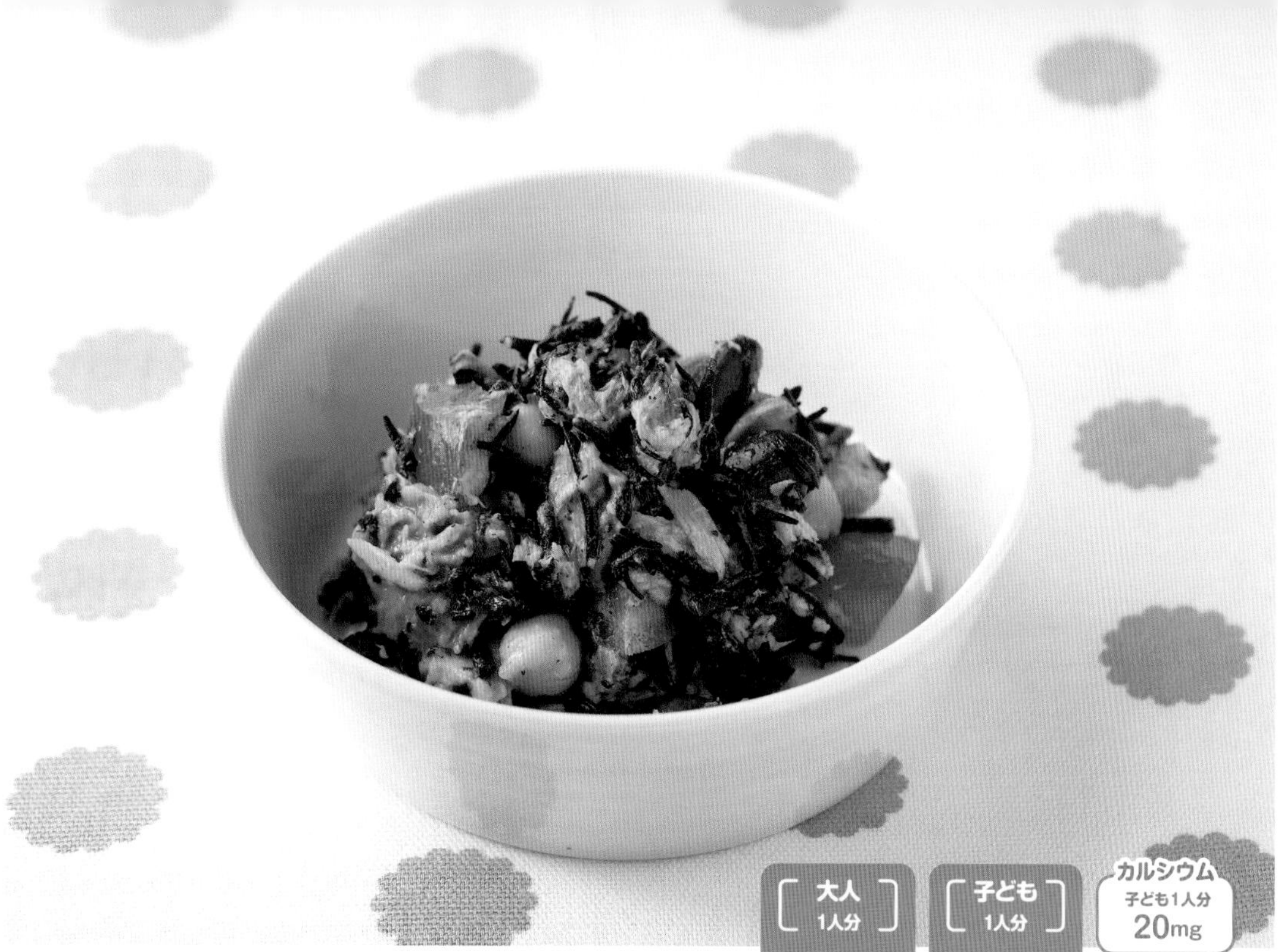

# ひじきのミックスサラダ

| 大人 1人分 | 子ども 1人分 |
| --- | --- |
| エネルギー 209kcal | エネルギー 104kcal |
| 塩分 0.5g | 塩分 0.3g |

カルシウム 子ども1人分 20mg

ビタミンD 子ども1人分 0.3μg

ひじきをアボカドと合わせてクリーミーなサラダに。ミックスビーンズは軽くつぶし、かみやすくします。米酢の代わりにりんご酢を使うと、香りがさわやかで酸味もまろやかになります。

**材料（大人2人＋子ども1人分）**

アボカド……1個（120g）
トマト……¼個（50g）
ひじき（ドライパック）……50g
ミックスビーンズ（ドライパック）……50g
ツナ油漬け缶詰め……小1缶（70g）
ⓐ 米酢……大さじ1
ⓐ しょうゆ……小さじ½

**作り方**

1 アボカドは縦半分に切って種を除き、スプーンで食べやすい大きさにくりぬく。トマトは1cm角に切る。ミックスビーンズは軽くつぶす。
2 ボールにⓐを入れて混ぜ合わせ、1とひじきとツナを加えてあえる。

**Point**

**缶詰めやパックを使って、ひじきを手軽に**

ひじきのカルシウム量は、ゆで100gあたり96mgです。缶詰めやサラダ用パックなら、手軽にとり入れられます。乾燥ひじきは、ゆでて冷凍すれば、2週間ほど保存できます。

# 切り干し大根の中国風サラダ

煮物でおなじみの切り干し大根を、パリパリした食感のサラダにしました。
酸味が控えめで子どもも食べやすい味つけです。

**材料（大人2人＋子ども1人分）**

切り干し大根……乾20g
きゅうり……½本（50g）
ハム★……2枚（30g）
ミニトマト……3個
ⓐ 米酢……小さじ2
ⓐ しょうゆ……小さじ2
ⓐ 砂糖……小さじ1
ⓐ ごま油または油（ごまを除く場合）……小さじ1
白すりごま……小さじ2

★「みんなの食卓® ロースハム」（日本ハム）を使用。

**大人 1人分**
エネルギー 90kcal
塩分 1.0g

**子ども 1人分**
エネルギー 45kcal
塩分 0.5g

**カルシウム** 子ども1人分 35mg

**ビタミンD** 子ども1人分 0μg

**作り方**

1 切り干し大根はたっぷりの水に5〜6分つけてもどし、色が白くなるまで水洗いしてしっかり絞り、3cm長さに切る。
2 きゅうりはせん切りに、ハムは半分に切ってせん切りにする。ミニトマトは4等分に切る。
3 ボールにⓐを入れて混ぜ合わせる。**1**を入れて混ぜ、**2**とすりごまを加えて全体をあえる。
＊多めに作って、作りおきおかずにしてもよい。保存容器に入れて冷蔵庫で3〜4日保存可能。

**Point**

**材料を変えてアレンジしてもOK**

ハムは、水煮または油漬けのツナ缶（1缶・40g）でも代替可能。油漬けの場合は、ごま油は省きます。お弁当のおかずにするときは、汁けが多ければすりごまを加えるとよいでしょう。ごまアレルギーの場合は削りガツオを代わりに使って和風にアレンジ。

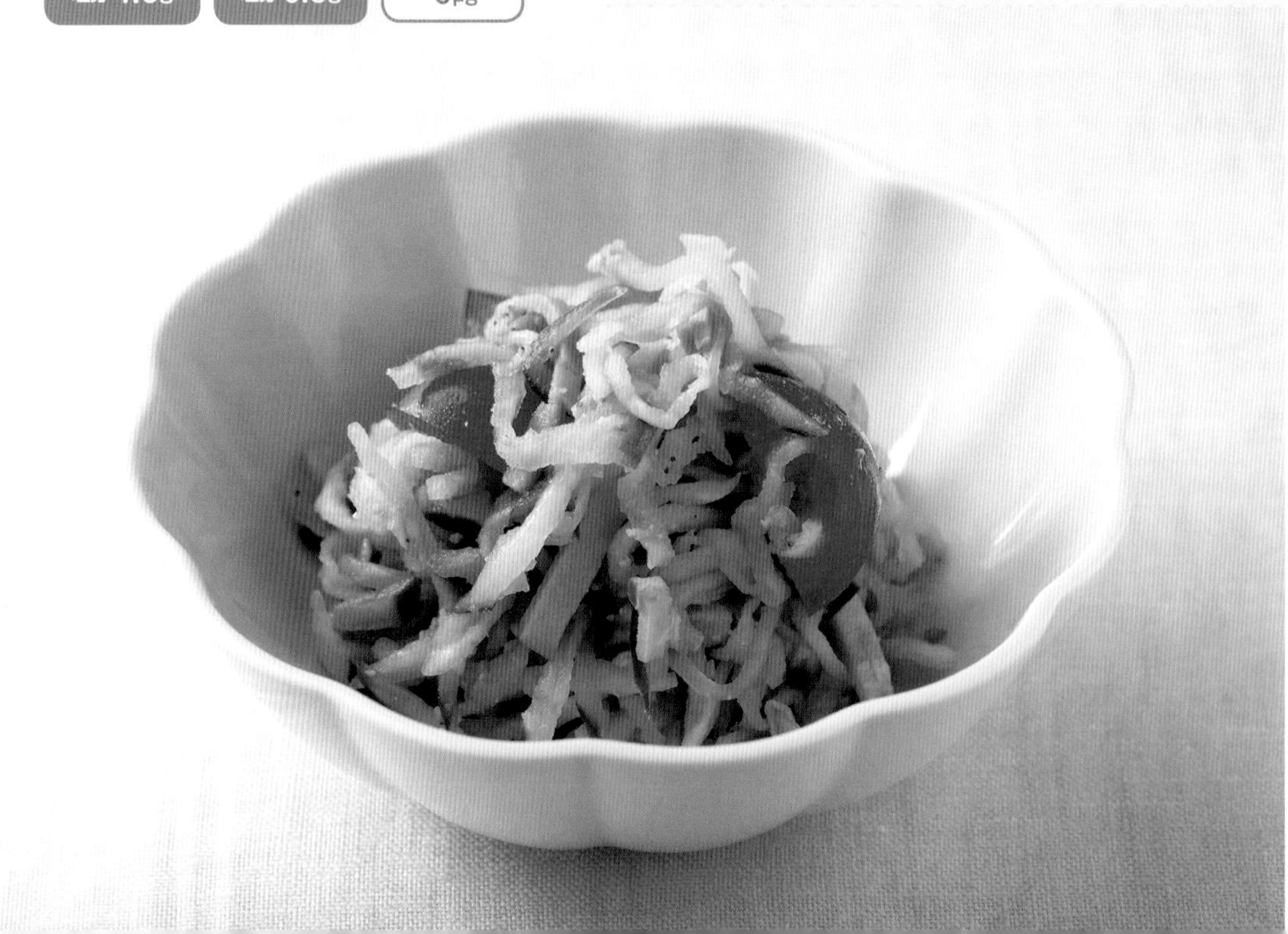

# 切り干し大根のプルコギ風

**牛肉のうま味や、にんにくとごま油の香りが食欲を誘う一品。
お弁当のおかずにもよいでしょう。**

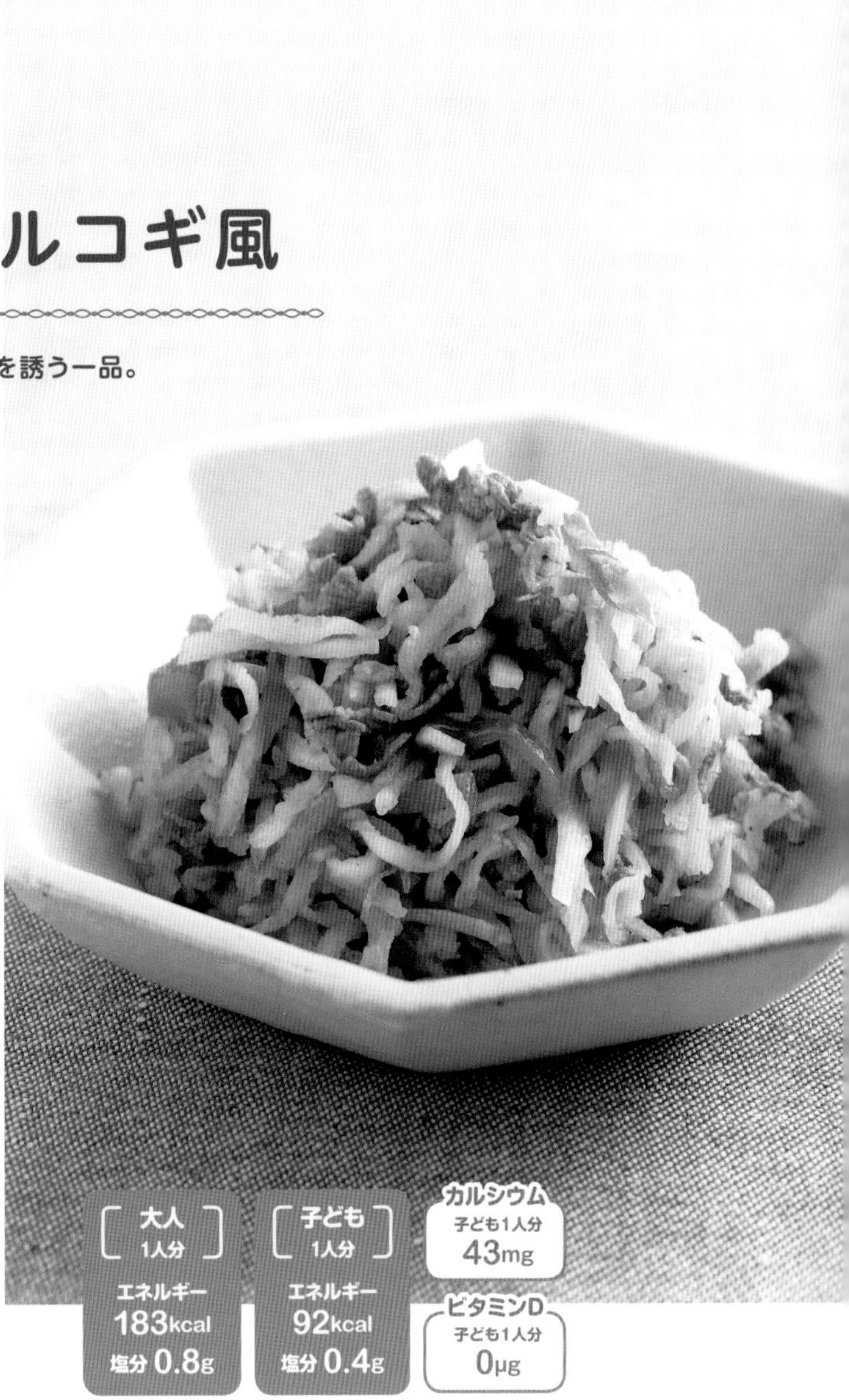

[ 大人 1人分 ]
エネルギー 183kcal
塩分 0.8g

[ 子ども 1人分 ]
エネルギー 92kcal
塩分 0.4g

カルシウム
子ども1人分
43mg

ビタミンD
子ども1人分
0μg

**材料（大人2人＋子ども1人分）**

切り干し大根……………………………… 乾40g
牛薄切り肉（ももまたは切り落とし）…… 100g
にんじん………………………… 小¼本（20g）
ピーマン ………………………………1個（30g）
ごま油……………………………………小さじ2
ⓐ しょうゆ、砂糖、酒、水……………各小さじ2
ⓐ おろしにんにく…………………………少量

**作り方**

1 切り干し大根は水洗いしてたっぷりの水につけてもどし、軽く絞って食べやすい長さに切る。
2 にんじん、ピーマンはせん切りにする。牛肉は細切りにする。
3 フライパンにごま油を中火で熱し、牛肉、にんじん、ピーマン、切り干し大根の順に入れ、そのつどよくいためる。
4 ⓐを加え、汁けがなくなるまでいためる。

Point

**切り干し大根は、ストックしていろいろな料理に**

切り干し大根は、乾10gにカルシウムを50mg含みます。保存もきき、常備しておけば手軽にカルシウムを補うことができます。

煮物が定番ですが、サラダやいため物のほか、みそ汁やスープの具など、幅広く使えます。

# イワシのかば焼き

生魚のにおいが気になるときは、軽く塩をふって水分を出し、キッチンペーパーなどで水けをふきとります。

甘辛い味つけで、ごはんにのせてかば焼き丼にするのもおすすめです。
大人は食べるときに粉ざんしょうをふってもよいでしょう。

**材料（大人２人＋子ども１人分）**

┌ イワシ（開いたもの）………… 小5尾（250g）
└ 米粉…………………………………… 小さじ2
れんこん ……………………………………… 80g
油 ………………………………………………… 小さじ2
ⓐ［酒、しょうゆ、砂糖 ………………… 各大さじ1

**作り方**

1 イワシに米粉をまぶす。れんこんは皮をむいて1cm厚さに切る。
2 フライパンに油を引いて熱する。イワシの皮を下にして入れ、あいたところにれんこんを加えて5分ほど焼く。裏返してさらに3～4分焼く。
3 余分な油をふきとり、ⓐを加えて煮立て、フライパンをまわしながら調味料をからませる。

| 大人 1人分 | 子ども 1人分 |
| --- | --- |
| エネルギー 248kcal | エネルギー 124kcal |
| 塩分 1.3g | 塩分 0.6g |

カルシウム 子ども1人分 41mg
ビタミンD 子ども1人分 16.0μg

**Point**
**サンマやアジなどその時期においしい魚で**
　イワシのほかに、サンマやアジでも同様に作れます。魚の大きさに応じて、子どもの食べやすい大きさに切ってあげるとよいでしょう。加熱してから切るとくずれやすいので、先に切っておきます。

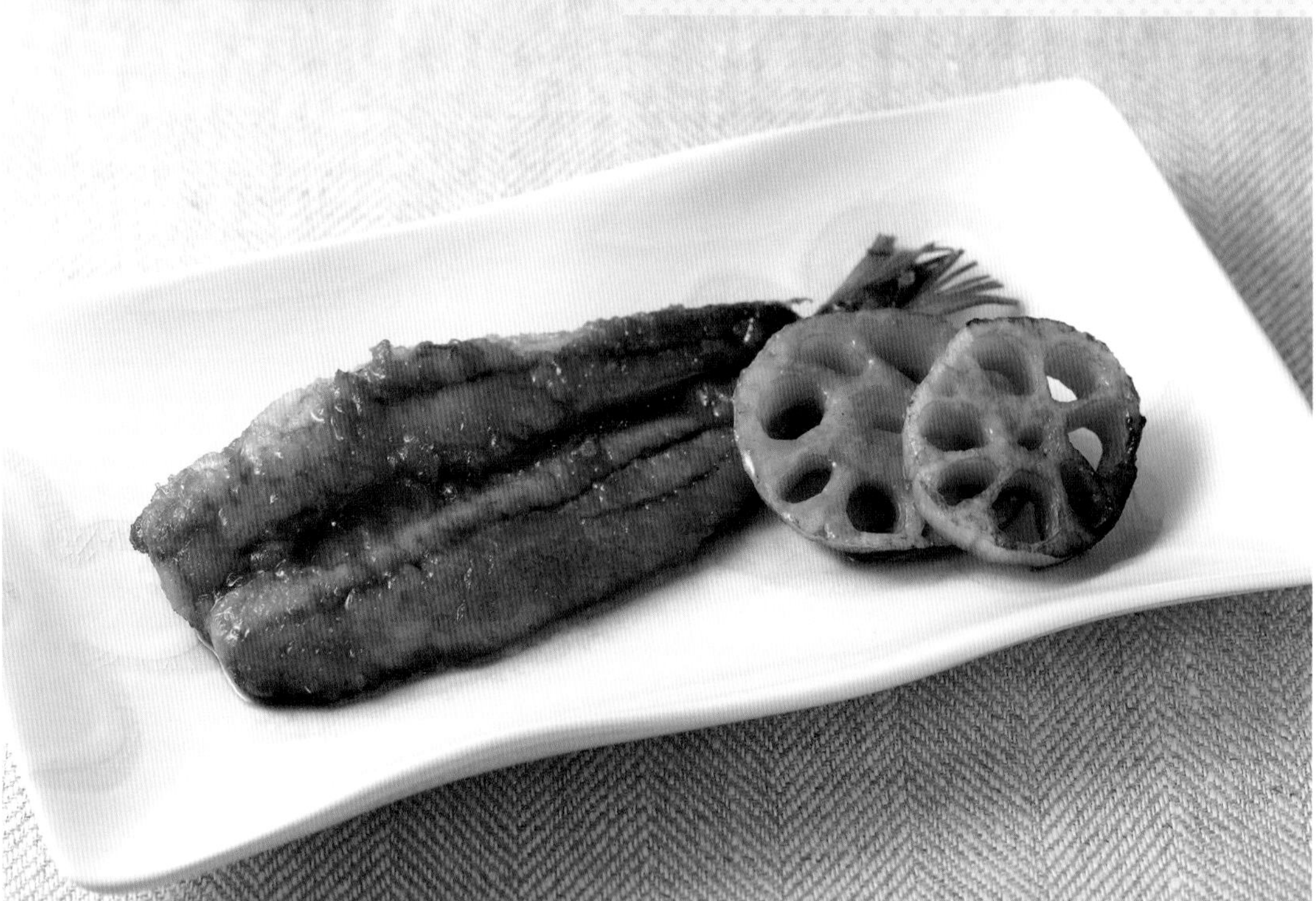

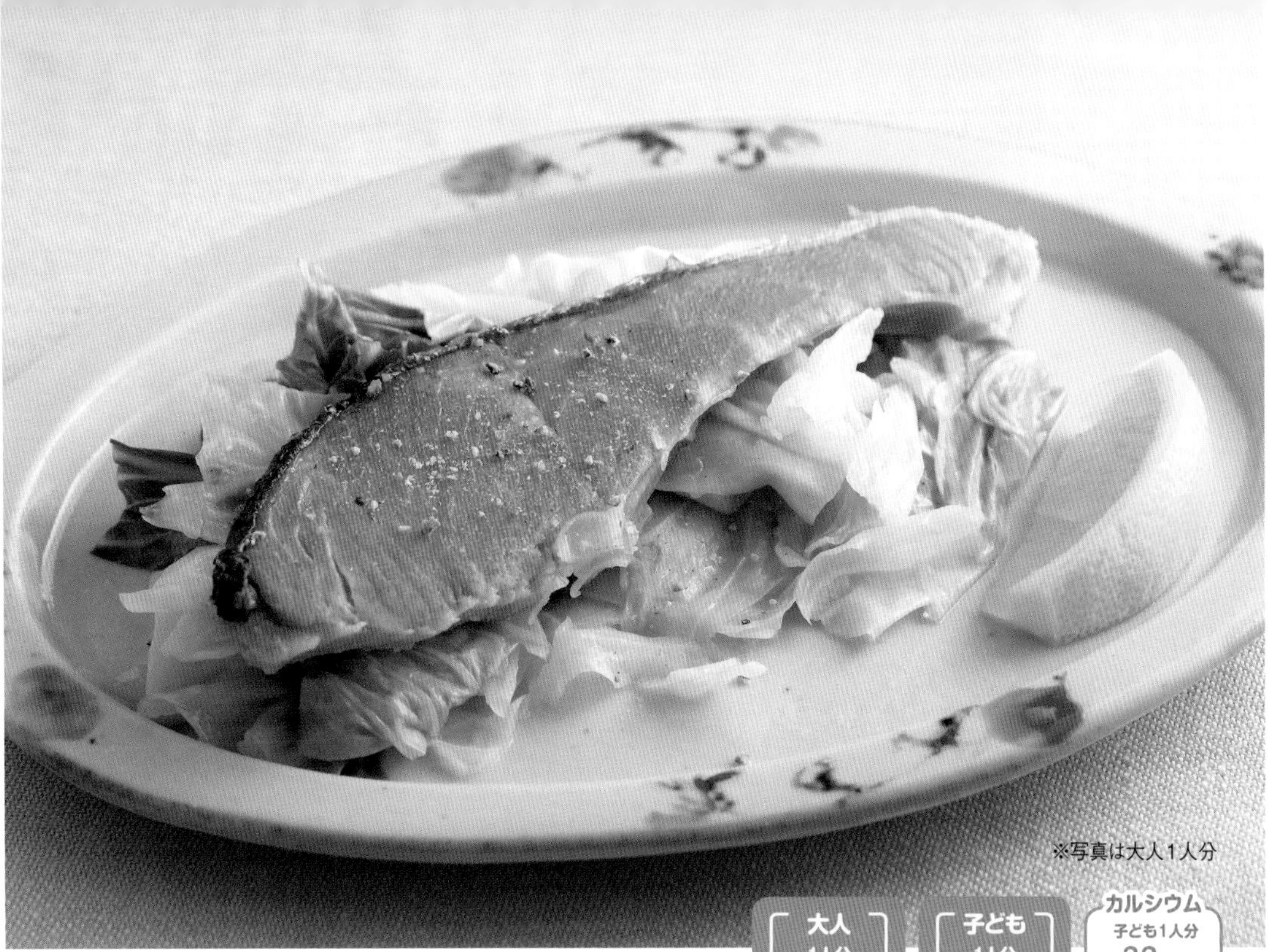

※写真は大人1人分

| 大人 1人分 | 子ども 1人分 |
|---|---|
| エネルギー 210kcal | エネルギー 105kcal |
| 塩分 1.5g | 塩分 0.7g |

カルシウム 子ども1人分 33mg

ビタミンD 子ども1人分 8.1μg

# サケとキャベツの蒸し焼き

**サケの塩けとうま味で、キャベツがたっぷり食べられます。**
**子どもの分は、食べるときに身をほぐして骨を除いてあげましょう。**

**材料（大人2人＋子ども1人分）**

塩ザケ（甘口）……… 2½切れ（1切れ70～80g）
キャベツ ……………………………… 250g
オリーブ油……………………………… 小さじ2
白ワイン（または酒）………………… 大さじ2
塩 ……………………………………… 少量
こしょう（好みで）…………………… 少量
レモンのくし形切り（好みで）……… 適量

**作り方**

1 キャベツは2～3cm大に切る。
2 フライパンにオリーブ油を強火で熱し、サケを並べ入れて30秒ほど焼く。裏返して同様に30秒焼き、両面に焼き色をつける。
3 **1**を軽くほぐして上にのせ、白ワインをまわしかけ、塩とこしょうをふる。ふたをして弱火にし、5分蒸し焼きにする。
4 器にキャベツを盛り、上にサケをのせる。好みでレモンを搾る。

Point

**魚の中でも特にビタミンDが豊富なサケ**

サケ（シロサケ、ベニザケ）は、100gあたり32μgと、ビタミンDが豊富（塩ザケは23μg）。イワシと並んで魚の中でもダントツです。塩ザケは使用する食塩量によって甘口、中辛、辛口があります。

# サケとじゃが芋のガーリックいため

生ザケをじゃが芋と合わせて、ジャーマンポテト風に。
サケの皮はパリッと、にんにくはカリッと香ばしく仕上げて。

**材料（大人2人＋子ども1人分）**

| | |
|---|---|
| 生ザケ | 大2切れ（250g） |
| じゃが芋 | 大1個（200g） |
| にんにく | 1かけ |
| オリーブ油 | 大さじ1 |
| 塩 | 小さじ¾ |
| あらびき黒こしょう（好みで） | 少量 |

**作り方**

1 じゃが芋は皮をむいて1cm厚さに切り、さらに5mm厚さの薄切りにする。にんにくは薄切りにする。サケは1cm厚さに切る。
2 フライパンにオリーブ油、にんにく、じゃが芋を入れ、中火でいためる。
3 じゃが芋のまわりが透き通ってきたら、フライパンの端に寄せて、あいたところにサケを皮を下にして入れる。ふたをして7〜8分蒸し焼きにし、じゃが芋とサケに火を通す。
4 ふたをとって水けをとばし、全体に塩をふって混ぜ合わせる。器に盛り、大人の分には好みでこしょうをふる。

**Point**

**サケは皮を下にして焼き、皮目をパリッと**

この料理では、サケの皮目をパリッと仕上げるために、フライパンに入れるときは皮を下にするのがポイントです。サケを加えてからはなるべく動かさないようにして、こんがりと焼き目をつけましょう。

| 大人 1人分 | 子ども 1人分 | |
|---|---|---|
| エネルギー 241kcal | エネルギー 121kcal | カルシウム 子ども1人分 9mg |
| 塩分 1.6g | 塩分 0.8g | ビタミンD 子ども1人分 16.0μg |

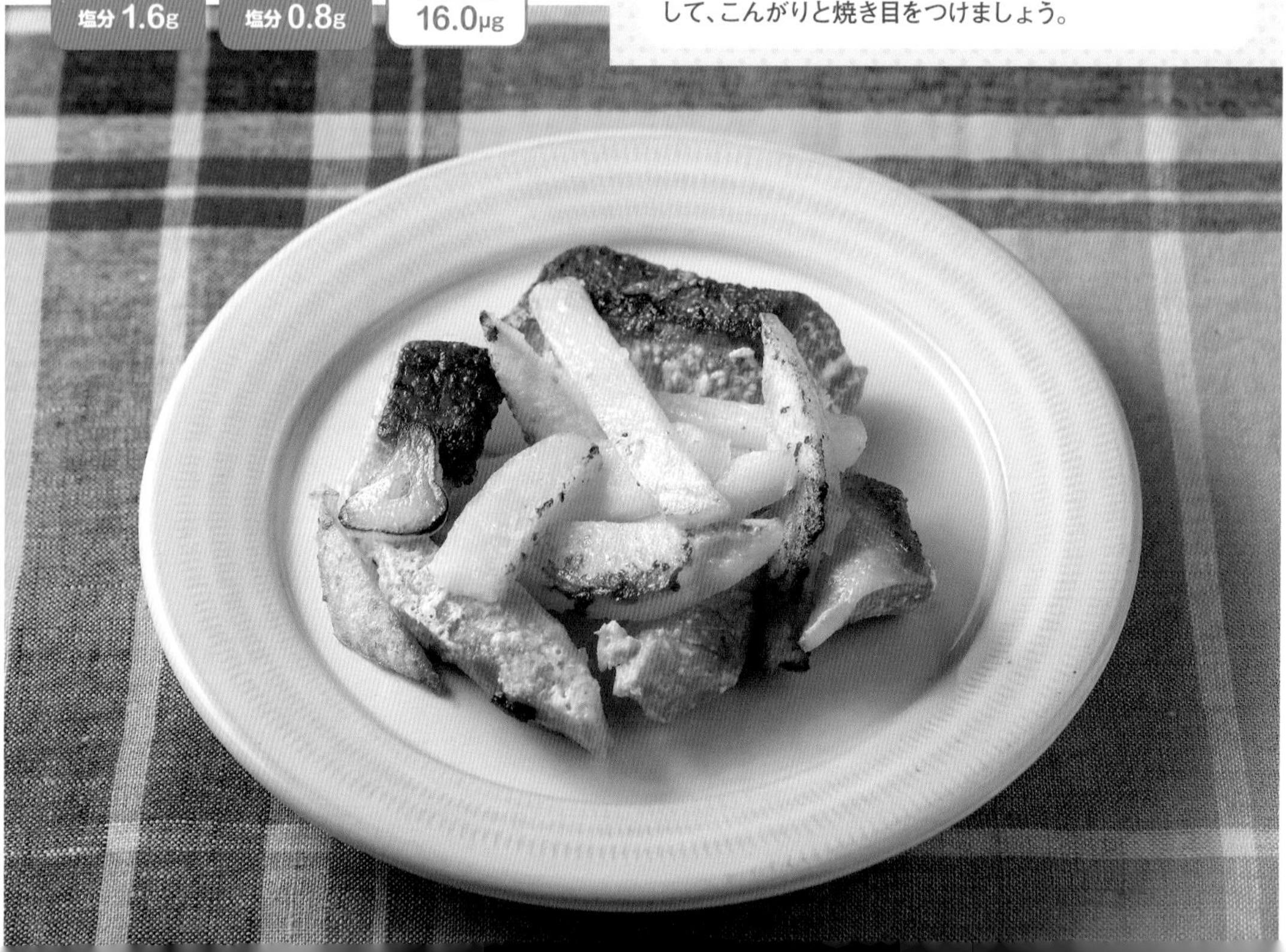

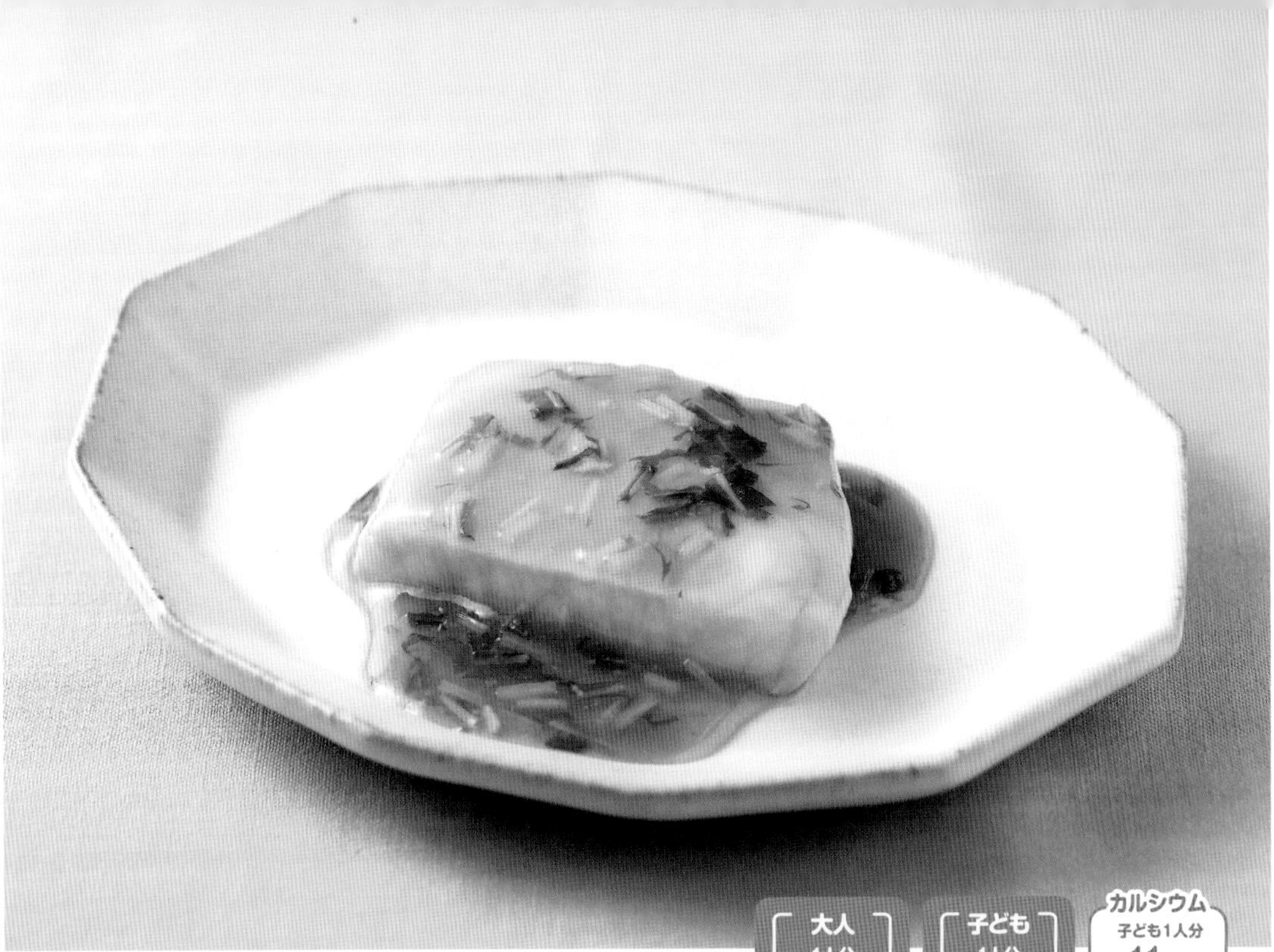

# メカジキのくず煮

| 大人 1人分 | 子ども 1人分 |
| --- | --- |
| エネルギー 182kcal | エネルギー 91kcal |
| 塩分 1.3g | 塩分 0.6g |

カルシウム 子ども1人分 11mg

ビタミンD 子ども1人分 4.4μg

身がパサつきやすい魚も、かたくり粉をまぶして煮ると、
やわらかくしっとりした仕上がりに。

**材料（大人2人＋子ども1人分）**

- メカジキ……………………小3切れ（250g）
- かたくり粉…………………………小さじ2
- 水菜…………………………… 小1株（20g）
- ⓐ 水 ……………………………$\frac{3}{4}$カップ
- ⓐ 砂糖、酒、しょうゆ……………… 各大さじ1

**作り方**

1 水菜は5mm幅の小口切りにする。
2 メカジキは食べやすい大きさに切り、全体にかたくり粉をまぶす。（子どもの分は小さめに切っておくとよい。）
3 なべにⓐを入れて煮立て、**2**を重ならないように入れ、中火で8～10分煮る。
4 メカジキに火が通ったら器に盛る。
5 残った煮汁に**1**を加え、強火にして煮汁にしっかりととろみをつける。**4**にかける。

Point

**とろみのある煮汁で、より食べやすく**

魚にまぶしたかたくり粉で煮汁にとろみがつくので、魚の身に煮汁がからんで食べやすくなります。

魚はメカジキ以外に、タイ、タラ、サワラ、カレイなどで作ってもよいでしょう。

# まいたけと野菜のみそいため

まいたけはきのこの中でも特にビタミンDが豊富。
材料をよくいためてやわらかくなるまで火を通すと、子どもにも食べやすい副菜に。

**材料（大人2人＋子ども1人分）**

まいたけ……1パック（80g）
なす……2本（70g）
ピーマン……3個（60g）
ごま油（または油）……大さじ1½
ⓐ［砂糖、みそ、みりん、水……各大さじ1

**作り方**

1 まいたけは食べやすい大きさにほぐす。なすは縦半分に切って1cm厚さの斜め切りにする。ピーマンは種を除いて横1cm幅に切る。
2 フライパンにごま油を入れて中火で熱し、**1**をいためる。全体に油がまわったらふたをして、なすがしんなりとなるまで蒸し焼きにする。
3 ⓐを混ぜ合わせ加え、煮立てて汁けをとばし、味をからめる。
＊保存容器に入れて冷蔵庫で3～4日保存可能。

［大人 1人分］
エネルギー 119kcal
塩分 0.9g

［子ども 1人分］
エネルギー 60kcal
塩分 0.4g

カルシウム
子ども1人分
8mg

ビタミンD
子ども1人分
0.8μg

**Point**

**蒸し焼きにして野菜をやわらかく**

なすは油が熱くなってから入れると色がきれいに仕上がります。蒸し焼きにすることで、油の量が少なくてもしっかりと火が通ります。

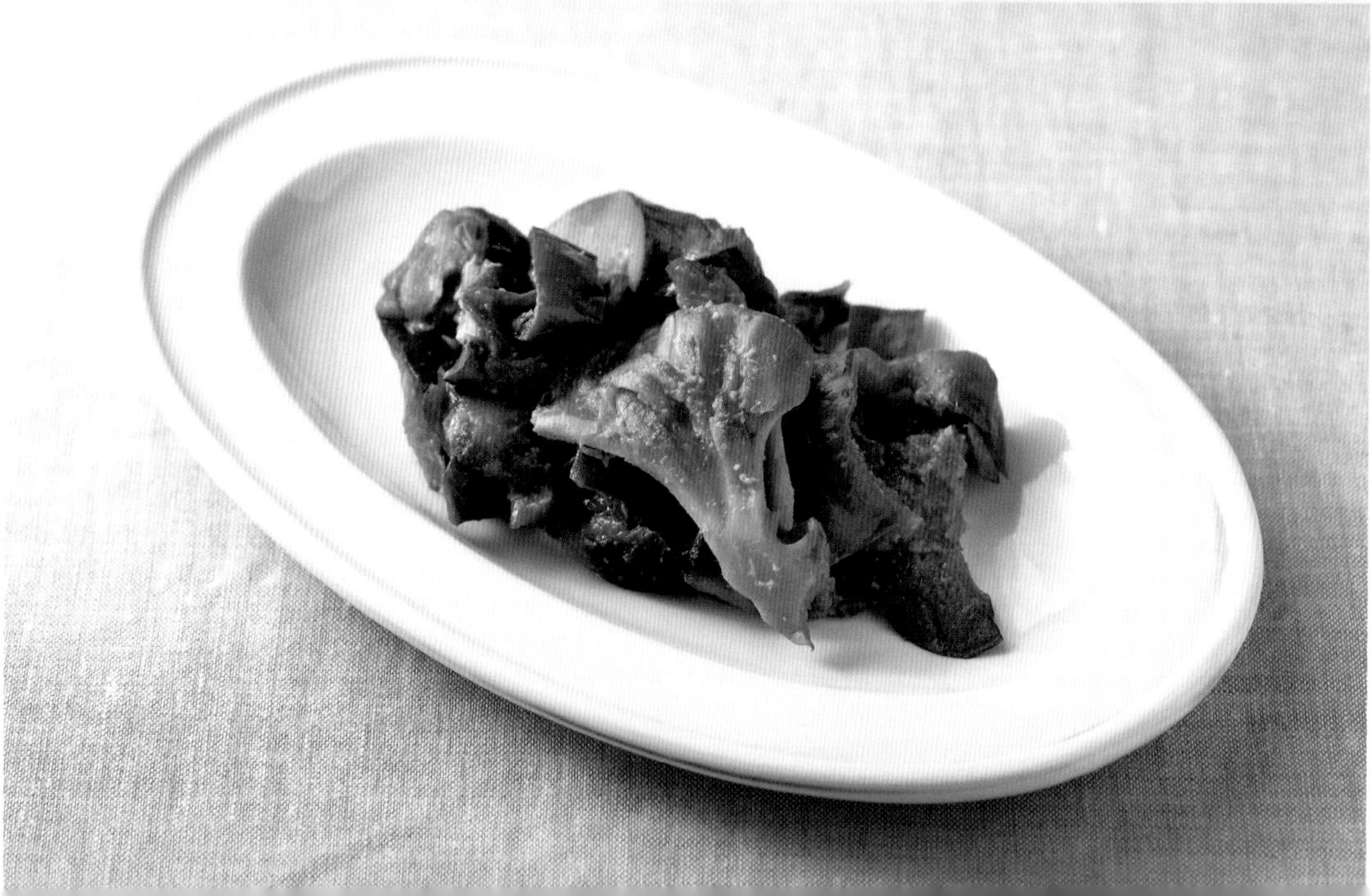

# 干ししいたけとにらのおかずスープ

**干ししいたけと豚肉でうま味たっぷり。おかずになる具だくさんのスープです。大人は好みでさんしょうやこしょうをふってもよいでしょう。**

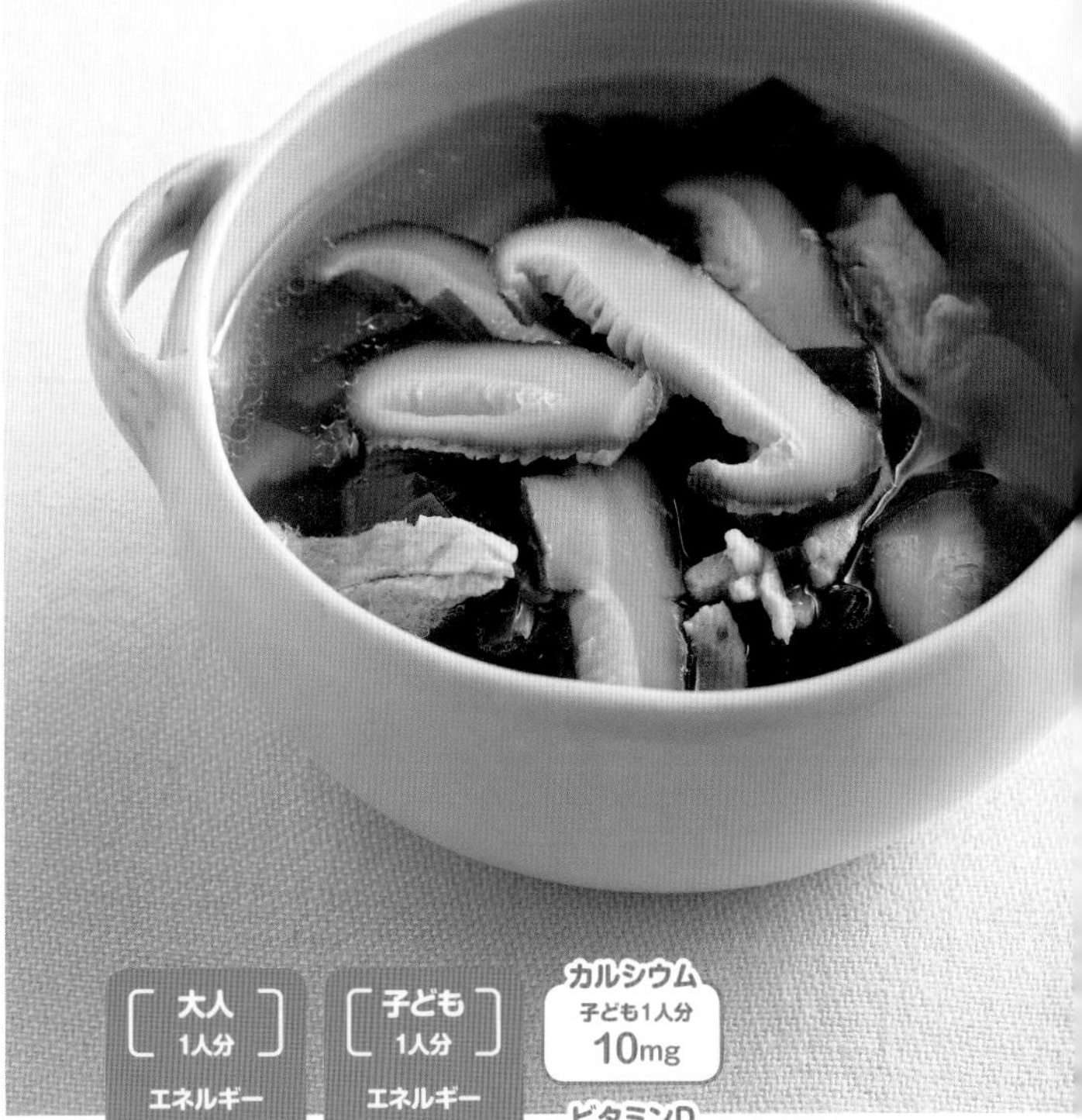

**材料（大人2人＋子ども1人分）**

- 干ししいたけ……………………乾3枚（6g）
- 水…………………………………1½カップ

にら………………………………1束（100g）
豚薄切り肉（ももまたは切り落とし）…2枚（40g）

ⓐ
- 水…………………………………1カップ
- 中国風顆粒だし★…………………小さじ⅓
- 塩…………………………………小さじ½
- 酒…………………………………小さじ2

ごま油（または油）…………………小さじ½

★「丸鶏がらスープ」（味の素㈱）を使用。

**作り方**

1 干ししいたけは分量の水でもどし（もどし汁もとっておく）、軸を除いて薄切りにする。
2 にらは3cm長さに、豚肉は2cm幅に切る。
3 なべにⓐと1のもどし汁を入れ、豚肉を加えて菜箸でほぐす。中火にかけ、煮立ったらアクを除く。
4 しいたけとにらを加えて7～8分煮る。ごま油を垂らして火を消し、器にもる。

| 大人 1人分 | 子ども 1人分 |
|---|---|
| エネルギー 51kcal | エネルギー 25kcal |
| 塩分 1.2g | 塩分 0.6g |

カルシウム 子ども1人分 10mg

ビタミンD 子ども1人分 0.2μg

Point

**干ししいたけは「天日干し」のものがおすすめ**

生しいたけに多く含まれるエルゴステリンという成分は、日光に当たるとビタミンDに変化するため、「天日干し」の干ししいたけはビタミンDが豊富。「機械干し」の干ししいたけの場合は、かさを下にして1時間程度日光に当てると、ビタミンDが増量します。

# あると便利な 作りおき

ふりかけやちょっとした副菜、使い勝手のよいソースなど、
まとめて作っておくと毎日の食事作りが楽になります。

## ひじきと梅のふりかけ

カルシウムをたっぷり含むひじきとじゃこをふりかけにして常備すれば、
ごはんにかけて手軽にカルシウムが補えます。

材料（つくりやすい分量）

芽ひじき……………………………………乾15g
(缶詰やパックの場合は1缶（110g））
小梅（種を除いたもの）…………… 5個分（20g）
ちりめんじゃこ……………………… 大さじ1（5g）
いり白ごま……………………………… 大さじ1
ごま油…………………………………… 小さじ1
みりん…………………………………… 大さじ1
しょうゆ………………………………… 小さじ1

作り方

1 ひじきは水でもどす。小梅はさっと洗ってみじん切りにする。
2 フライパンにひじきを入れ、弱火で3～5分、水けがなくなるまでからいりする。
3 ごま油とちりめんじゃこ、ごまを加え、3分ほどいる。
4 みりん、しょうゆ、小梅を加え、汁けがなくなるまでさらにいる。

＊保存容器に入れて冷蔵庫で保存。清潔なスプーンを用いて1週間を目安に食べきる。冷凍保存も可能。

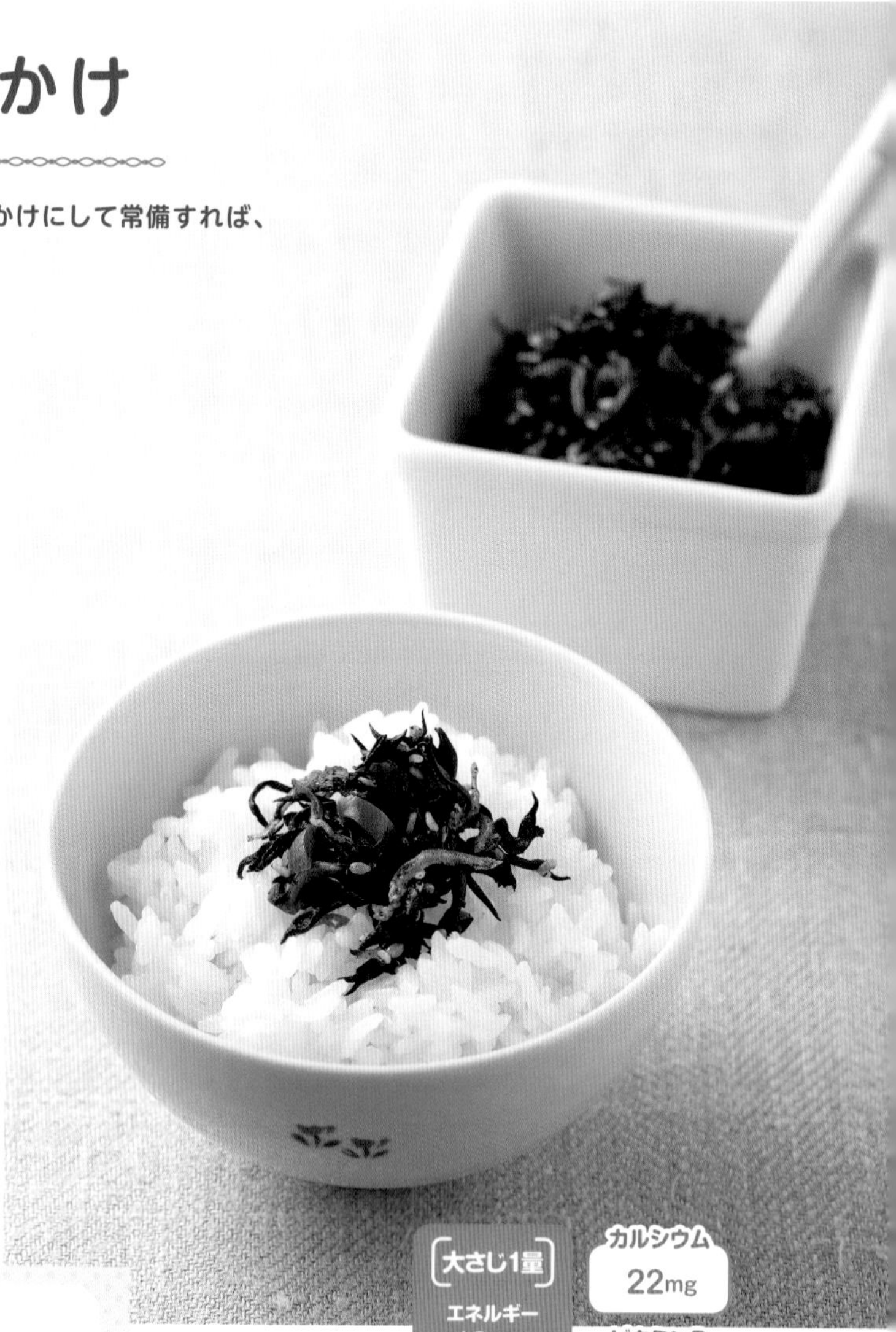

大さじ1量
エネルギー 13kcal
塩分 0.6g
カルシウム 22mg
ビタミンD 0.3μg

Point

**材料をしっかりいって風味よく**

調味料を加える前に、ひじきとちりめんじゃことごまをしっかりいっておきます。ひじきとちりめんじゃこの磯臭さがやわらぎ、ごまが香ばしく仕上がり、保存がききます。

# 小松菜とサバ缶のしっとりそぼろ

**みそ煮缶を使うので味つけは不要！**
**カルシウム豊富で、ごはんによく合います。**

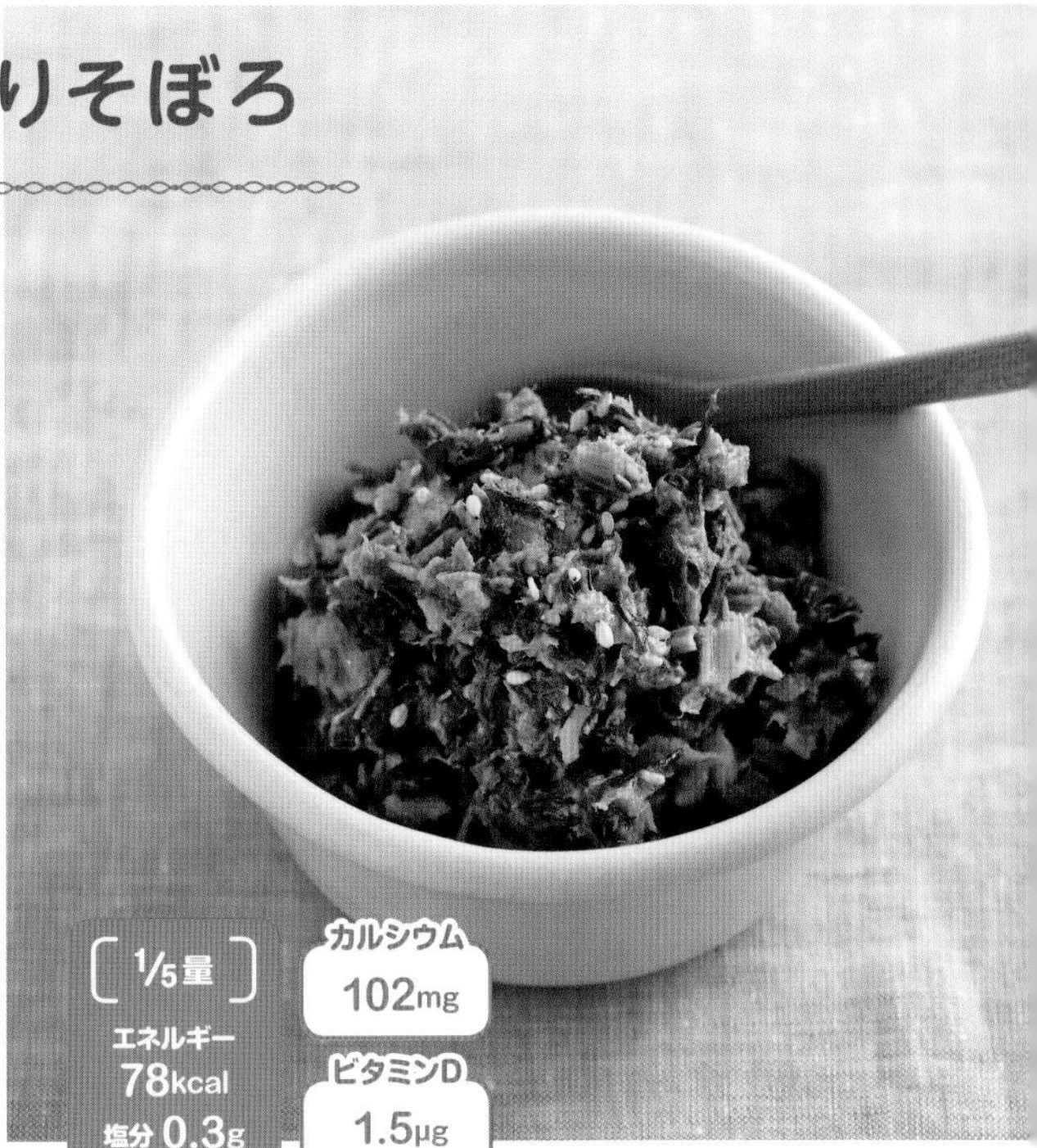

1/5量
エネルギー 78kcal
塩分 0.3g
カルシウム 102mg
ビタミンD 1.5μg

材料（つくりやすい分量）

- サバみそ煮缶……1缶（150g）
- 小松菜……2～3株（100g）
- ごま油……小さじ1
- いり白ごま……小さじ1
- 七味とうがらし（好みで）……適量

作り方

1 小松菜は5mm幅に切る。フライパンにごま油を中火で熱し、小松菜をしんなりとなるまでいためる。
2 サバ缶を缶汁ごと入れ、木べらでくずしながらいためる。汁けがなくなったらごまを加えて全体を混ぜ合わせる。好みで七味とうがらしをふる。

＊保存容器に入れて冷蔵庫で保存。清潔なスプーンを用いて1週間を目安に食べきる。冷凍保存も可能。

# 糸こんにゃくといんげんのいため物

**糸こんにゃくは、しっかりといためることで**
**独特のにおいが抜けて食べやすくなります。**

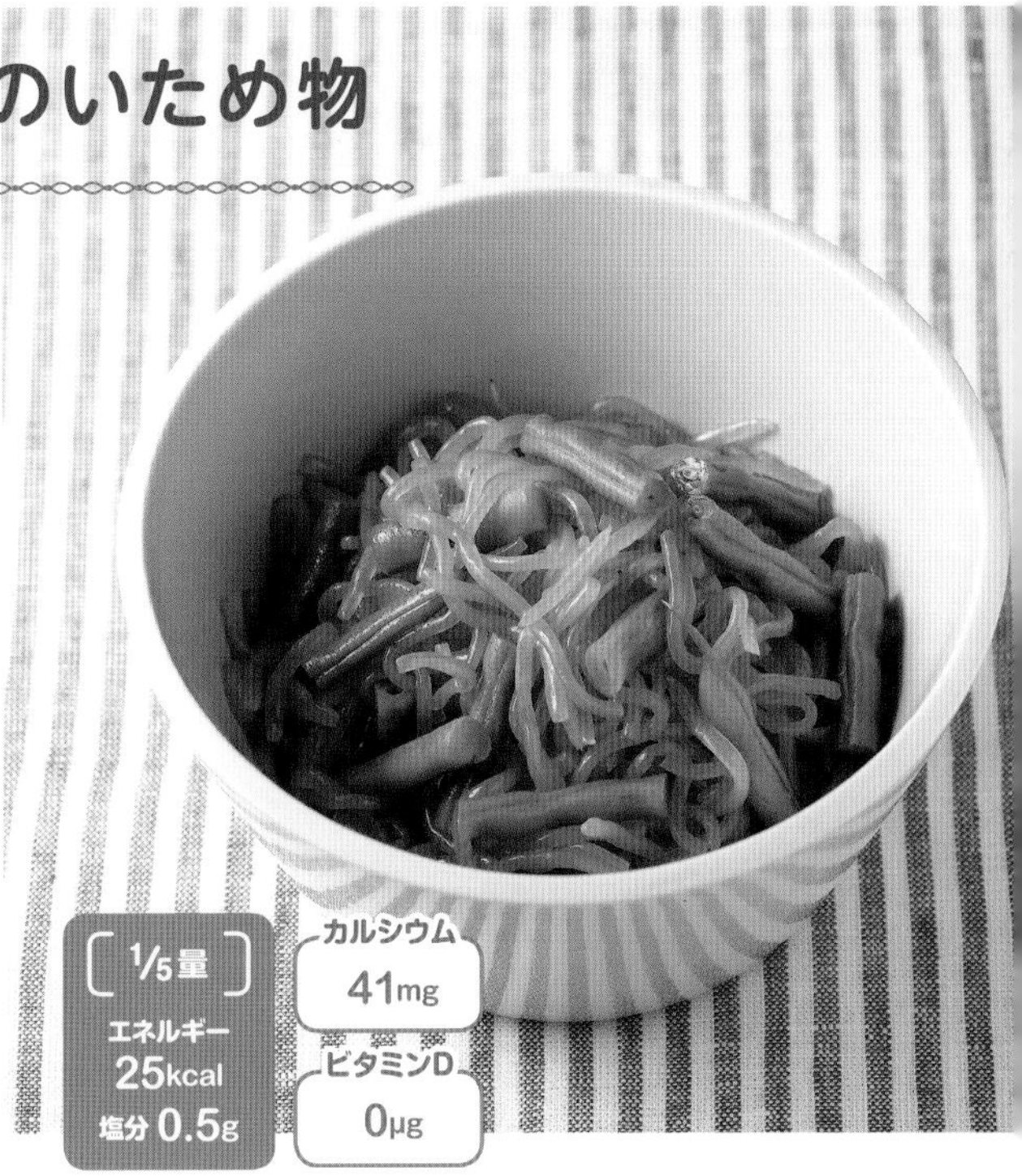

1/5量
エネルギー 25kcal
塩分 0.5g
カルシウム 41mg
ビタミンD 0μg

材料（つくりやすい分量）

- 糸こんにゃく……1パック（200g）
- さやいんげん……10本（100g）
- 油……小さじ2
- ⓐ［しょうゆ、酒……各大さじ1

作り方

1 糸こんにゃくといんげんは2cmくらいの長さに切る。
2 フライパンに油を中火で熱し、糸こんにゃくを5分ほどしっかりといためる。
3 いんげんを加えてさらに3分ほどいため、ⓐを加えて混ぜ合わせ、汁けがなくなるまでいためる。

＊保存容器に入れて冷蔵庫で3～4日保存できる。

# 野菜たっぷりミートソース

〔1/5量〕 エネルギー149kcal　塩分0.6g　カルシウム19mg　ビタミンD 0.1μg

煮込むことでトマトの酸味がやわらぎ、食べやすくなります。
パスタのほか、ごはんにかけてドリアやタコライスにも。

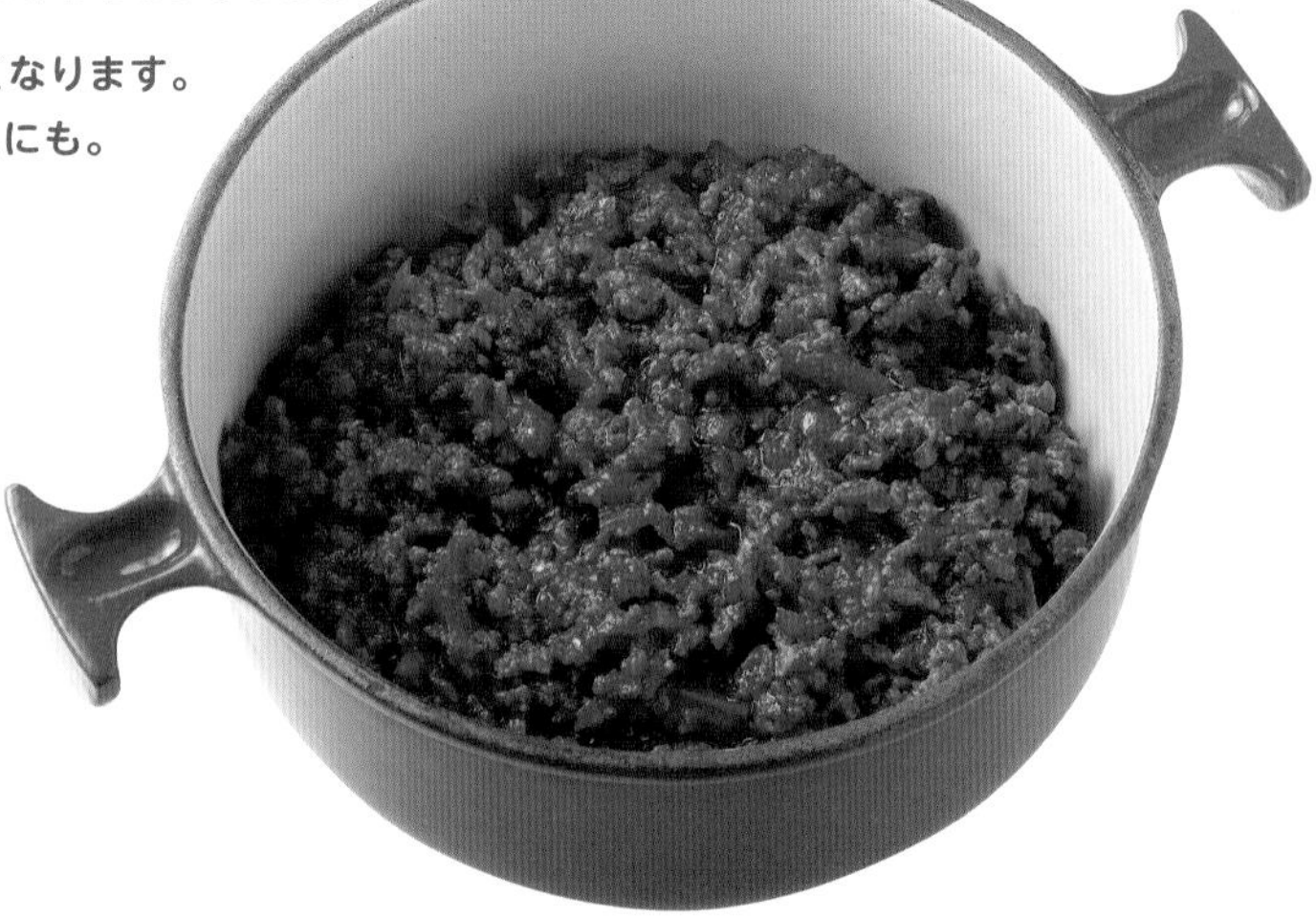

**材料（つくりやすい分量）**

牛豚ひき肉……200g
玉ねぎ……中1個（150g）
にんじん……⅓本（40g）
にんにく……小1かけ
オリーブ油……大さじ½
トマト水煮缶（カット）……1缶（400g）
赤ワイン（なければ酒）……大さじ1
砂糖……小さじ1
塩……小さじ½

**作り方**

1 玉ねぎ、にんじん、にんにくはあらみじん切りにする。
2 フライパンにオリーブ油とにんにくを入れて中火で熱し、香りが出たら玉ねぎとにんじんを加えていためる。
3 玉ねぎが透き通ってしんなりとなったら、ひき肉を入れて軽くほぐし、焼き色をつけるようにしっかりといためる。
4 強火にして赤ワインを加え、水けがなくなったらトマトを加える。砂糖と塩を加え、再び煮立ってきたら弱火にし、全体がしっとりとするまで15～20分煮込む。

＊ジッパーつき保存袋で1か月程度冷凍保存が可能。

## 野菜たっぷりミートソースを使って…
## ミートソースパスタ

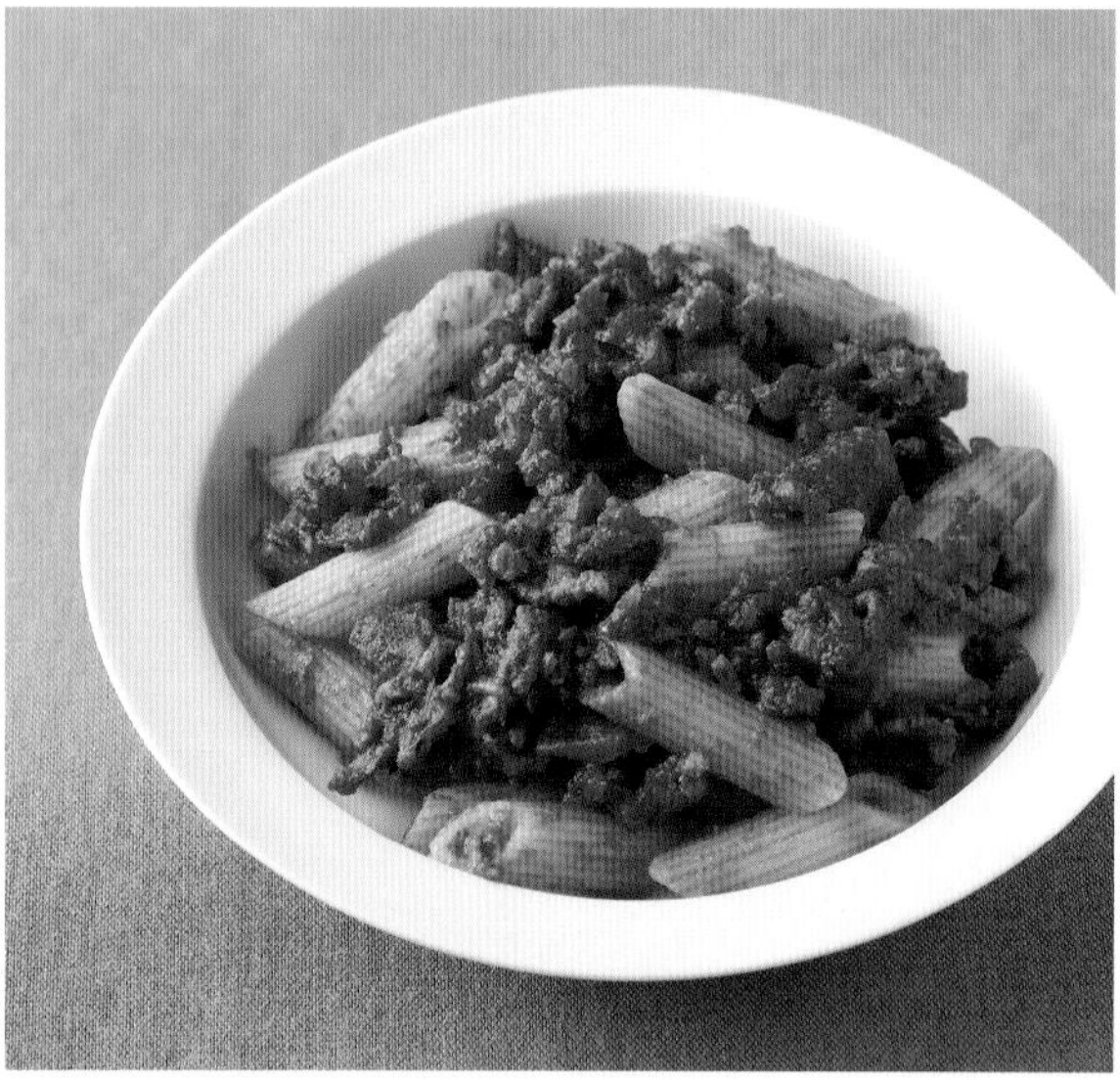

**材料（大人2人分＋子ども1人分）**

ショートパスタ（小麦不使用のもの）※……乾150g
塩……小さじ2
ミートソース……全量

※ショートパスタはスパゲティよりもやや少なめの分量を使う。スパゲティなら200gが目安。

★「有機グルテンフリー・ペンネ」（アルチェネロ）を使用。

**作り方**

1 2リットルの湯（分量外）をわかして塩を加え、パスタを表示どおりにゆでて湯をきる。
2 ミートソースを温め、**1**を加える。全体をあえて器に盛る。

〔大人 1人分〕 エネルギー 457kcal　塩分 1.7g

〔子ども 1人分〕 エネルギー 229kcal　塩分 0.8g

カルシウム 子ども1人分 20mg

ビタミンD 子ども1人分 0.1μg

# 米粉豆乳ホワイトソース

〔1/5量〕 エネルギー26kcal 塩分0.4g カルシウム6mg ビタミンD 0μg

**電子レンジで調理も簡単！**
**だまになりやすいので加熱するたびにしっかりと混ぜて。**

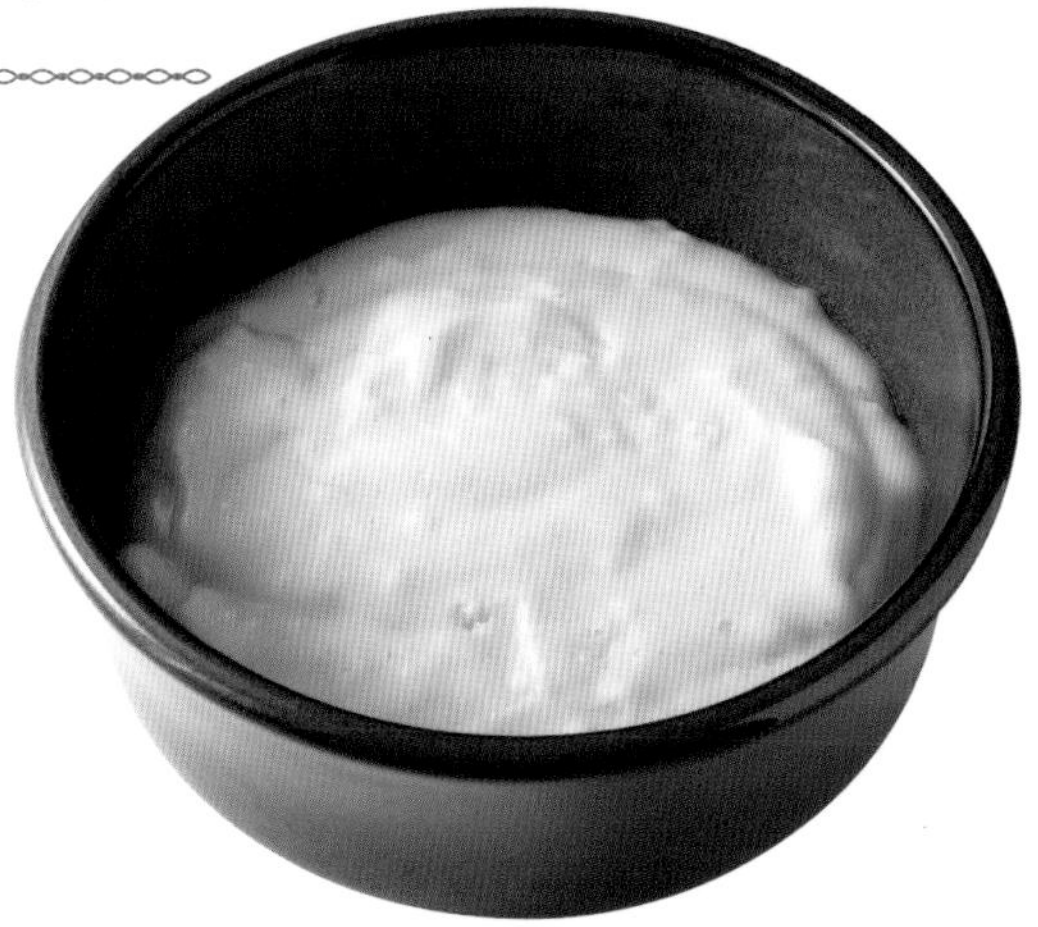

**材料（つくりやすい分量）**

無調整豆乳（常温）…………1カップ
米粉…………大さじ1
粉末ブイヨン★…………1/2袋（2g）
塩…………小さじ1/5

★「マギー アレルギー特定原材料等27品目不使用 無添加ブイヨン 7本入り」（ネスレ日本）を使用。

**作り方**

1 耐熱容器に米粉、粉末ブイヨン、塩を入れ、豆乳を加えながら泡立て器でしっかり混ぜ合わせる。
2 ラップをかけずに電子レンジ（600W）で1〜2分ほど様子を見ながら加熱する。（冷蔵庫から出してすぐの豆乳を使う場合、加熱時間を30秒〜1分ほど長めにする。）
3 沸騰し始めたらいったん止めてとり出し、底に米粉が残らないように泡立て器でよく混ぜる。
4 再びラップをかけずに電子レンジで1分ほど加熱し、とり出して底に米粉が残らないように全体をよく混ぜる。これをもう一度くり返す。

＊保存しておくとかたくなって混ざりづらいので、使うときは弱火で少しずつゆるめるようにして混ぜ合わせる。豆乳や水を加えてのばし、かたさを調整してもよい。

## 米粉豆乳ホワイトソースを使って…
## チキンソテー ホワイトソースがけ

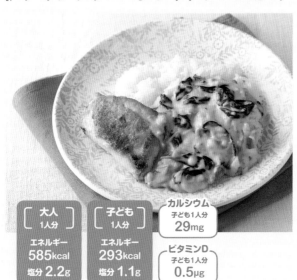

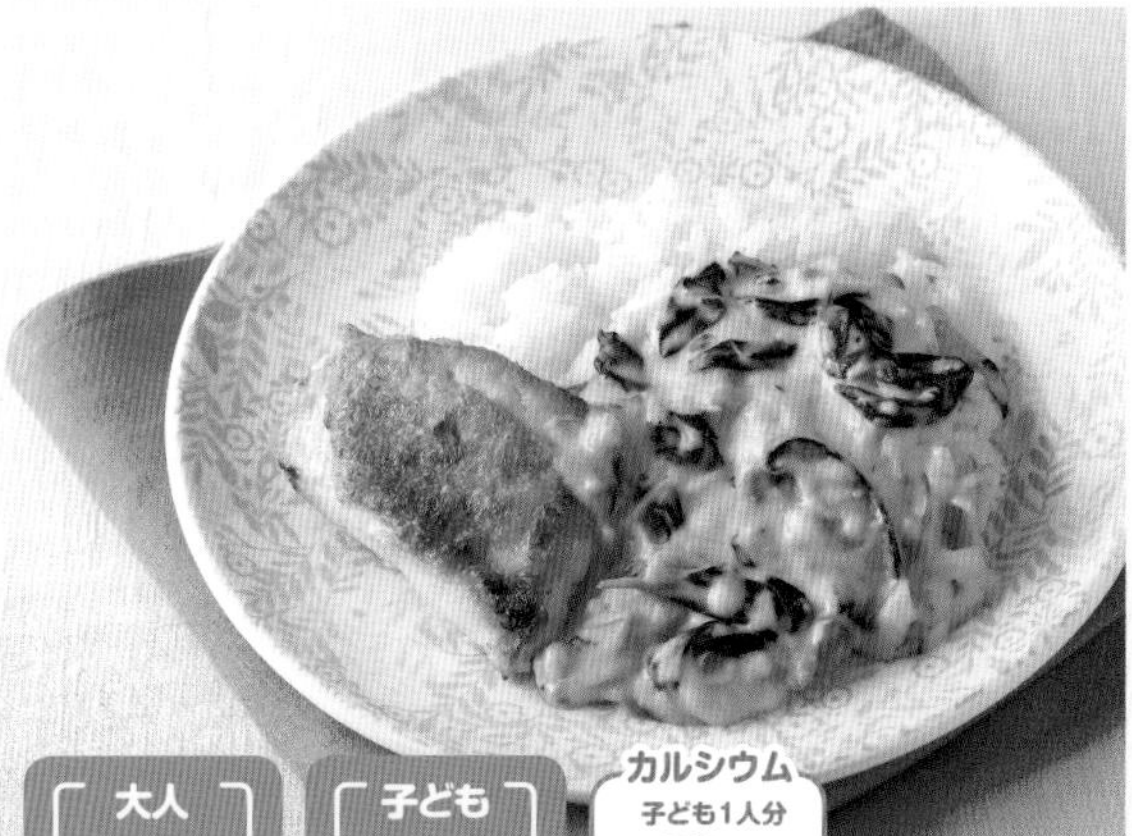

〔大人 1人分〕 エネルギー 585kcal 塩分 2.2g
〔子ども 1人分〕 エネルギー 293kcal 塩分 1.1g
カルシウム 子ども1人分 29mg
ビタミンD 子ども1人分 0.5μg

**材料（大人2人分＋子ども1人分）**

米粉豆乳ホワイトソース…………全量
鶏もも肉…………1枚（300g）
塩…………小さじ1/3
ほうれん草（冷凍）…………100g
しめじ、しいたけ、エリンギ…………各50g
塩…………小さじ1/5
ごはん…………400g

**作り方**

1 鶏肉を食べやすい大きさに切り、皮を下にしてフッ素樹脂加工のフライパンに並べ、塩をふる。皮がパリッとするまで中火で5分ほど焼く。裏返して同様に焼く。火が通ったら、ごはんを盛った器にのせる。
2 同じフライパンにきのこを入れて中火でいため、しんなりとなったらほうれん草を凍ったまま加えていため、塩をふる。弱火にしてホワイトソースを加え、混ぜ合わせる。全体が温まったら**1**にかける。

## 時間があるときにまとめて下ごしらえ！

# 野菜の保存レシピ

下ごしらえして保存しておくと、ぐっと調理が楽になります。
いつもの食事やお弁当に手軽に野菜をプラスできて便利です。

### ブロッコリー

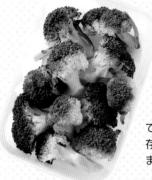

使いやすい大きさに切ってゆで、保存容器やジッパーつきの保存袋などで2～3日冷蔵保存できます。水けはよくきりましょう。

青菜類も同様に、ゆでてから使いやすい大きさに切って冷蔵保存できます。

### きのこ

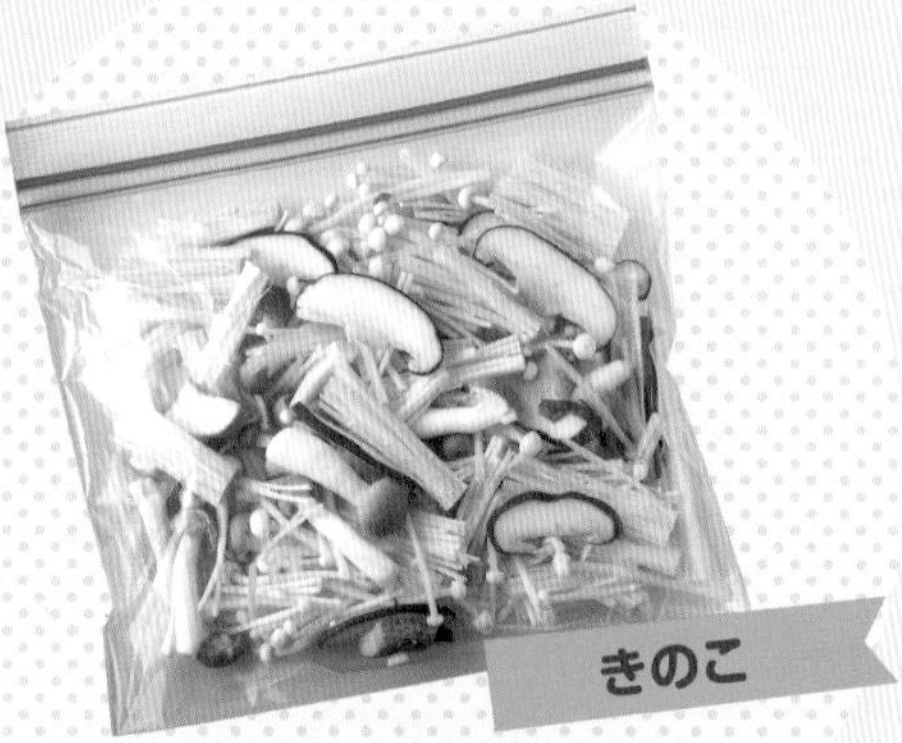

石づきを除き、食べやすい大きさに切ったりほぐしたりして、ジッパーつきの保存袋に。冷凍で3週間程度保存ができます。

えのきだけ、エリンギ、しいたけ、ぶなしめじなど、いくつかの種類をまとめて「きのこミックス」として保存するのがおすすめです。ソテーや煮物に。

### キャベツ

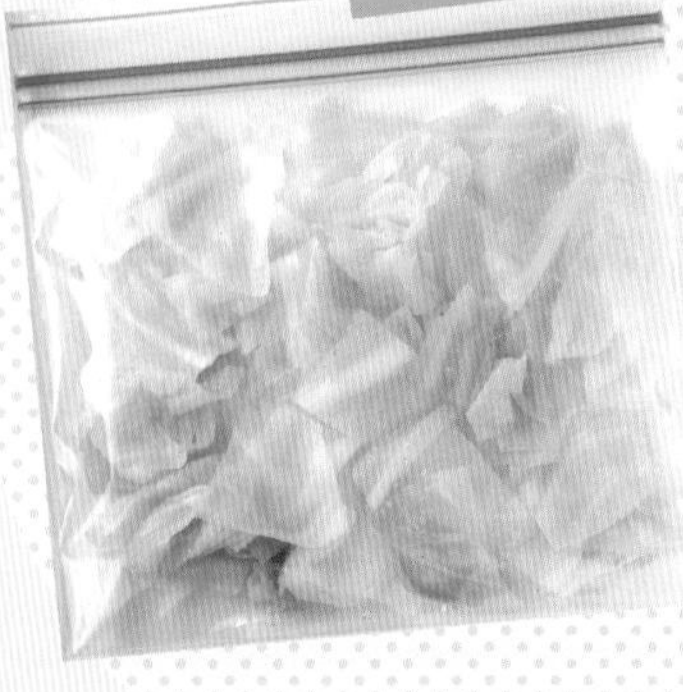

少量の塩を入れた熱湯で軽くゆで、水けをきって使いやすい大きさに切ってから、ジッパーつき保存袋に入れて冷凍します。3週間程度保存可能。ゆで加減は緑色が鮮やかになるくらいが目安です。

凍ったまま汁物に入れたり、さっとゆでてあえ物やおひたしにしたりするとよいでしょう。

### にんじん

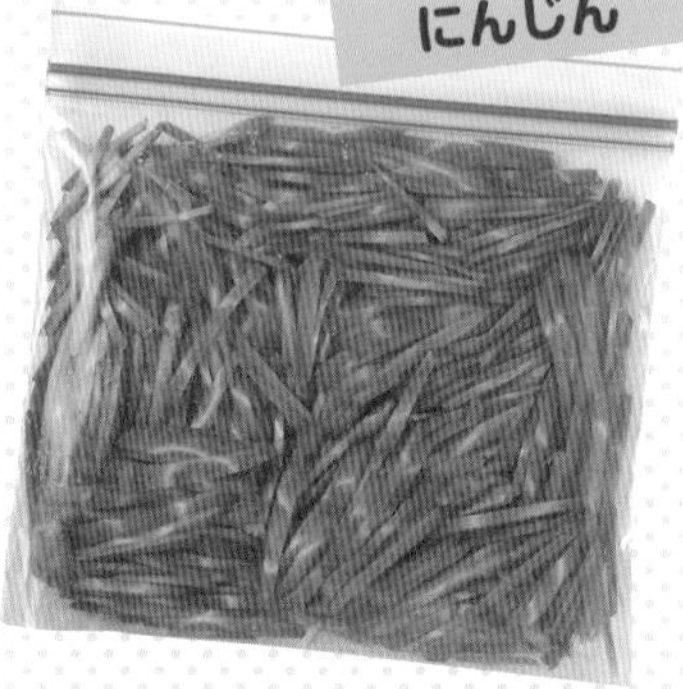

スライサーで細切りにして、生のままジッパーつきの保存袋で冷蔵または冷凍保存します。保存期間は、冷蔵なら3～4日、冷凍なら3週間程度が目安です。

必要な分だけをとり出して、いため物やマリネ、煮物などに使えます（167ページ「にんじんとじゃこのカレーいため」など）。

# 便利な市販品もじょうずに活用して

アレルギーのある子どもの食事も、かならずしもすべてを手作りする必要はありません。最近は、アレルギー対応の加工食品も多くの種類が販売されていて、味のよいものも増えています。

## 調理が簡単なルーやスープのもと

市販のルーやスープのもとは、カレー、シチュー以外にもいろいろなものがあります。調理が簡単なので、いそがしいときの強い味方！

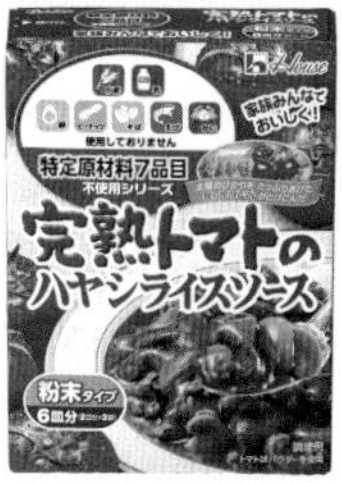


◀特定原材料７品目不使用
完熟トマトの
ハヤシライスソース
（ハウス食品）
※豚肉使用

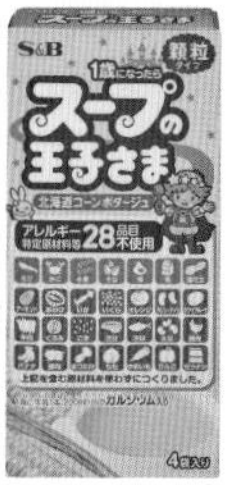


スープの王子さま 顆粒▶
アレルギー特定原材料等28品目不使用
（エスビー食品）

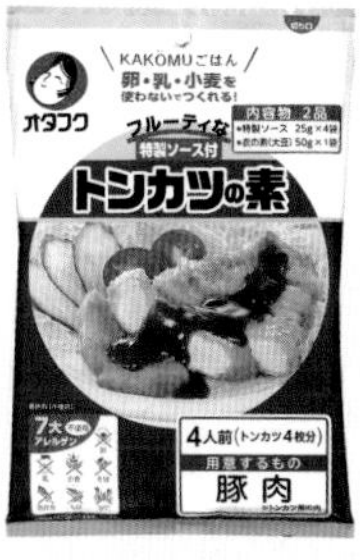


▲トンカツの素４人前
7大アレルゲン不使用
（オタフクソース）
※大豆・りんご使用

## 揚げ物は冷凍食品や揚げ物のもとも利用して

揚げ物も、市販のアレルギー対応品を使えば、悩まず手軽に作れます。

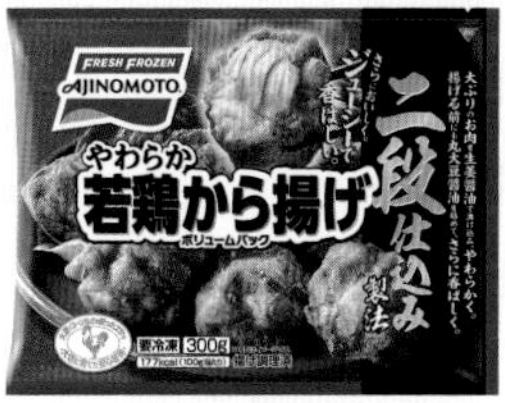


▲やわらか若鶏から揚げ
ボリュームパック
（味の素冷凍食品）
※大豆・鶏肉使用

## おやつにおすすめのお菓子

特定原材料不使用のお菓子も種類豊富です。日持ちするものはストックしておくとよいでしょう。乳成分不使用のチョコレートや、冷蔵や冷凍の洋菓子などもあります。

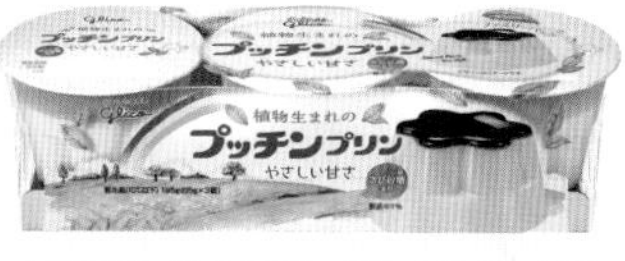


▲植物生まれのプッチンプリン 65g×3
（江崎グリコ）※大豆・アーモンド使用

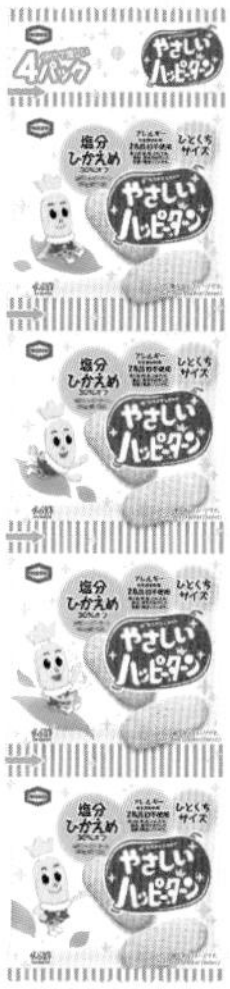


▲やさしいハッピーターン
52g ４連（亀田製菓）

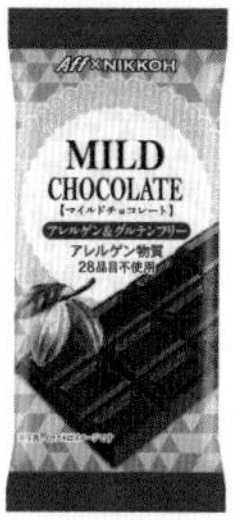


▲アレルゲンフリーチョコレート マイルド
（ニッコー）

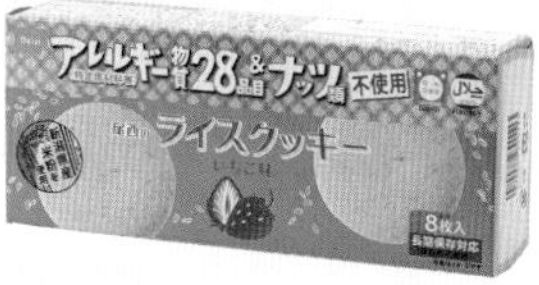

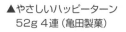


▲尾西のライスクッキー
いちご味（尾西食品）
※災害食として５年保存可能

### 災害時のための備蓄用食品

もしものときのために、アレルギー対応の非常食を日ごろから準備しておくと安心です。

- **グルメ缶シリーズ**
  （黒潮町缶詰製作所）
- **安心米シリーズ**
  （アルファー食品）
- **アルファ米ごはんシリーズ**
  （尾西食品）※一部商品アレルギー対応

※ここで紹介する市販の加工食品は、アレルギー表示の明らかなものです（2021年3月現在）。商品の原材料やパッケージは予告なく変更されることがあります。購入時にはかならず、原材料とアレルギー情報を確認してください。

# おいしい楽しい！お弁当

いろいろな食材を使って栄養素をバランスよく。
子どもが楽しく食べられるよう、食べやすさや彩りにも気を配りましょう。

## パプリカ肉巻き弁当

子ども 1人分
エネルギー 527kcal
塩分 2.3g

カルシウム
子ども1人分 72mg

ビタミンD
子ども1人分 0.2μg

くるくる巻いて一口大に切ったおかずは、
子どもにも食べやすく、見た目にもかわいい。
野菜もたんぱく質もしっかりとれるお弁当です。

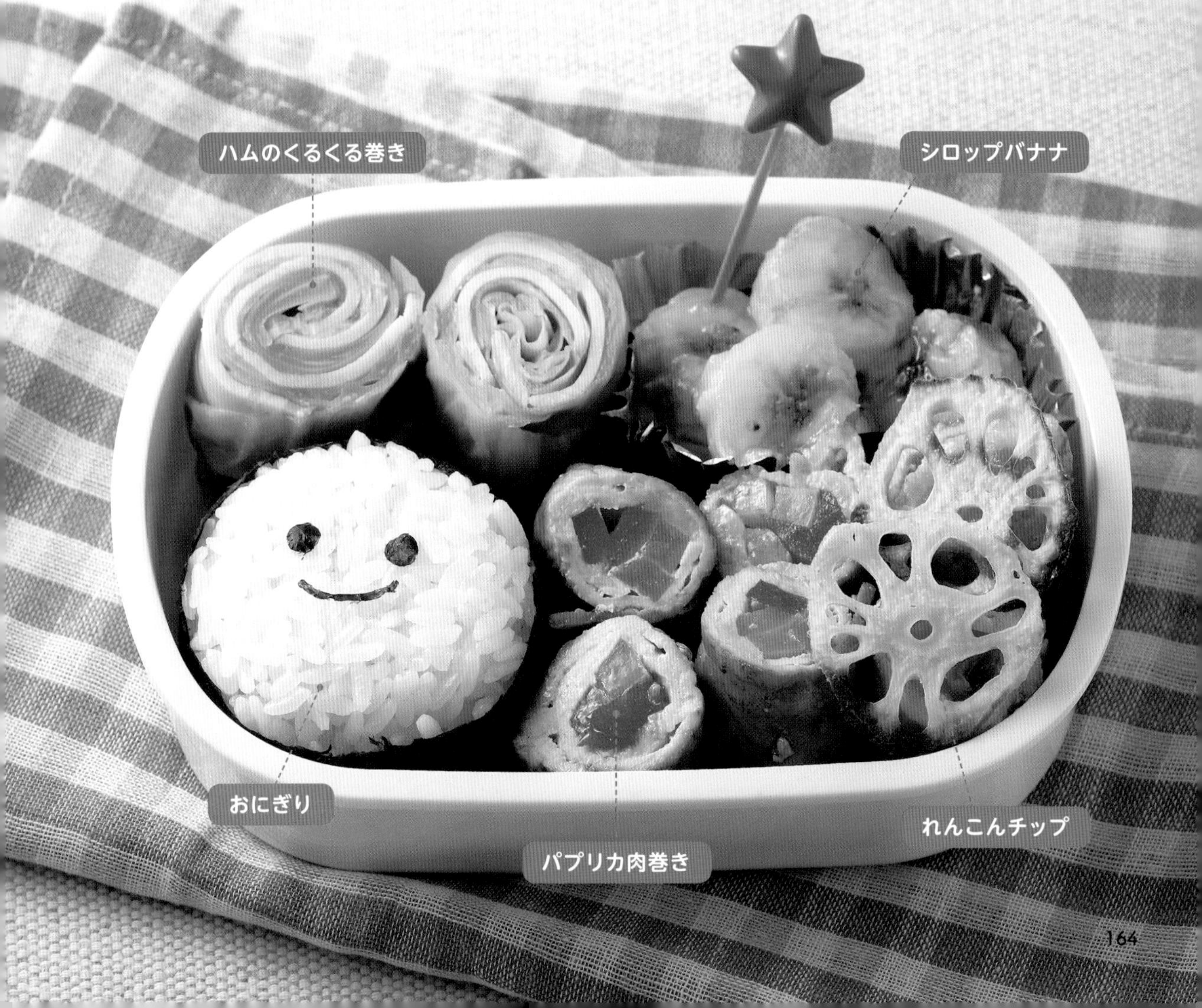
ハムのくるくる巻き
シロップバナナ
おにぎり
れんこんチップ
パプリカ肉巻き

## れんこんチップ

**材料（子ども1人分）**

れんこん …………3cm程度（30g）
塩 ……………………………… 少量

**作り方**

1 れんこんは薄く切って水にさらし、水けをふきとる。
2 シロップバナナとともに、オーブントースターで様子を見ながらカリッと焼く。

## シロップバナナ

**材料（子ども1人分）**

バナナ…………………… ½本（50g）
レモン汁 ………………… 小さじ½
メープルシロップ………… 小さじ1

**作り方**

1 バナナは厚さ1cmの輪切りにし、切り口にレモン汁をふる。
2 アルミカップにバナナを入れてメープルシロップをかけ、オーブントースターで5分ほど焼く。

## ハムのくるくる巻き

**材料（作りやすい分量・1本分）**

キャベツ …………… 大1枚（100g）
ハム★……………………………2枚

★「みんなの食卓® ロースハム」（日本ハム）を使用。

**作り方**

1 キャベツはラップで包み、電子レンジ（600W）で2分を目安に様子を見ながら加熱する。または熱湯でさっとゆでる。
2 さめたら芯の部分が平らになるように削りとり、ハムと同じくらいの大きさに切る。
3 ハムとキャベツを交互に重ね、端からきつめに巻く。2cm幅に切り分け、半量程度をお弁当に入れる。

＊巻き終えたものをラップで包んで10分ほどおいておくと、よりきれいに仕上がります。

## パプリカ肉巻き

**材料（子ども1人分）**

豚ロース薄切り肉……… 3枚（60g）
パプリカ（黄・赤）‥各⅙個（各20g）
油 ………………………… 小さじ½
オイスターソース★、酒… 各小さじ1

★「化学調味料無添加のオイスターソース（国産カキエキス使用）」（ユウキ食品）を使用。

**作り方**

1 パプリカは種を除き、それぞれ1cm幅の細切りにする。豚肉1枚に1/3量ずつのせて巻く。
2 フライパンに油を中火で熱し、**1**の巻き終わりを下にして並べ入れる。焼き色がついてきたら裏返して全体に火を通す。
3 オイスターソースと酒を加えて煮立て、汁けがなくなるまで煮詰めて全体にからめる。
4 冷めたら半分に切る。

## おにぎり

**材料（子ども1人分）**

ごはん ……………………… 100g
塩 …………………………… 少量
焼のり………………………… 適量

**作り方**

食べやすい小さめのおにぎりを作り、カットした焼きのりで飾る。

**Point**

**肉巻きは、お弁当が華やかになる便利なおかず**

肉巻きは、お弁当箱を開けたときに子どもが喜ぶ便利なおかずの一つです。今回のパプリカ以外にも、ヤングコーンやアスパラ、にんじんなどもおすすめです。味つけも、定番の照り焼き（しょうゆ、酒、みりん各小さじ1）以外に、今回のようなオイスターソース味などバリエーションを。なお、オイスターソースには、小麦などの特定原材料等が含まれているものもあるので、表示をよく確認して。

# 鶏肉団子弁当

子ども 1人分
エネルギー 343kcal
塩分 2.4g

カルシウム
子ども1人分 61mg

ビタミンD
子ども1人分 2.9μg

鶏肉団子は、コーンの甘味と食感がアクセント。
さめてもかたくなりません。
副菜は、ごはんに合うカレーいためとシンプルな煮物の2品。
味つけにメリハリがあり、食が進みます。

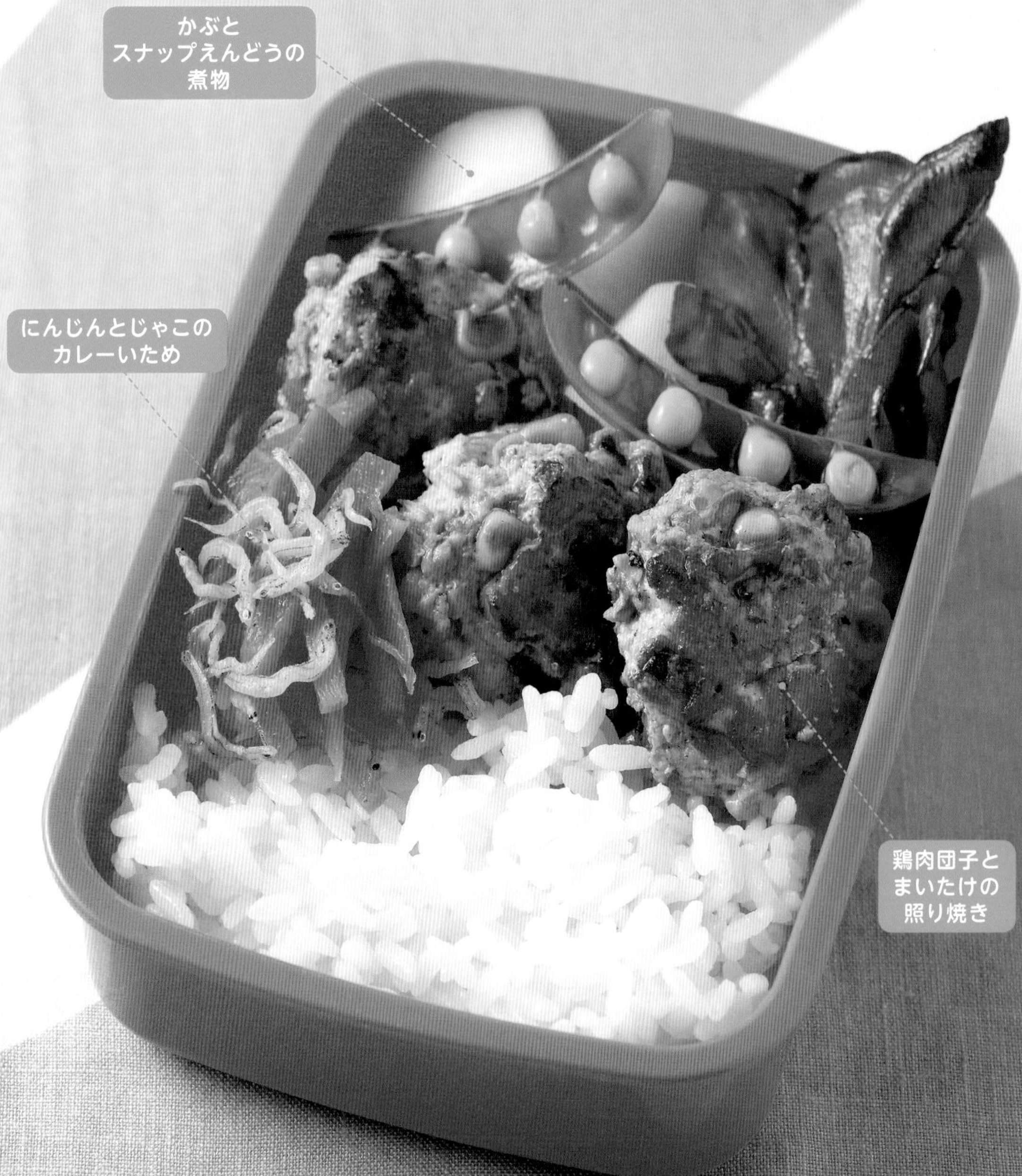
かぶと
スナップえんどうの
煮物
にんじんとじゃこの
カレーいため
鶏肉団子と
まいたけの
照り焼き

## にんじんとじゃこのカレーいため

**材料（子ども1人分）**

にんじん………………… ¼本（30g）
ちりめんじゃこ…………………… 3g
油 ……………………… 小さじ½
ⓐ ┌ 砂糖…………………… 小さじ¼
│ 塩、カレー粉★…………… 各少量
└ 水……………………… 大さじ1

★「赤缶カレー粉」（エスビー食品）を使用。

**作り方**

1 にんじんは太めのせん切りにする。
2 フライパンに油とじゃこを入れ、弱火にかけていためる。
3 じゃこがかりっとなったら**1**を加えて中火にし、いためる。
4 にんじんがしんなりとなったらⓐを加えて混ぜ、汁けがなくなるまでいためる。

## ごはん

**材料（子ども1人分）**

ごはん ………………………… 100g

## かぶとスナップえんどうの煮物

**材料（子ども1人分）**

かぶ…………………… ½個（50g）
スナップえんどう………2本（10g）
ⓐ ┌ カツオだし※…………½カップ
│ 塩………………………… 少量
└ みりん………………… 小さじ½

※市販のだしのもとを使う場合は、小麦を含む商品があるので確認が必要。

**作り方**

1 かぶは皮をむき、4等分のくし形切りにする。スナップえんどうは筋を除く。
2 小なべにかぶとⓐを入れ、中火にかける。煮立ったら弱火にし、火が通るまで10分ほど煮る。
3 スナップえんどうを加えてさらに2分ほど煮る。
* お弁当に入れるときは汁けをきる。スナップえんどうは縦半分に割ると華やかに。
* なべが大きい場合は、ふた（または紙ぶた）をして火を通す。
* スナップえんどうの豆が大きい場合は、かぶと同時に入れて長めに煮て、やわらかく仕上げる。

## 鶏肉団子とまいたけの照り焼き

**材料（子ども1人分）**

肉だね ┌ 鶏胸ひき肉………………50g
│ 塩…………………………少量
│ 玉ねぎ（みじん切り）………10g
│ 絹ごし豆腐………………15g
└ かたくり粉…………… 小さじ¼
コーン缶（ホール）……………10g
油 ……………………… 小さじ½
まいたけ（ほぐす）……………20g
ⓐ［しょうゆ、酒、みりん… 各小さじ1

**作り方**

1 肉だねを作る。ボールにひき肉と塩を入れ、粘りが出るまで混ぜる。玉ねぎ、豆腐、かたくり粉を加え、さらに混ぜ合わせる。
2 汁けをきったコーンを加えて混ぜ、一口大にして丸める。
3 フライパンに油を引いて**2**を並べ、あいたところにまいたけを入れる。強火にかけて30秒、弱火にして3分ほど焼き、裏返して2〜3分、火が通るまで焼く。
4 ⓐを加えてひと煮立ちさせ、全体にからめる。

Point
**カルシウム豊富な食材もプラスして**

豆腐やちりめんじゃこはカルシウムを補える食品。また、まいたけにはカルシウムの吸収を助けるビタミンDが豊富です。「にんじんとじゃこのカレーいため」は、多めに作っておけば冷蔵庫で2〜3日は日持ちします。ごはんが進む味なので、ふだんの食事にプラスして手軽に栄養を補いましょう。

# くふうがいっぱい！ おやつ

卵・乳製品・小麦粉を使うお菓子も、
材料をくふうして手作りすれば安心して食べられます。

## さつま芋と白ごまのショートブレッド

さつま芋の自然な甘さにアーモンドとごまの風味がよく合います。
サクッと軽い食感です。

**1本分**
エネルギー 72kcal
塩分 0g
カルシウム 19mg
ビタミンD 0μg

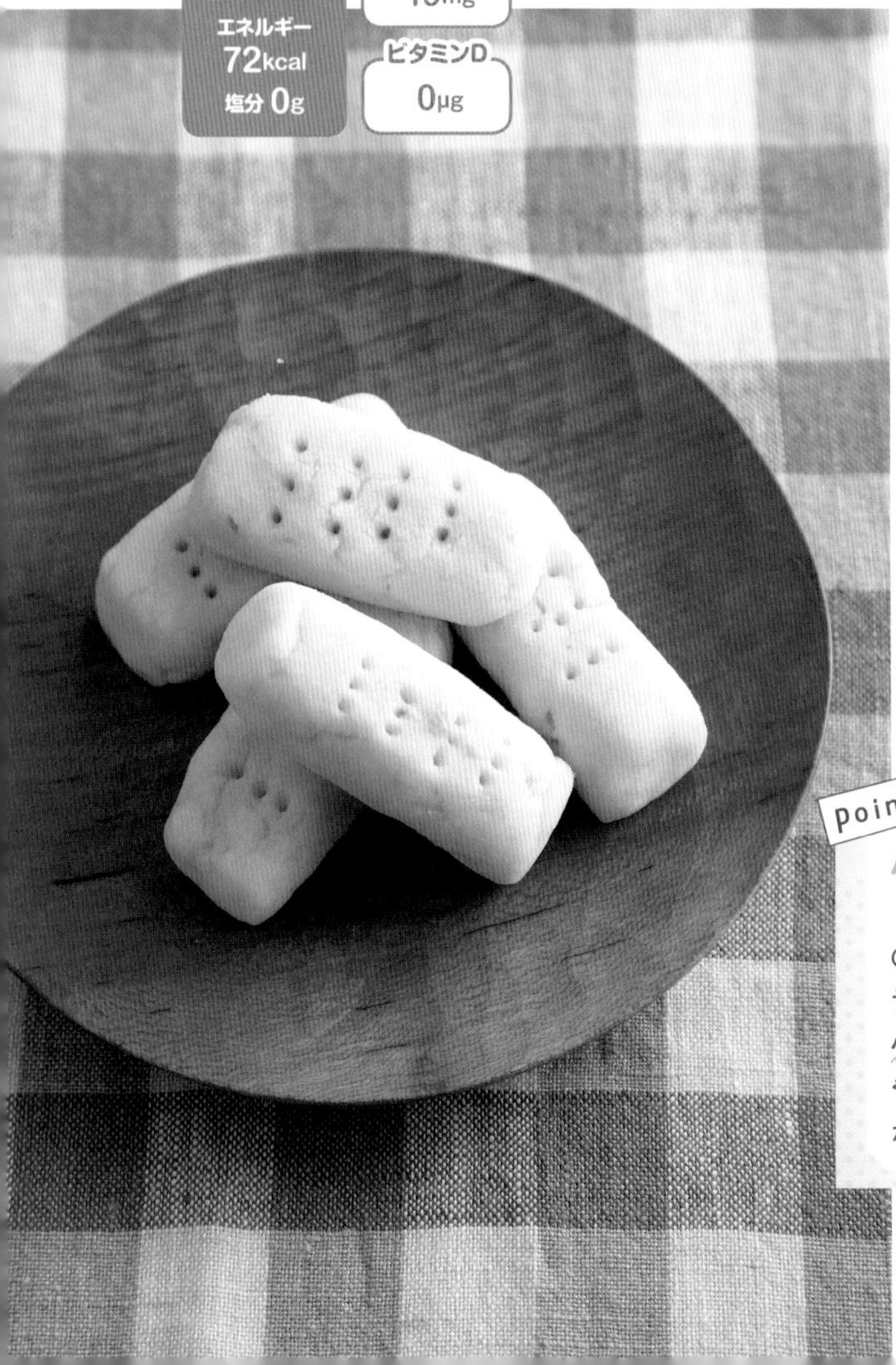

**材料（10本分）**

さつま芋 …… 皮をむいて50g
砂糖 …… 大さじ2
ⓐ かたくり粉 …… 大さじ5（45g）
ⓐ アーモンドプードル …… 大さじ3（40g）
ⓐ すり白ごま …… 大さじ1
油 …… 大さじ1 1/2

**作り方**

1 さつま芋はラップで包み、電子レンジ（600W）で1分30秒加熱する。ボールに入れて熱いうちにフォークでつぶし、砂糖を加えてゴムベラで混ぜる。ⓐを加えてさらに混ぜる。
2 油をまわし入れ、全体が均一になるようにさらに混ぜる。
3 10等分にし、長方形に整えて竹串やフォークで数か所穴をあける。
4 160℃に予熱したオーブンで、15分ほど焼く。

**Point**

### バターや小麦粉を使わず軽い食感に

使う粉類は、かたくり粉、アーモンドプードル、すりごまの3種。軽い食感に仕上がるとともに、香ばしい風味もプラスされます。乳製品が使える場合は油をとかしバターに、小麦が使える場合はかたくり粉を小麦粉大さじ3にかえてもよいでしょう。ごまが使えない場合は、すり白ごまを除くか、ココアパウダー（純ココア）にかえて作ります。

# バニラアイス風

**シャリッとした軽い口どけ。**
**ふつうのアイスよりもとけやすいので、**
**器も冷やしておくとよいでしょう。**

**材料（作りやすい分量・容量500mLの保存容器1個分）**

- ⓐ 無調整豆乳※…………………………$\frac{3}{4}$カップ
- ⓐ きび砂糖（なければ上白糖）………大さじ3
- ⓐ バニラエッセンス………………………少量
- ミックスベリー（冷凍）…………………30g

※大豆固形分10％以上のもののほうがかたまりやすい。

**作り方**

1. ボールにⓐを入れ、ハンドミキサーの高速で5分ほど、やわらかい角が立つまで泡立てる。
2. 保存容器に移し、冷凍庫で3時間ほど冷やしかためる。
3. 上下を返すように軽く混ぜて器に盛り、ミックスベリーを添える。

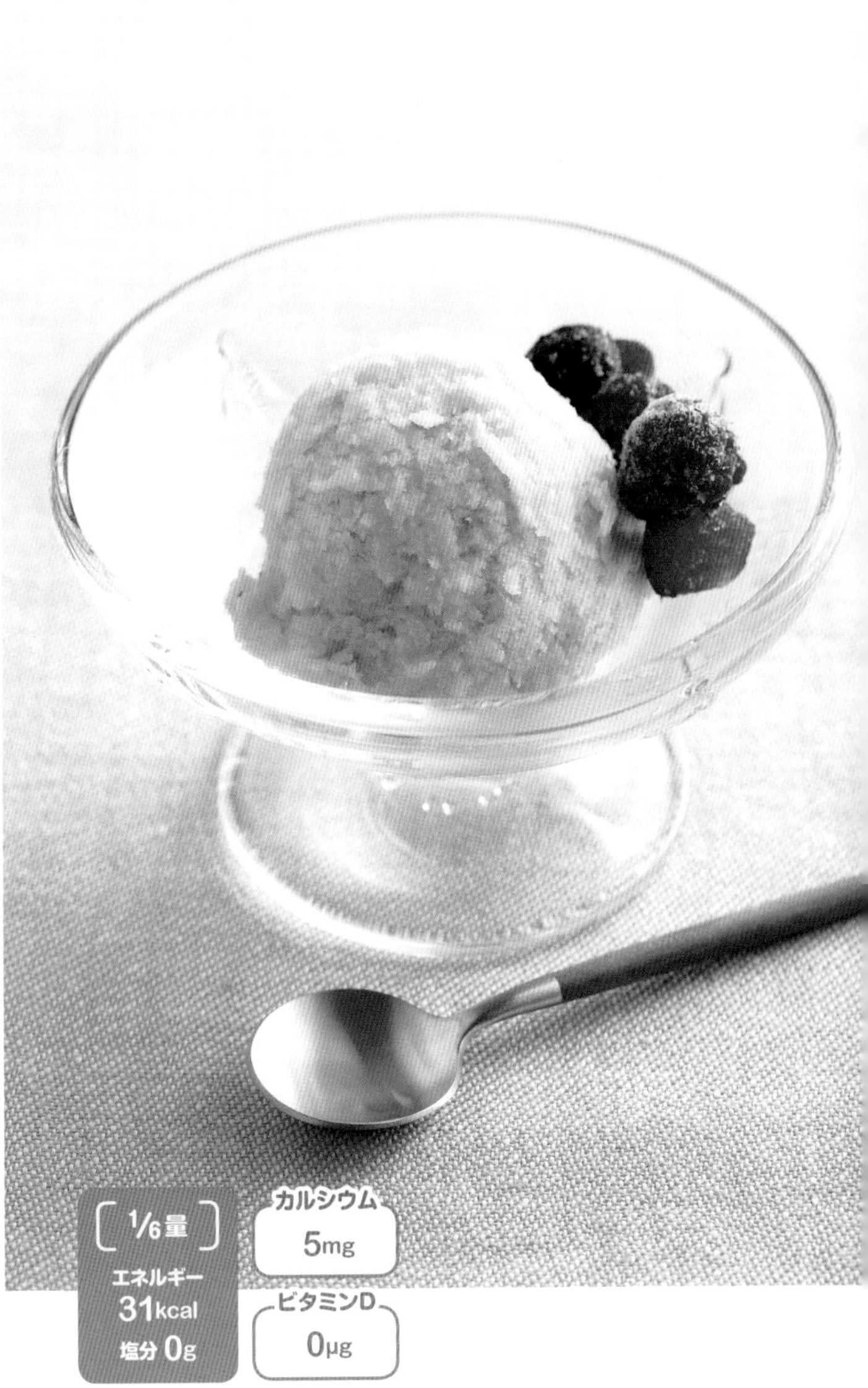

$\frac{1}{6}$量
エネルギー 31kcal
塩分 0g
カルシウム 5mg
ビタミンD 0μg

**Point**

**途中でかき混ぜて、全体を均一に仕上げて**

アイスクリーム風のおやつです。冷凍庫で冷やしかためる間に、沈殿物が下にたまってくるので、浅めの容器で作り、1時間に1回くらい軽くかき混ぜると、より仕上がりがよくなります。

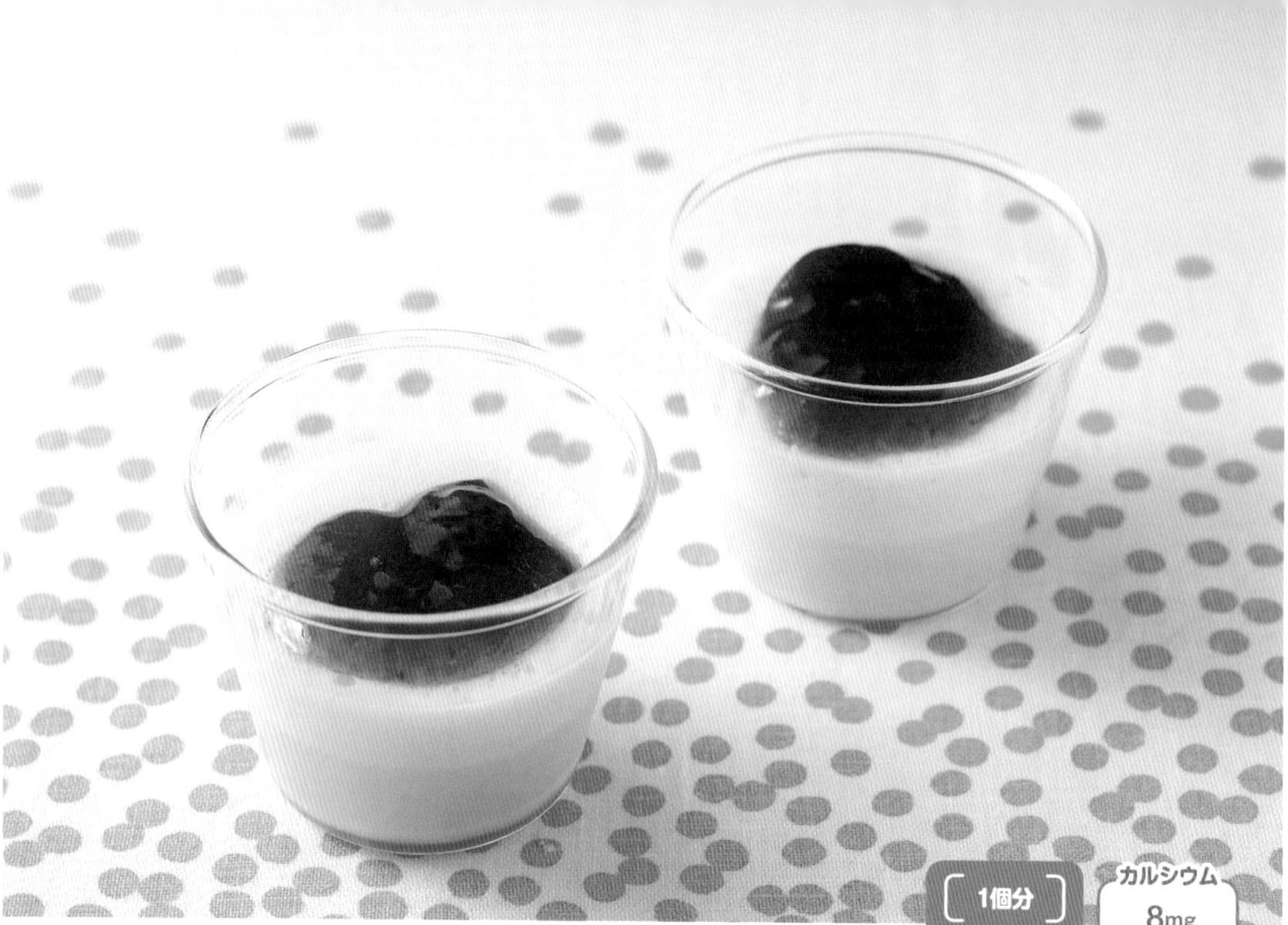

1個分
エネルギー 83kcal
塩分 0g

カルシウム 8mg

ビタミンD 0μg

# マシュマロプリン

二層に分かれた豆乳プリンは、ふんわりした食感とツルンとした食感の両方が楽しめます。
ソースはジャムを使って手軽に。季節のフルーツに砂糖やはちみつを加えてトッピングしてもよいでしょう。

**材料（プリンカップ4個分）**

無調整豆乳またはアーモンドミルク（常温）……1カップ
マシュマロ★1……½袋（50～60g）
［いちごジャム★2……30g
［水……小さじ1

★1 卵白不使用のもの。「ホワイトマシュマロ」（エイワ）を使用。
★2 「アヲハタ まるごと果実 いちご」（アヲハタ）を使用。

**作り方**

1 耐熱容器にマシュマロと半量の豆乳を入れ、ラップをかけずに電子レンジ（600W）で1分30秒加熱する（冷蔵庫から出してすぐの豆乳を使う場合、加熱時間を30秒ほど長くする）。
2 レンジからとり出し、泡立て器で混ぜてマシュマロを完全にとかす。残りの豆乳を入れて全体をよく混ぜ合わせる。
3 カップにわけ入れ、冷蔵庫で1時間ほど冷やす。
4 耐熱容器にいちごジャムと水を入れ、ラップをかけずに電子レンジで30秒加熱する。よく混ぜて粗熱をとり、**3**にかける。

point

**仕上がりは好みに合わせて調整**

プリン液のかたまり具合はマシュマロの種類によって変わります。とろみがつく程度までかき混ぜながら氷水をボールに当てて粗熱をとり、冷蔵庫で冷やすと、2層に分かれず全体がムースのような軽い仕上がりになります。

# バナナ入りブラウニー

**豆腐と米粉を使ったココア風味のケーキは、混ぜて焼くだけなので簡単です。**

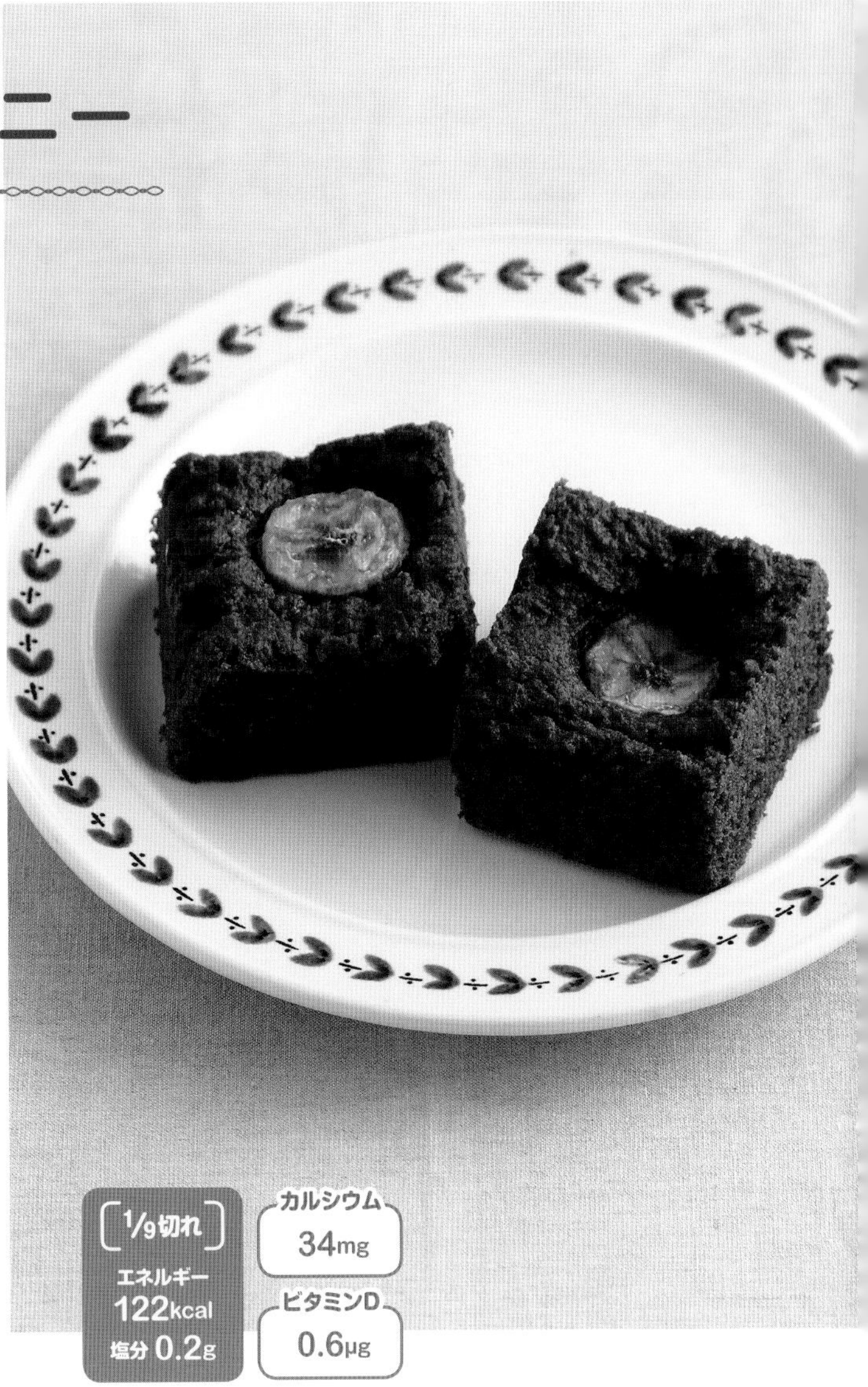

**1/9切れ**
エネルギー 122kcal
塩分 0.2g

カルシウム 34mg

ビタミンD 0.6μg

**材料（15cmのスクエア型1台分）**

もめん豆腐……………………½丁（150g）
乳不使用マーガリン★1……………………50g
砂糖……………………60g
ⓐ
- 製菓用米粉★2……………………60g
- コーンスターチ……………………大さじ2
- ココアパウダー（純ココア）…………大さじ2
- ベーキングパウダー………小さじ1½（6g）

バナナ……………………1本（90g）

★1「発酵豆乳入りマーガリン」（創健社）を使用。
★2「米の粉」（共立食品）を使用。

**下準備**

型にオーブンシートを敷く。

※型がない場合は、アルミホイルを3～4枚重ねて15cm角に近いサイズに成形する（オーブンシートは不要）。

※直径5cm程度のマフィン型やカップケーキ型に分け入れて焼いてもよい（焼き時間は15～20分に減らす）。

**作り方**

1 ボールに豆腐、マーガリン、砂糖を入れ、泡立て器でなめらかになるまでよく混ぜ合わせる。

2 ⓐを合わせて**1**にふるい入れ、ゴムベラで粉っぽさがなくなるまで混ぜ合わせる。（ココアパウダーは苦味があるので、子どもの年齢に合わせて量を減らしてもよい。）

3 型に流し入れ、ゴムべらで平らにならして角まで生地を行きわたらせる。

4 バナナを9等分の輪切りにし、**3**の上面に等間隔で、軽く押し込むようにのせる。

5 170℃に予熱したオーブンで20～25分焼く。竹串を刺し、生地がついてこなければオーブンからとり出す。ケーキクーラーなどにのせてあら熱をとり、9等分に切る。

**Point**

**豆腐は水きりせずに使ってしっとり仕上げる**

卵・乳製品・小麦粉を使わないケーキ。豆腐は水きりしないほうが、しっとりと仕上がります。卵が使える場合は、豆腐を減らして卵を加えてもOK。乳製品が使える場合は、マーガリンをバターにかえます。バターと豆腐は常温にもどしておくと混ざりやすくなります。小麦が使える場合は、米粉を小麦粉大さじ3にかえてもよいでしょう。

# 毎日の食事作り、今はたいへんだけれど…

長い時間をかけてお子さんの食物アレルギーと向き合ってこられたお母さんから、お子さんの症状がよくなって外来を卒業するときに、次のようなお言葉をいただきました。

「もし子どもに食物アレルギーがなかったら、私たち家族は食べ物に関心をもつことなく、好き勝手に食べていたと思います。食物アレルギーがあるとそうはいきません。一つ一つの食べ物の栄養素のことや、既製品の成り立ちを確かめなければなりません。そしてうちは共働きで、私は料理が苦手でした。でも、家族は黙って食事作りを手伝ってくれて、みんなで食卓を囲んで同じ食事を食べるようになりました。そのおかげか、楽しい会話が増えて、お父さんのメタボもすっかり治りました。食物アレルギーがよくなるまではたいへんだったけれど、食べものは大事だなと思ったし、家族が団結できたし、今はよかったと感謝しています。ありがとうございました。」

この本を手にとられるみなさんは、まだ出口の見えない治療の途上にいらっしゃるかもしれません。夜明けの来ない夜はありません。今はアレルギー疾患対策基本法という法律ができて、地域のとり組みが盛んになり、アレルギー専門の管理栄養士や医療関係者が増えてきています。ひとりで抱え込まずに相談をして、いっしょにお子さんの成長を見守っていきましょう。

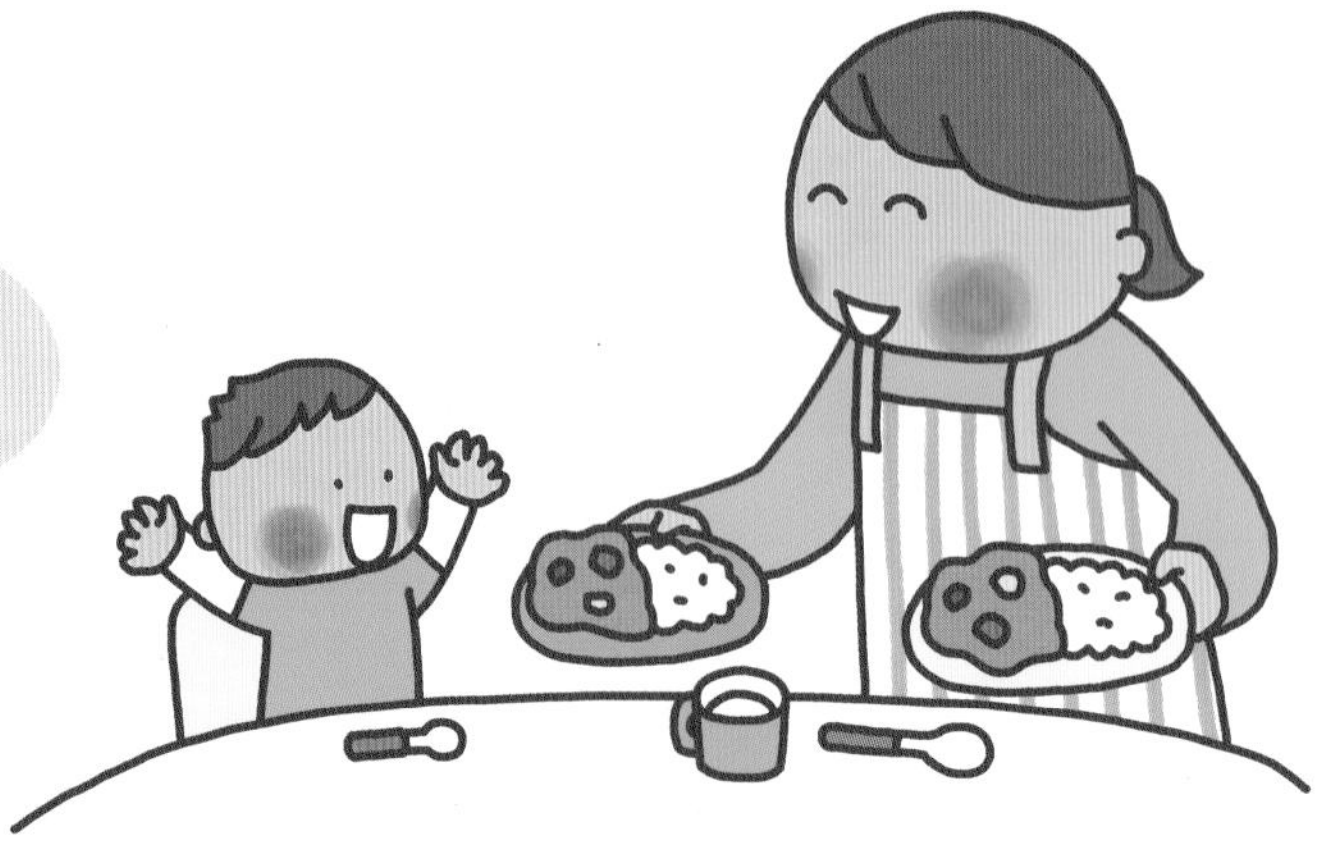

# 栄養成分値一覧

- 『日本食品成分表 2015 年版（七訂）』（文部科学省）に基づいて算出しています。
- 同書に記載のない食品は、それに近い食品（代用品）や、メーカーから公表されている市販食品の栄養価を参考に算出しました。
- 子ども１人分、大人１人分あたりの成分値です（料理によっては１個分などで示しています）。
- 数値の合計の多少の相違は計算上の端数処理によるものです。
- 計量カップ・スプーンで計った調味料等の重量については、「計量カップ・スプーンによる重量表（2017 年１月改定）」（女子栄養大学）に準じています。

□は子ども１人分、□は大人１人分あたりの成分値です。

| 掲載ページ | 料理名 | エネルギー kcal | たんぱく質 g | 脂質 g | 炭水化物 g | カルシウム mg | 鉄 mg | ビタミンA レチノール活性当量 μg | ビタミンD μg | ビタミンE α-トコフェロール mg | ビタミン$B_1$ mg | ビタミン$B_2$ mg | ビタミンC mg | 食物繊維 g | 食塩相当量 g |
|---|---|---|---|---|---|---|---|---|---|---|---|---|---|---|---|
| 118 | ハンバーグ | 164 | 9.6 | 11.5 | 4.1 | 18 | 1.3 | 14 | 0.1 | 0.6 | 0.16 | 0.12 | 6 | 0.5 | 0.6 |
| | | 328 | 19.2 | 23.0 | 8.3 | 36 | 2.5 | 28 | 0.2 | 1.2 | 0.32 | 0.23 | 11 | 1.1 | 1.3 |
| 119 | 豚ひき肉と白菜のミルフィーユ煮 | 150 | 10.3 | 8.7 | 7.5 | 50 | 0.9 | 13 | 0.2 | 0.5 | 0.38 | 0.16 | 20 | 1.3 | 1.2 |
| | | 299 | 20.7 | 17.4 | 14.9 | 99 | 1.9 | 25 | 0.4 | 0.9 | 0.77 | 0.31 | 39 | 2.6 | 2.5 |
| 122 | アジフライ | 216 | 10.2 | 16.3 | 6.2 | 50 | 0.4 | 7 | 4.3 | 2.3 | 0.08 | 0.08 | 19 | 0.9 | 0.3 |
| | | 432 | 20.3 | 32.4 | 12.4 | 99 | 0.9 | 14 | 8.6 | 4.6 | 0.17 | 0.17 | 37 | 1.8 | 0.7 |
| 123 | とり天 | 145 | 11.7 | 7.4 | 7.0 | 6 | 0.3 | 15 | 0.1 | 1.0 | 0.05 | 0.06 | 2 | 0.1 | 0.4 |
| | | 290 | 23.5 | 14.7 | 14.0 | 13 | 0.7 | 31 | 0.1 | 2.0 | 0.11 | 0.13 | 5 | 0.2 | 0.8 |
| 126 | カレーライス | 402 | 12.1 | 10.8 | 62.4 | 36 | 1.3 | 247 | 0.1 | 1.7 | 0.43 | 0.18 | 42 | 4.0 | 1.5 |
| | | 804 | 24.3 | 21.6 | 124.9 | 72 | 2.7 | 495 | 0.2 | 3.3 | 0.86 | 0.35 | 84 | 8.0 | 3.1 |
| 127 | 青菜のポテトソースグラタン | 143 | 2.1 | 12.1 | 7.2 | 31 | 1.0 | 175 | 0 | 1.2 | 0.09 | 0.12 | 26 | 1.8 | 0.3 |
| | | 191 | 2.8 | 16.1 | 9.7 | 41 | 1.9 | 234 | 0 | 1.6 | 0.11 | 0.16 | 35 | 2.4 | 0.4 |
| 130 | オムライス風 | 343 | 11.4 | 7.9 | 54.3 | 36 | 1.8 | 116 | 0.1 | 1.8 | 0.11 | 0.10 | 19 | 2.3 | 0.3 |
| | | 686 | 22.7 | 15.8 | 108.5 | 71 | 3.7 | 233 | 0.2 | 3.6 | 0.22 | 0.20 | 37 | 4.6 | 0.6 |
| 131 | ふんわり親子丼風 | 310 | 13.8 | 9.3 | 41.3 | 23 | 0.8 | 40 | 0.2 | 0.6 | 0.11 | 0.13 | 5 | 0.8 | 1.2 |
| | | 619 | 27.6 | 18.5 | 82.7 | 46 | 1.6 | 80 | 0.5 | 1.1 | 0.22 | 0.27 | 10 | 1.6 | 2.4 |
| 134 | 焼きそば | 277 | 9.5 | 9.3 | 38.3 | 35 | 1.1 | 76 | 0 | 0.7 | 0.26 | 0.09 | 19 | 1.5 | 1.0 |
| | | 555 | 19.0 | 18.6 | 76.6 | 70 | 2.2 | 152 | 0.1 | 1.5 | 0.53 | 0.19 | 39 | 2.9 | 2.1 |
| 135 | 黒ごまジャージャーうどん | 311 | 10.9 | 11.8 | 39.8 | 33 | 0.9 | 28 | 0.2 | 0.5 | 0.33 | 0.12 | 11 | 1.5 | 1.0 |
| | | 622 | 21.8 | 23.7 | 79.5 | 65 | 1.9 | 57 | 0.3 | 1.0 | 0.65 | 0.23 | 22 | 2.9 | 2.0 |

□は子ども1人分、□は大人1人分あたりの成分値です。

| 掲載ページ | 料理名 | エネルギー kcal | たんぱく質 g | 脂質 g | 炭水化物 g | カルシウム mg | 鉄 mg | ビタミンA レチノール活性当量 μg | ビタミンD μg | ビタミンE α-トコフェロール mg | ビタミン$B_1$ mg | ビタミン$B_2$ mg | ビタミンC mg | 食物繊維 g | 食塩相当量 g |
|---|---|---|---|---|---|---|---|---|---|---|---|---|---|---|---|
| 136 | ナポリタンスパゲティ | 255 | 6.6 | 8.4 | 38.7 | 18 | 1.0 | 14 | 0.1 | 0.9 | 0.11 | 0.09 | 14 | 1.4 | 1.1 |
| | | 510 | 13.2 | 16.9 | 77.4 | 36 | 2.0 | 29 | 0.3 | 1.8 | 0.23 | 0.18 | 29 | 2.9 | 2.2 |
| 137 | アサリの塩ラーメン | 130 | 5.1 | 1.4 | 23.4 | 46 | 2.1 | 7 | 0 | 0.4 | 0.04 | 0.09 | 4 | 0.9 | 1.7 |
| | | 260 | 10.3 | 2.8 | 46.7 | 91 | 4.2 | 14 | 0 | 0.7 | 0.08 | 0.19 | 9 | 1.8 | 3.4 |
| 140 | お好み焼き（1枚分） | 261 | 12.3 | 7.8 | 34.2 | 48 | 1.2 | 26 | 0.1 | 0.7 | 0.42 | 0.14 | 32 | 1.9 | 0.8 |
| 141 | シンプル蒸しパン（1個分） | 149 | 2.2 | 3.6 | 26.0 | 53 | 0.3 | 0 | 0 | 0.4 | 0.01 | 0.01 | 1 | 0.2 | 0.3 |
| 142 | にらギョーザ（1個分） | 43 | 1.9 | 2.0 | 4.3 | 4 | 0.2 | 14 | 0 | 0.2 | 0.07 | 0.03 | 1 | 0.2 | 0.1 |
| 143 | シューマイ（1個分） | 49 | 2.4 | 2.1 | 5.1 | 3 | 0.2 | 1 | 0.1 | 0.1 | 0.09 | 0.03 | 0 | 0.3 | 0.1 |
| 146 | 肉巻き凍り豆腐 | 174 | 13.0 | 10.8 | 6.4 | 65 | 1.0 | 7 | 0 | 0.3 | 0.29 | 0.09 | 1 | 0.5 | 1.2 |
| | | 348 | 26.1 | 21.5 | 12.7 | 131 | 2.0 | 15 | 0.1 | 0.6 | 0.57 | 0.17 | 2 | 0.9 | 2.4 |
| 147 | 厚揚げのトマト煮（1/5量） | 184 | 10.9 | 12.6 | 6.7 | 157 | 2.3 | 40 | 0 | 1.7 | 0.15 | 0.08 | 10 | 1.8 | 0.5 |
| 148 | 小松菜の豆腐ソースがけ | 39 | 1.2 | 3.3 | 1.4 | 61 | 1.0 | 81 | 0 | 0.7 | 0.04 | 0.05 | 12 | 0.6 | 0.3 |
| | | 78 | 2.4 | 6.6 | 2.7 | 122 | 2.0 | 161 | 0.1 | 1.5 | 0.07 | 0.10 | 23 | 1.2 | 0.6 |
| 149 | ひじきのミックスサラダ | 104 | 4.5 | 8.1 | 4.5 | 20 | 0.5 | 10 | 0.3 | 1.4 | 0.05 | 0.07 | 5 | 2.8 | 0.3 |
| | | 209 | 9.1 | 16.2 | 9.0 | 40 | 1.1 | 20 | 0.6 | 2.7 | 0.10 | 0.13 | 10 | 5.7 | 0.5 |
| 150 | 切り干し大根の中国風サラダ | 45 | 1.9 | 2.1 | 4.9 | 35 | 0.3 | 10 | 0 | 0.1 | 0.06 | 0.03 | 8 | 1.2 | 0.5 |
| | | 90 | 3.9 | 4.2 | 9.9 | 69 | 0.7 | 20 | 0.1 | 0.3 | 0.13 | 0.06 | 17 | 2.4 | 1.0 |
| 151 | 切り干し大根のプルコギ風 | 92 | 5.0 | 4.4 | 8.1 | 43 | 0.6 | 30 | 0 | 0.2 | 0.05 | 0.07 | 7 | 2.0 | 0.4 |
| | | 183 | 10.1 | 8.7 | 16.3 | 87 | 1.2 | 60 | 0 | 0.4 | 0.10 | 0.13 | 15 | 4.0 | 0.8 |
| 152 | イワシのかば焼き | 124 | 10.3 | 6.2 | 5.8 | 41 | 1.2 | 4 | 16.0 | 1.6 | 0.03 | 0.20 | 8 | 0.3 | 0.6 |
| | | 248 | 20.5 | 12.4 | 11.6 | 83 | 2.4 | 8 | 32.0 | 3.1 | 0.07 | 0.41 | 15 | 0.7 | 1.3 |
| 153 | サケとキャベツの蒸し焼き | 105 | 8.6 | 5.6 | 3.8 | 33 | 0.3 | 11 | 8.1 | 0.4 | 0.07 | 0.07 | 29 | 1.3 | 0.7 |
| | | 210 | 17.2 | 11.3 | 7.6 | 67 | 0.6 | 22 | 16.1 | 0.9 | 0.15 | 0.15 | 58 | 2.6 | 1.5 |
| 154 | サケとじゃが芋のガーリックいため | 121 | 11.9 | 4.5 | 7.4 | 9 | 0.4 | 6 | 16.0 | 0.8 | 0.11 | 0.12 | 15 | 0.6 | 0.8 |
| | | 241 | 23.7 | 9.0 | 14.8 | 18 | 0.9 | 12 | 32.0 | 1.6 | 0.23 | 0.24 | 29 | 1.2 | 1.6 |
| 155 | メカジキのくず煮 | 91 | 10.0 | 3.8 | 3.5 | 11 | 0.4 | 35 | 4.4 | 2.3 | 0.04 | 0.06 | 3 | 0.1 | 0.6 |
| | | 182 | 20.0 | 7.6 | 7.0 | 22 | 0.8 | 70 | 8.8 | 4.5 | 0.07 | 0.11 | 5 | 0.2 | 1.3 |

□は子ども1人分、□は大人1人分あたりの成分値です。

| 掲載ページ | 料理名 | エネルギー kcal | たんぱく質 g | 脂質 g | 炭水化物 g | カルシウム mg | 鉄 mg | ビタミンA レチノール活性当量 µg | ビタミンD µg | ビタミンE α-トコフェロール mg | ビタミンB1 mg | ビタミンB2 mg | ビタミンC mg | 食物繊維 g | 食塩相当量 g |
|---|---|---|---|---|---|---|---|---|---|---|---|---|---|---|---|
| 156 | まいたけと野菜のみそいため | 60 | 1.0 | 3.9 | 6.2 | 8 | 0.3 | 5 | 0.8 | 0.2 | 0.03 | 0.04 | 10 | 1.3 | 0.4 |
| | | 119 | 2.1 | 7.9 | 12.3 | 15 | 0.5 | 10 | 1.6 | 0.3 | 0.05 | 0.09 | 19 | 2.6 | 0.9 |
| 157 | 干ししいたけとにらのおかずスープ | 25 | 2.2 | 1.3 | 1.7 | 10 | 0.2 | 58 | 0.2 | 0.5 | 0.09 | 0.06 | 4 | 1.0 | 0.6 |
| | | 51 | 4.5 | 2.6 | 3.5 | 21 | 0.4 | 117 | 0.3 | 1.1 | 0.18 | 0.12 | 8 | 2.1 | 1.2 |
| 158 | ひじきと梅のふりかけ（大さじ1） | 13 | 0.5 | 0.8 | 1.5 | 22 | 0 | 4 | 0.3 | 0.1 | 0 | 0 | 0 | 0.6 | 0.6 |
| 159 | 小松菜とサバ缶のしっとりそぼろ（1/5量） | 78 | 5.3 | 5.2 | 2.6 | 102 | 1.2 | 66 | 1.5 | 0.8 | 0.03 | 0.14 | 8 | 0.4 | 0.3 |
| 159 | 糸こんにゃくといんげんのいため物（1/5量） | 25 | 0.7 | 1.6 | 2.7 | 41 | 0.4 | 10 | 0 | 0.2 | 0.01 | 0.03 | 2 | 1.6 | 0.5 |
| 160 | 野菜たっぷりミートソース（1/5量） | 149 | 8.1 | 9.4 | 7.8 | 19 | 1.0 | 98 | 0.1 | 1.3 | 0.17 | 0.11 | 11 | 1.8 | 0.6 |
| 160 | ミートソースパスタ | 229 | 9.1 | 9.6 | 25.3 | 20 | 1.2 | 98 | 0.1 | 1.3 | 0.18 | 0.11 | 11 | 2.0 | 0.8 |
| | | 457 | 18.3 | 19.2 | 50.7 | 40 | 2.5 | 195 | 0.2 | 2.6 | 0.36 | 0.22 | 23 | 4.1 | 1.7 |
| 161 | 米粉豆乳ホワイトソース（1/5量） | 26 | 1.6 | 0.8 | 2.9 | 6 | 0 | 0 | 0 | 0 | 0.01 | 0.01 | 0 | 0.1 | 0.4 |
| 161 | チキンソテーホワイトソースがけ | 293 | 15.0 | 9.8 | 34.9 | 29 | 1.2 | 124 | 0.5 | 1.0 | 0.14 | 0.19 | 6 | 2.1 | 1.1 |
| | | 585 | 30.1 | 19.5 | 69.7 | 58 | 2.4 | 248 | 0.9 | 2.0 | 0.28 | 0.39 | 12 | 4.2 | 2.2 |
| 164 | パプリカ肉巻き | 195 | 12.4 | 13.6 | 4.2 | 7 | 0.4 | 25 | 0.1 | 1.8 | 0.43 | 0.13 | 65 | 0.6 | 0.7 |
| 164 | ハムのくるくる巻き | 82 | 6.3 | 4.4 | 5.6 | 46 | 0.5 | 4 | 0.2 | 0.2 | 0.22 | 0.07 | 56 | 1.8 | 0.8 |
| 164 | れんこんチップ | 20 | 0.6 | 0 | 4.7 | 6 | 0.2 | 0 | 0 | 0.2 | 0.03 | 0 | 14 | 0.6 | 0.4 |
| 164 | シロップバナナ | 62 | 0.6 | 0.1 | 16.1 | 8 | 0.2 | 3 | 0 | 0.3 | 0.03 | 0.02 | 9 | 0.6 | 0 |
| 164 | おにぎり | 169 | 2.7 | 0.3 | 37.3 | 5 | 0.2 | 12 | 0 | 0 | 0.02 | 0.02 | 1 | 0.5 | 0.4 |
| 164 | パプリカ肉巻き弁当 | 527 | 22.5 | 18.4 | 67.8 | 72 | 1.3 | 43 | 0.2 | 2.4 | 0.73 | 0.24 | 145 | 4.0 | 2.3 |
| 166 | 鶏肉団子とまいたけの照り焼き | 114 | 13.6 | 3.6 | 7.9 | 15 | 0.5 | 5 | 1.0 | 0.4 | 0.09 | 0.12 | 3 | 1.2 | 1.3 |
| 166 | かぶとスナップえんどうの煮物 | 21 | 1.1 | 0.2 | 4.7 | 18 | 0.2 | 3 | 0 | 0 | 0.04 | 0.03 | 13 | 1.0 | 0.6 |
| 166 | にんじんとじゃこのカレーいため | 40 | 1.5 | 2.2 | 3.6 | 25 | 0.2 | 214 | 1.8 | 0.5 | 0.03 | 0.02 | 2 | 0.8 | 0.5 |
| 166 | ごはん | 168 | 2.5 | 0.3 | 37.1 | 3 | 0.1 | 0 | 0 | 0 | 0.02 | 0.01 | 0 | 0.3 | 0 |
| 166 | 鶏肉団子弁当 | 343 | 18.7 | 6.2 | 53.3 | 61 | 0.9 | 223 | 2.9 | 0.9 | 0.18 | 0.18 | 18 | 3.3 | 2.4 |
| 168 | さつま芋と白ごまのショートブレッド（1本分） | 72 | 1.0 | 4.2 | 8.0 | 19 | 0.3 | 0 | 0 | 1.5 | 0.02 | 0.05 | 1 | 0.6 | 0 |
| 169 | バニラアイス風（1/6量） | 31 | 0.9 | 0.5 | 5.7 | 5 | 0.3 | 0 | 0 | 0.1 | 0.01 | 0.01 | 2 | 0.2 | 0 |
| 170 | マシュマロプリン（1個分） | 83 | 2.1 | 1.0 | 16.2 | 8 | 0.6 | 0 | 0 | 0.1 | 0.02 | 0.01 | 1 | 0.2 | 0 |
| 171 | バナナ入りブラウニー（1/9切れ） | 122 | 1.9 | 5.7 | 16.5 | 34 | 0.4 | 2 | 0.6 | 0.9 | 0.02 | 0.01 | 2 | 0.5 | 0.2 |

STAFF

カバー・表紙・大扉デザイン■大薮胤美（phrase）
本文デザイン■滝田梓（will）
DTP■滝田梓、小林真美（will）
撮影■柿崎真子
スタイリング■村松真記
イラスト■今井久恵、わたいしおり、工藤亜沙子、
みやれいこ、やまおかゆか
編集■清水理絵、姉川直保子、秋田葉子（will）、
小川由希子、こいずみきなこ
校正■村井みちよ
栄養価計算■大越聡子

- 本書の料理は『栄養と料理』2020年3月号の記事と、新たに取材・撮影した料理を合わせて構成したものです。
- 本書の食品イラストの一部は、『家庭料理技能検定公式ガイド(4級・5級)』(女子栄養大学出版部)より転載しています。

忙しいママ＆パパのお悩み解決！
子どもの食物アレルギー
あんしんBOOK

2021年3月6日　初版第1刷発行

著者■今井孝成、近藤康人、高松伸枝
発行者■香川明夫
発行所■女子栄養大学出版部

〒170-8481　東京都豊島区駒込3-24-3
電話■03-3918-5411（販売）
03-3918-5301（編集）
ホームページ■https://eiyo21.com/
振替■00160-3-84647
印刷所■シナノ印刷株式会社

＊乱丁本・落丁本はお取り替えいたします。
＊本書の内容の無断転載・複写を禁じます。
また本書を代行業者等の第三者に依頼して
電子複製を行うことは一切認められておりません。

ISBN978-4-7895-5138-0
©Imai Takanori, Kondo Yasuto, Takamatsu Nobue 2021
Printed in Japan

## 監修者プロフィール

■ **監修**（監修順）

〈PART 1・2・4〉
**今井孝成**（いまい・たかのり）
昭和大学医学部小児科学講座教授。日本小児科学会小児科専門医・小児科指導医、日本アレルギー学会アレルギー指導医。東京慈恵会医科大学医学部卒業後、昭和大学小児科学講座、独立行政法人国立病院機構相模原病院小児科を経て、2019年より現職。

〈PART3・5・6〉
**近藤康人**（こんどう・やすと）
藤田医科大学ばんたね病院小児科（総合アレルギーセンター）教授。日本小児科学会小児科専門医・小児科指導医、日本アレルギー学会アレルギー専門医・指導医。日本アレルギー学会代議員。藤田保健衛生大学小児科等を経て現職。

〈PART3・5・6〉
**高松伸枝**（たかまつ・のぶえ）
別府大学食物栄養科学部食物栄養学科教授。管理栄養士、Diploma of Public Health、小児アレルギーエデュケーター。国立公衆衛生院、大分大学大学院、藤田保健衛生大学大学院修了（博士［医学］）。愛媛女子短期大学等を経て現職。

■ **料理**
**外川めぐみ**（とがわ・めぐみ）
料理家　女子栄養大学生涯学習講師
女子栄養大学こども料理教室講師

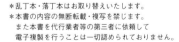